KB119385

新 동의보감 건강혁명

온가족 편

新 동의보감 건강혁명 온가족편

초판 1쇄 2018년 1월 30일(양장)
지은이 김범, 최정인, 유남승, 윤상훈
펴낸이 류종렬

펴낸곳 미다스북스
등록 2001년 3월 21일 제313-201-40호
주소 서울시 마포구 서교동 486 서교푸르지오 101동 209호
전화 02) 322-7802~3
팩스 02) 333-7804
홈페이지 http://www.midasbooks.net
블로그 http://blog.naver.com/midasbooks
트위터 http://twitter.com/@midas_books
전자주소 midasbooks@hanmail.net

본문 교정 박진영
본문 일러스트 고미애
표지 및 본문 캘리그래피 석산 진성영

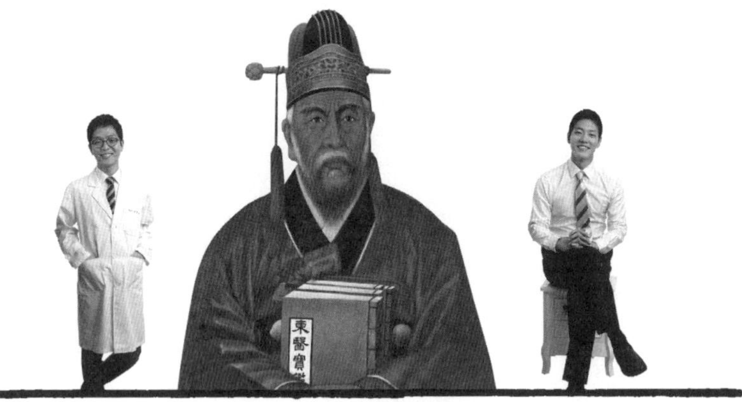

新 동의보감 건강혁명

온가족 편

| 김범 유남승 윤상훈 최정인 지음 |

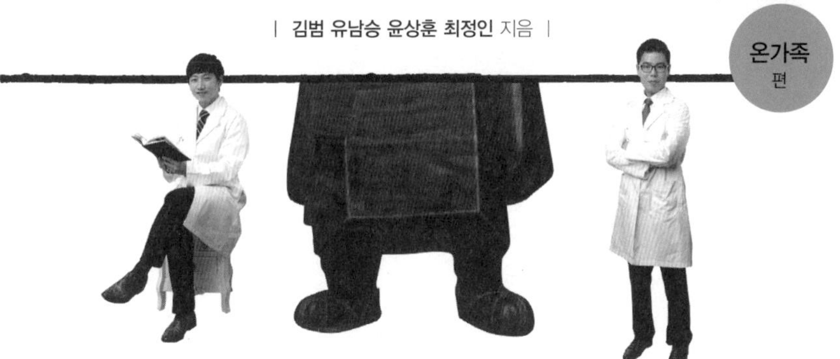

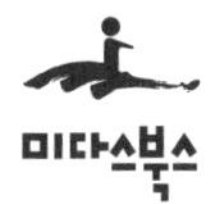

미다스북스

머리말

4백년 《동의보감》의 지혜가 우리집 안으로!

"병원 한번 안 가고 살았는데 큰 병에 걸리다니!"

병원에 오시는 분들로부터 심심찮게 듣는 말입니다. 하지만 아무 예고 없이 찾아오는 병은 없습니다. 몸이 피곤하고 기침을 하거나 얼굴이 누렇게 뜨고 설사를 하는 것, 또 구역질이 나고 움직일 때마다 머리가 핑 도는 것처럼, 우리 몸은 이렇게 다양한 증상들로 나의 건강 상태를 알려줍니다.

하지만 우리는 몸이 보여주는 신호들에 너무나 무관심합니다. 열 나면 해열제, 기침에는 기침약, 피곤하면 피로회복제. 이런 약들은 증상을 잠시 막을 뿐입니다. 당장 불편함을 없애려고 몸이 보내는 신호를 무시하면, 같은 증상에 계속 시달리다 만성질환이 되어버리거나 자칫 심각해지면 큰 병으로 이어지게 됩니다.

이 책은 독자 여러분께서 자신의 몸이 보내는 신호를 신중히 살펴보는 데 실질적인 도움이 되는 신동의보감 맞춤형 건강안내서입니다. 온고이지신溫故而知新의 뜻을 살려 《동의보감》의 내용을 현 상황에 맞추어 전달하려고 합니다. 《동의보감》에 근거한 내용들을 현대적으로 재해석하고 실생활에 쉽게 적용하는 법을 알려드립니다.

환자 스스로 처방과 진단, 치료까지 한 번에!

작은 동네의원부터 대형병원까지 한국은 주치의는 없고 전문의로 가득한 특이한 의료구조를 가지고 있습니다. 그래서 내 몸을 잘 알고 관리하는 담당의사가 따로 있는 것이 아니라서, 병원에는 도대체 언제 가야 하는지 어느 진료과로 가야 하는지 환자 본인이 알아서 결정해야 합니다.

반드시 병원으로 가야 할 증상인데도 '설마 곧 낫겠지' 하는 안이한 생각으로 병을 키우는 환자부터, 시간이 지나고 몸조리만 잘하면 호전될 단순 증상인데도 굳이 병원을 찾아가 불필요한 과잉진료를 받고 오시는 환자들까지. 이런 현실이 '전문의의 나라'에서 벌어지는 웃지 못할 우리의 자화상입니다.

이 책에 우리 이웃한의사 네 명이 만난 많은 환자분들의 증상 중에서 병원까지 가기에는 과하지만 생활하는 데 불편한 증상부터 무심결에 넘어가면 훗날 큰 병을 부르는 증상까지 모두 체계적으로 정리했습니다. 이를 통해 가정에서 치료할 수 있는 증상에 대해 손쉬운 처방으로 환자가 스스로 다스릴 수 있도록 했습니다. 그리고 심각한 증상인 경우 언제 병원에 가야 하는지 그 기준 또한 제시했습니다.

오는 병 예방하고 있는 병 잡는 손쉬운 생활습관 처방!

고대 중국의 명서《손자병법》에서는 최상의 전략은 싸우지 않고 이기는 것이라고 했습니다. 마찬가지로 병에 걸린 후에 병과 싸워 치료하는 것이 아니라 걸리기 전에 예방하는 것이 최고의 치료 방법입니다.《동의보감》은 병의 치료법이 담긴 의학서이지만 무엇보다 병에 걸리지 않는 법을 중시한 양생養生서적입니다. 그래서《동의보감》에는 각종 질환에 대한 치료법뿐만 아니라 예방을 위한 생활습관과 양생법도 담겨 있습니다. 이런《동의보감》의 정신을 살려 소소한 증상으로도 병을 찾아 예방하여 건강한 몸과 마음을 유지할 수 있도록 하였습니다.

병원에서 환자들이 의사들로부터 가장 서운함을 느끼는 것은 병이 완치되지 않았을 때가 아니라 무성의한 진료를 받았다고 느낄 때입니다. 채 1분도 안 되는 짧은 시간 동안 의사와 지극히 형식적인 대화만 나눈 뒤 주사 한 대 맞고 약만 한 아름 받아 올 때 밀려드는 서운함은 이루 말할 수 없습니다.

내 몸이 아프면 '왜 아픈지', '언제 낫는지', '관리는 어떻게 해야 하는지' 궁금한 것이 참 많습니다. 책이나 인터넷처럼 정보를 얻는 방법은 많지만 증상이 각자 다르기 때문에 쉽게 따라 하기 어렵습니다. 그래서 책 속에 증상의 원인과 큰 도움이 되는 차나 운동법, 생활습관 등을 빠짐없이 담았습니다. 그리고 책을 보다가 궁금한 점은 각 한의사들에게 직접 질문할 수 있도록 블로그 '이웃한의사의 온라인 상담실'을 열어 놓았습니다.

일상생활에서 쉽게 따라 할 수 있는 新동의보감

《동의보감》에는 증상의 원인을 찾아내고 그에 따라 적절한 생활요법과 처방을 가르쳐주는 대처법이 일목요연하게 정리되어 있습니다. 하지만 시대가 변하면서 우리의 실생활에 그대로 응용하기는 무리가 있습니다.

《동의보감》을 그동안 많은 환자들을 진료하며 얻은 경험과 현대적 연구 결과를 반영하고 최신 의학 지식도 함께 정리했습니다. 환자들을 치료하며 우리나라 대표질환 57가지를 뽑아 병의 원인과 치료법을 알아보았습니다. 그리고 가정에서 만들기 쉽고 가능한 구하기 쉬운 재료로 병을 다스릴 수 있도록 차의 레시피를 담았습니다. 또한 일상생활에서 간단하게 따라 할 수 있는 운동법을 실어 일상생활에서 습관처럼 건강을 지킬 수 있도록 준비했습니다.

모든 것을 얻어도 건강을 잃는다면 무슨 소용이 있겠습니까? 이제 100세 장수시대를 향해 가고 있는 지금, 《동의보감》식 실생활 건강관리법이야말로 현대를 살아가는 우리 모두에게 가장 절실한 지침이라고 하겠습니다. 큰 병이 오고 나서 후회하지 마시고 미리미리 작은 증상도 주의 깊게 살펴야 합니다. 이 책에 담긴 간단한 차 한 잔과 손쉬운 운동법이 여러분의 건강을 지켜줄 것입니다.

목차

제 2 부 눈 · 귀 · 코 편

제 3 부 입 · 목 편

제 4 부 척추 · 흉복부 편

제 5 부 비뇨생식 · 부인 편

제 6 부 사지관절 편

제 7 부 신체 · 전신 편

제 8 부 정신 편

新동의보감으로 건강을 지키는 이웃한의사 스토리

新 동의보감 처방전

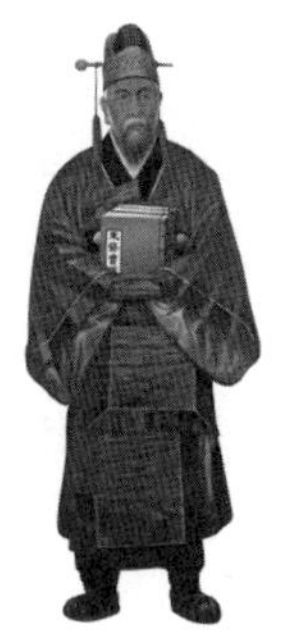

젊은 한의사들이 말하는 新동의보감 이야기

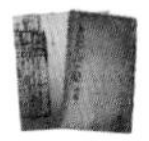

최고의 건강비법서 《동의보감》의 탄생

- 윤상훈 한의사가 말하는 新동의보감

의학서적 중 일반인에게 가장 많이 알려진 책은 아마도 《동의보감》일 것입니다. 《동의보감》이 탄생한, 그러니까 지금부터 400년 전, 허준에게 집필을 맡긴 선조의 뜻은 많은 사람들이 실생활에서 쉽게 적용해 병을 고칠 수 있는 의학서적을 만들라는 것이었습니다.

1592년에 발발한 임진왜란으로 조선은 기근과 온갖 역병으로 큰 혼란을 겪었습니다. 전쟁으로 인해 제대로 된 약을 구하기도 힘들었습니다. 그래서 구하기 힘든 약재 대신 흔히 얻을 수 있는 음식이나 약초로 병을 다스릴 수 있는 의학서가 필요했습니다. 이에 선조는 허준에게 의학서를 편찬하도록 명을 내렸고, 허준은 153권에 달하는 기존 의서를 일목요연하게 정리해 책을 완성합니다.

각 장 마지막에는 한 가지 약재로 가능한 병의 치료법을 적고 약재 이름은 전문용어와 함께 한글을 함께 넣어 누구라도 쉽게 병을 돌볼 수 있도록 했습니다. 그렇게 당대의 의학지식을 총 망라하면서도 누구나 쉽게 실생활에서 응용할 수 있는 《동의보감》이 탄생했고, 400년이 지난 오늘날까지도 최고의 건강서로 꼽히고 있습니다. 한의학을 공부하는 사람들을 위한 교과서이자, 모든 사람들을 위한 건강백과사전으로서 그 가치를 빛내고 있습니다.

– 《新동의보감 건강혁명》은 이러한 허준의 《동의보감》의 의미를 오늘날 새롭게 되살린 책입니다. 오늘날 현대인들이 병을 이해하고 스스로 진단할 수 있도록 병의 원인과 치료법에 대해 쉽게 설명하고 용어를 정리했습니다. 그리고 질병마다 간단하게 구할 수 있는 차 한 잔과 운동으로 쉽게 병을 이길 수 있는 특효 처방전을 수록했습니다.

환자를 위한 신념으로 살아온 허준의 일생

- 최정인 한의사가 말하는 新동의보감

허준은 일찍이 의학에 뜻을 품고 오롯이 한 길만 갔습니다. 내의원부터 궁중의 의관으로 또 훗날 왕을 모시는 어의까지 올랐습니다. 그는 전쟁을 겪으면서도 《동의보감》이라는 평생의 역작을 남겼습니다. 그가 한의계뿐만 아니라 우리나라를 대표하는 명의로 인정받은 이유는 뛰어난 의술 때문만은 아닙니다. 환자의 입장에서 환자의 마음을 살피는 의사였기 때문입니다. 임진왜란을 겪고 유배라는 어려움 속에서도 그는 불굴의 의지로 《동의보감》을 완성시켰습니다. 전란과 가난, 배고픔에 신음하는 백성들, 병으로 고통받는 그들을 구하겠다는 신념이 있었기에 가능한 일이었습니다.

이제 《동의보감》이 탄생한 지 만 400년이 지났습니다. 의료 기술은 상상할 수 없을 만큼 발전했고 동네마다 병원, 의사는 넘쳐나지만, 막상 내 병에 관심 있는 의사는 없다고 말합니다. 자고로 총명하나 환자를 측은하게 여기지 않는 의사를 살의殺醫라고 하였습니다. 환자의 마음을 편안히 해주는 의사를 심의心醫라고 하여 가장 뛰어나다고 했습니다. 환자들이 원하는 바를 《동의보감》의 지혜를 빌려 해결해주는 것, 현대적인 시각에서 알기 쉽게 전달하는 일이 바로 젊은 한의사들의 시대적 과제라고 생각합니다.

– 《新동의보감 건강혁명》은 각 질병마다 특히 그 병이 더 쉽게 걸리는 직업과 연령, 성별까지 구분하여 제시했습니다. 그래서 자신이 이미 걸린 질병을 다스리는 것뿐만 아니라, 자신의 직업에 따라 어떤 병에 쉽게 걸릴 수 있는지 파악하고 미리미리 예방할 수 있습니다.

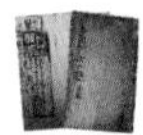

유네스코 세계기록 유산에 등재된 한방韓方의 유산

- 김범 한의사가 말하는 新동의보감

《동의보감》은 2009년 7월 유네스코 세계기록 유산으로 등재되었습니다. 세계기록유산은 인류의 중요한 문화유산임에도 불구하고 훼손되거나 영원히 사라질 위험에 처한 기록유산을 효과적으로 보존하기 위해 만들어진 제도입니다. 이런 유네스코가 동아시아 전통의학의 과거와 현재, 미래를 반영하는 대표 의서로 《동의보감》을 선택한 것은 특히 큰 의미를 갖습니다.

동의보감은 17세기 당시의 동아시아 의학을 집대성했을 뿐 아니라 일본 중국에까지 전해져 의학발전에 크게 이바지했습니다. 무엇보다도 백성의 건강을 위한 가정의학서라는 점이 특별히 높은 평가를 받고 있습니다.

우리나라의 많은 사람들이 한의학 하면 동의보감, 한의사 하면 허준을 떠올릴 것입니다. 필자를 비롯한 많은 한의사들은 TV 드라마로 허준을 보면서 꿈을 키웠고, 책이 닳도록 동의보감을 공부했습니다. 허준과 동의보감을 소재로 한 영상과 책이 끊임없이 제작되는 것을 보면서 새삼 허준이 정말 대단한 분이라고 생각했습니다.

그러나 일반인이 동의보감을 펼쳐보면 굉장히 난해하다고 느낍니다. 정도는 덜하지만 한의대생, 심지어 한의사들도 마찬가지입니다. 수많은 한자, 알쏭달쏭한 비유적 표현, 당시에는 통용되었지만 지금은 쓰지 않는 말 등 어려운 점이 한 두 가지가 아닙니다.

새 술은 새 부대에 담으라는 말이 있습니다. 동의보감이 아무리 보배로운 거울이라고 할지라도 이해할 수 없다면 소용이 없습니다. 그래서 현 세대에 맞는 용어로 쉽게 풀어쓰려고 노력했습니다. 우리 이웃한의사들의 바람이 조금이나마 많은 분들에게 도움이 되었으면 합니다.

– 《新동의보감 건강혁명》은 환자들이 궁금해하는 질문을 골라 답변을 수록했습니다. 또, 스스로 자가진단하기 어렵거나 반드시 병원에 가야 하는 응급 상황이 의심스러운 경우도 알 수 있도록 했습니다.

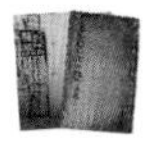

병을 보는 서양의학과 삶을 보는 한의학

- 유남승 한의사가 말하는 新동의보감

서양의학과 한의학의 차이는 병을 어떻게 보느냐에 있습니다. 즉, 서양의학에서는 병을 신체 부위에 따라 장기, 조직, 세포와 유전자 등 세부 단위인 분자구조까지 파고 들어가 병의 원인을 찾습니다. 그러나 한의학에서는 겉으로 드러난 증상들을 통해 외부에서 몸 전체를 보며 병을 규명하려고 했습니다. 따라서 서양의학은 인체의 미시적인 각 부분의 증상 그리고 해부 없이는 알 수 없는 병든 조직을 치료하는 데 능합니다. 반면 한의학은 병이 있는 사람에 대한 전반적인 상황, 즉 신체 상태, 환경 등 병을 앓게 된 근본 원인을 치료합니다. 덧붙이면 한의학에서는 환자의 몸과 함께 그를 둘러싼 생활의 모든 균형이 깨졌기 때문이라고 봅니다.

각 의학은 추구하는 이상에 따라 치료 영역에 강점과 약점이 있습니다. 현 세대 들어 이해관계 때문에 종종 양쪽의 다툼이 있었지만 궁극적으로 서로 단점을 보완해 장점을 모아 어우르는 융합의 길을 모색해야 할 것입니다. 서로 자신의 이익이 아닌 허준 선생처럼 환자를 먼저 생각하는 큰 의학의 길로 나가는 것이 중요하다고 하겠습니다.

– '이웃한의사'는 약 4년간 많은 환자들을 치료하면서 한국인의 대표 질환 57가지를 모아 그 원인과 치료법을 《新동의보감 건강혁명》에 담았습니다. 400년 《동의보감》의 정신을 이어받은 《新동의보감 건강혁명》이 온 가족 건강을 책임집니다!

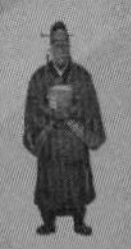

新 동의보감 **건강혁명**

제 1 부

머리 · 얼굴 편

01 두통

- 두통은 담이 원인이고 화가 악화시킨다
- 두통은 천궁진피차로 날려버려라

02 어지럼증

- 어지럼증은 상부는 실하고 하부가 허해서 생긴다
- 전정재활운동으로 평형감각을 길러라

03 탈모

- 신장이 모발을 주관한다
- 검은콩으로 모근에 영양을 공급하라

04 안면홍조증

- 안면홍조는 열이 빠져나가지 못하기 때문이다
- 반신욕으로 피부를 정상화시켜라

05 피부건조증

- 피부 건강은 폐가 주관한다
- 맥문동차로 수분을 보충하고 생활습관을 고쳐라

06 안색불량

- 안색불량은 몸 건강의 위험 신호다
- 울금이 혈액순환의 특효약이다

01 두통

두통은 일생 동안 누구나 한 번쯤 겪는 흔한 증상입니다. 환자 개인에 따라 두통 부위, 강도, 빈도, 통증을 표현하는 방법도 다양합니다. 크게 편두통, 긴장형 두통, 군발 두통 등으로 구분하는 원발 두통과 2차적 원인으로 발생하는 2차 두통으로 나눌 수 있습니다.

이런 분들은 꼭 보세요

한 달에 한 번 이상 두통을 겪는다 | 두통 때문에 진통제를 자주 먹는다 | 스트레스를 받으면 두통이 생기거나 더 심해진다 | 관자놀이가 자주 아프다 | 머리가 지끈거리고 무겁다 | 편두통이 자주 발생한다

실제 환자 케이스

이름 : 박나정　나이(성별) : 25세 여성　직업 : 디자인 계통 회사원

증상 : 흰 피부에 깡마른 체형의 20대 중반 여성이며 디자인 회사에서 근무 중이다. 잦은 야근으로 늦은 저녁에 폭식하는 경우가 많다. 전부터 가끔 편두통이 있었으나 최근 들어 한 달 1~2회로 그 횟수가 늘어 결국 이웃한의사를 찾아왔다.

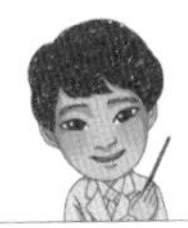

1. 두통은 담痰이 원인이고 화火가 악화시킨다

"누가 머리를 쥐어짜는 느낌이에요."

진료실에 들어온 여성이 자리에 앉자마자 한숨을 쉬며 넋두리했습니다. 그녀는 '미간을 찌푸리고 관자놀이에 손이 올라가는 두통 환자' 특유의 제스처로 앉아 있었습니다.

"얼마나 자주 두통에 시달리나요?"

"전에는 가끔 오는 두통이 단지 스트레스 때문이라고 생각하고 넘어갔는데 최근에 더 심해졌어요. 적어도 한 달에 두 번 이상 아프고 그 강도도 심해졌어요."

말하는 환자의 표정이 더 어두워졌습니다. 아마 두통 때문에 평소 생활하는 데 많은 지장이 있었으리라 짐작되었습니다.

"머리의 어느 부위가 많이 아프신가요?"

"편두통 같아요. 주로 머리 한쪽이 많이 아파요. 심장이 뛰는 것처럼 머리가 욱신거리고 심할 때는 마치 누가 쥐어짜는 것 같아요. 요즘은 진통제를 먹어도 잘 안 들어요. 방법이 없을까요?"

현대인에게 가장 흔한 만성질환은 고혈압도 당뇨도 아닌 두통입니다. 두통은 시도 때도 없이 찾아와 일상생활을 불편하게 만듭니다. 통증 부위, 발생 빈도, 통증 양상도 제각각이고 '심해졌다 좋아졌다'를 반복해 사람을 지치게 하고 삶의 질도 떨어뜨립니다. '스트레스 때문이다'라는 말도 이제는 답답할 뿐입니다. 스트레스보다 더 근본적인 원인을 찾아야 합니다.

과연 두통은 스트레스 때문일까요? 그렇다면 기분이 좋을 때 생기는 두통은 어떻게 설명할 수 있을까요? 이제는 두통을 다른 관점에서 살펴볼 필요가 있습니다. 《동의보감》에서는 두통의 근본 원인은 담痰이고 스트레스가 그 악화 인자라고 말하고 있습니다.

頭痛多主於痰 痛甚者火多也
두 통 다 주 어 담 통 심 자 화 다 야
두통은 대부분 담에서 온다.
통증이 심한 것은 화가 많기 때문이다.

《동의보감》 두문

담은 장부의 진액이 일정 부위에 몰려 형성된 걸쭉하고 탁한 병적인 물질입니다. 움직이는 성질 때문에 경락과 혈맥을 타고 전신에 영향을 미칩니다. 흔히 근육에 담이 쌓이면 '담 걸렸다'라고 말하는 근육통이 생기고 머리 쪽으로 가면 두피의 혈액순환에 영향을 미쳐 두통을 일으키기도 합니다.

《동의보감》에 십병구담十病九痰, 10가지 병 중 9가지가 담으로 생긴다이라고 할 정도로 담 때문에 생기는 병의 종류가 많습니다.

담은 몸에 병을 일으키고 저절로 없어지기도 하지만 스트레스가 쌓인다면 상황은 다릅니다. 독일 뒤스부르크-에센대학병원 연구팀은 21~71세의 환자 5,000명을 대상으로 스트레스 강도와 두통 빈도를 조사했습니다. 그 결과, 스트레스 지수가 높을수록 모든 종류의 두통(편두통, 긴장성 두통, 군발성 두통)에서 빈도와 강도가 증가했습니다. 스트레스는 전신대사에 영향을 미쳐 많은 담을 생성하고 담이 저절로 사라지지 못하게 하면서 반복적인 두통을 일으킵니다.

2. 두통은 천궁진피차로 날려버려라

폭설로 차가 앞으로 나아가지 못한다면 어떻게 해야 할까요? 앞에서 눈을 치워주고 뒤에서 차를 밀어줘야 합니다. 마찬가지입니다. 머리로 이동한 담이 두피 혈관과 신경을 자극해 두통을 일으킨다면 당연히 이 담을 없애고 순환을 촉진시켜야 합니다.

진피는 귤껍질을 말려 만든 약재로 몸에 쌓인 담을 없애고 소화기능을 향상시키는 효능이 있습니다. 두피의 혈액순환을 촉진하는 천궁川芎은 《동의보감》에 "두통에는 반드시 천궁을 써야 한다"라는 구절이 있을 정도로 그 효능이 좋습니다. 이 두 가지를 합친 천궁진피차는 진피로 길을 내고 천궁으로 순환시켜 준다는 뜻입니다.

두통과 소화기에 특효약인 천궁진피차를 마셔보세요.

☞ 처방전은 26쪽으로 가세요.

新동의보감 **상담실**

문 : 두통도 유전이 되나요?

답 : 두통을 일으키는 여러 원인 중에 유전적인 원인도 분명히 있습니다. 특히 편두통은 유전적 요인이 많이 작용합니다. 젊은 여성에게 자주 발병하며(남성의 3배) 그 강도가 강하므로 일상생활에 많은 지장을 줍니다. 혹시 가족 중에 편두통으로 고생하는 분이 계시다면 본인도 예방 관리가 필요합니다. 카페인 음료를 줄이고 가벼운 운동부터 시작해보시기 바랍니다.

新동의보감 **건강용어**

담痰이란?

흔히 '담 걸렸다' 라고 할 때 '담' 은 어떤 뜻일까요? 담은 우리 몸 안의 정상적인 체액의 성질이 변해 생깁니다. 머리에 생기면 두통, 허리에 생기면 요통, 손발 마디에 생기면 관절통이라고 부릅니다. 찬 곳에 너무 오래 있거나 습한 곳에 오래 누워 있으면 몸이 무겁고 뻣뻣하게 느껴집니다. 이렇게 주위 환경에 적응하지 못해 생기는 통증입니다.

두통! 이럴 때는 병원으로!

- 처음 겪는 극심한 두통이 있을 때(난생 처음 느끼는 고통, 망치로 얻어맞는 느낌)
- 두통의 강도가 갈수록 심해질 때
- 두통이 구토, 발열을 동반할 때
- 두통과 함께 의식 소실, 운동 장애, 감각 이상이 일어날 때
- 두통과 함께 시력장애(사물이 두 개로 보임)가 나타날 때

일반적인 두통은 생명에는 위협이 없지만 간혹 뇌종양, 뇌혈관 질환, 뇌수막염처럼 위험한 뇌질환으로 두통이 발생하기도 합니다. 증상이 반복되고 심하면 병원에서 정밀검사를 받는 것이 좋습니다.

뇌수막염 | 뇌를 둘러싼 거미막과 연질막 사이의 공간에 발생하는 염증 질환입니다. 주로 세균이나 바이러스가 침투해 발생하며 38℃ 이상의 고열과 함께 두통, 오한 등이 나타납니다. 증상은 독감과 비슷하지만 그 강도는 훨씬 강한 편입니다.

뇌졸중 | 여러 원인으로 뇌혈관이 막히거나 파열되어 뇌에 혈액을 공급하지 못하는 상황을 말합니다. 신속히 조치하지 않으면 뇌 조직이 괴사해 회복 불능 상태가 됩니다. 두통이나 한쪽 손발의 마비, 시야가 흐려지는 등의 전조 증상이 있지만 대부분 감지하기 어렵습니다.

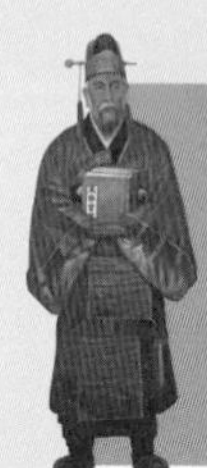

新 동의보감

두통 처방전 두통 잡는 천궁진피차 만들기

증상 머리가 너무 아파요 **진단** 담痰 **처방** 두통을 날려주는 천궁진피차

두통에 특효약으로 알려져 있는 천궁川芎과 소화기에 좋은 진피陳皮의 만남. 천궁은 온화한 약성이 있어 진통효과가 뛰어나며 진피는 맵고 쓰고 따뜻한 성질이 있어 뭉친 기氣를 풀어주는 역할을 합니다. 그러므로 둘이 만나면 두통뿐만 아니라 담으로 생긴 피로, 무기력, 어지럼증을 모두 해소해줍니다. 만성피로에 시달리는 현대인의 증상에 잘 맞습니다. 따뜻한 천궁진피차와 함께 두통과 피로 모두 날려버리시기 바랍니다.

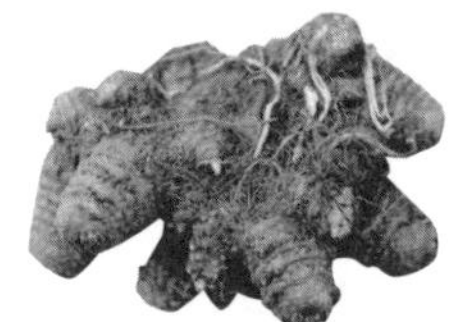

천궁

두통을 치료해주는 천궁진피차 만들기

1. 물 2ℓ를 주전자에 넣고 끓입니다.
2. 물이 끓으면 천궁 20g, 진피 20g을 넣고 물이 반으로 줄 때까지(약 30분~1시간) 중불로 끓입니다.
3. 체로 건더기를 걸러내고 아침, 저녁으로 하루 2회 마십니다.

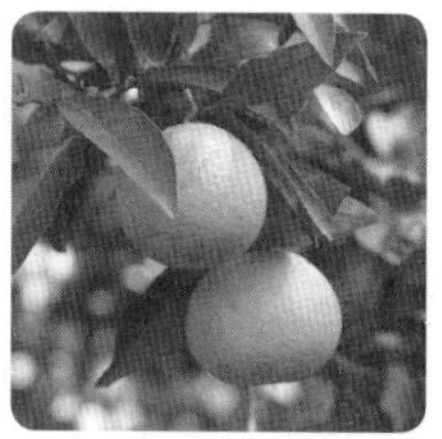

귤

Tip

진피는 귤껍질을 말려 6개월 정도 경과시킨 후에 사용하는 약재로 제주도가 산지입니다. 껍질이 얇고 윤기가 있으며 향기가 강할수록 좋습니다. 오래 묵히면 색이 검어지는데 검은 진피일수록 효능이 좋다고 알려져 있습니다. 천궁과 진피 모두 인터넷을 통해 쉽게 구입할 수 있습니다. 천궁은 경북 지역이 산지이며 알이 굵고 실한 것이 좋습니다. 귤에는 농약이 많이 묻어 있고 가정에서 오랫동안 말리기 힘들기 때문에 직접 만들어 드시지 마시고 상품으로 나와 있는 진피를 구하는 것이 좋습니다.

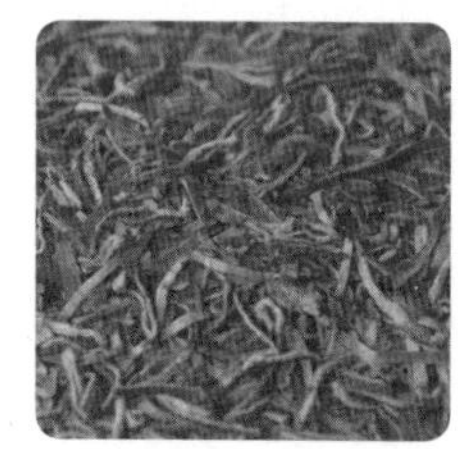

진피(말린 귤껍질)

02 어지럼증

어지럼증이 있으면 주변 사물이 움직이거나 빙빙 도는 느낌을 받습니다. 특정 자세나 상황(높은 장소에 있거나 긴장할 때)에서 심해지는 경우가 있고 간혹 난청, 눈 떨림, 마비 등의 증상이 동반되기도 합니다.

이런 분들은 꼭 보세요

어지러워 서있기 힘들 때가 있다 | 갑자기 자세를 바꾸면 어지럼증이 심하다 | 자주 현기증이 난다 | 아침에 일어날 때 어지럽다 | 균형잡기가 힘들다

실제 환자 케이스

이름 : 박순영　나이(성별) : 61세 여성　직업 : 전업 주부

증상 : 마른 체형으로 추위를 많이 타고 자주 감기에 걸리는 편이다. 최근 아침에 일어날 때 어지럼증이 자주 발생하고 있다. 어지럼증 재발이 두려워 운동도 쉬고 있는데 혹시 중풍일지 걱정하고 있다.

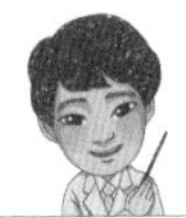

1. 어지럼증은 상부는 실하고 하부가 허해 생긴다

"원장님 오늘 아침에 일어나는데 하늘이 빙빙 도는 것 같았어요. 왜 그럴까요?" 갑작스레 찾아온 어지럼증에 많이 놀랐는지 환자는 진료실에 들어오자마자 질문하기 시작합니다.

"혹시 전에도 그런 적 있으세요? 어지럼증이 얼마나 계속되던가요?"

"얼마 전 처음 생겼어요. 어지러워 깜짝 놀라 가만히 앉아서 쉬었더니 괜찮아지더라고요. 그런데 오늘 아침 또 어지러워 혹시 풍이 온 건지 너무 놀랐어요."

어지럼증은 누구나 겪을 수 있는 흔한 증상입니다. 그러다보니 단순히 어지럼증 때문에 병원을 찾기도 애매한 것이 사실입니다. 하지만 반복되는 어지럼증을 방치할 경우, 점점 그 빈도가 늘어 일상생활에 지장을 주고 잘못하면 큰 병으로

이어지기도 합니다. 환자분이 걱정했던 것처럼 실제 뇌졸중의 전조 증상일 수도 있습니다. 최근 들어 어지럼증 환자가 증가하고 있습니다. 단순히 약으로 증상을 억제하기보다 어지럼증을 일으키는 원인을 찾아내 적절히 대처하는 자세가 필요합니다.

어지럼증은 현훈眩暈, 눈앞이 깜깜하고 빙빙 도는 것이라고 합니다. 머리가 어지럽게 빙빙 도는 이 증상을 조상들은 바람에 비유했습니다. 실제로 증상이 바람처럼 왔다가 금방 사라지기 때문입니다. 《동의보감》에서는 이것을 상성하허上盛下虛라고 했습니다.

眩暈, 皆稱爲上盛下虛
현훈, 개칭위상성하허

虛者, 氣與血也. 實者, 痰涎風火也
허자, 기여혈야. 실자, 담연풍화야

현훈은 모두 상부는 실하고 하부는 허해 생긴다.
허는 기와 혈이 허하다는 뜻이고 실은 담과 풍화가 실하다는 뜻이다.

《동의보감》 두문

하부가 허하다는 것은 인체의 기와 혈이 부족하다는 의미입니다. 외상이나 수술로 기력 소모가 심한 환자, 영양이 부족한 성장기 아이, 철분이 부족한 임산부가 여기에 해당합니다. 이럴 경우, 빈혈로 어지럼증이 발생할 수 있습니다. 쇠고기, 닭고기, 시금치, 김, 생선 등 철분 섭취로 기력을 회복해야 합니다.

상부가 실하다는 것은 인체 내에 담痰, 우리 몸의 정상적인 체액이 변해 만들어진 병리적인 부산물이 많거나 화火, 스트레스가 심하다는 말입니다. 담이 많으면 머리가 어지럽고 무겁습니다. 또 가슴이 답답하고 소화가 안 되고 눈이 침침하거나 몸이 무겁고 눕고 싶어집니다. 이런 경우, 담을 치료해야 어지럼증도 해소됩니다. 스트레스도 어지럼증의 원인이며 항상 긍정적으로 사고하는 자세가 필요합니다.

단순히 머리가 빙빙 도는 어지럼증과 달리 사물이 두 개로 보이거나 심한 멀미를 한다면 위험합니다. 또한 눈앞에 아지랑이가 피듯 어질어질하고 똑바로 걷지 못하거나 팔다리에 힘이 없는 경우도 마찬가지입니다. 즉시 병원에서 정밀검진을 받아보는 것이 좋습니다.

갑자기 어지럽다면 귀를 살펴보라

흔히 귀는 단순히 소리를 듣는 기관쯤으로 알고 있지만 실제로는 몸의 평형감각과 자세를 잡아주는 중요한 역할을 수행합니다. 이 역할은 귀 안쪽의 전정기관과 세 개의 반고리관이 맡고 있습니다. 만약 귀 안의 이석(돌가루)이 제자리에 없고 세 개의 반고리관 안으로 빠져 들어가면 그 속에서 떠돌며 신경을 자극해 극심한 어지럼증을 유발합니다. 이것이 바로 이석증또는 BPPV, 양성 돌발 체위성 어지럼입니다. 대부분 누워있다 일어날 때, 목을 구부렸다 펼 때 짧은 현기증이 발생합니다. 이 외에도 전정신경의 감염으로 전정신경염이나 메니에르병도 어지럼증을 유발하는 귀 질환입니다.

국민건강보험공단 자료에 따르면, 이석증으로 병원을 찾는 여성이 남성의 2. 4배라고 합니다.

연도(년)		2008	2009	2010	2011	2012
계(명)		197,846	214,888	239,262	260,413	282,345
성별	남성(명)	57,998	63,089	70,502	76,650	82,742
	여성(명)	139,848	151,799	168,760	183,763	199,603

2012년 국민건강보험공단 건강보험 진료비 지급 자료 중 이석증 환자 수(출처: 국민건강보험공단)

위의 표에서 보는 것처럼 어지럼증 환자의 70%는 여성입니다. 폐경기 후에 여성 호르몬 분비가 줄어 칼슘대사가 떨어져 골다공증에 걸릴 확률이 높습니다. 뿐만 아니라 퇴행성 변화로 귀에 석회화 물질이 잘 생기므로 이석이나 결석이 반고리관을 타고 떠돌아다니며 어지럼증을 일으킬 확률도 그만큼 높습니다.

그러므로 50대 이상 여성이라면 건강을 위해 칼슘 흡수율을 높여야 합니다. 칼슘 흡수를 도와주는 비타민 D는 햇빛을 통해 피부에서 합성됩니다. 하루 20분 이상 햇볕을 쬐면서 가벼운 운동만 해도 어지럼증을 예방할 수 있습니다.

2. 전정재활운동으로 평형감각을 길러라

어지럼증으로 한의원이나 병원을 방문하는 경우, 대부분 약물치료나 물리치료를 먼저 받습니다. 전정기관억제제Vestibular Suppressant나 오심, 구토 억제 약물을 투여하고 이석증BPPV 환자의 경우는 귀에 생긴 결석을 원위치시켜 주는 물리치료도 병행합니다. 하지만 호전이 더디거나 어지럼증이 자주 재발한다면 가정에서 혼자 하는 전정재활운동이 효과적입니다. 전정재활운동이란 머리와 몸을 의식적으로 움직이는 운동입니다. 반복적인 운동-적응이 소뇌의 전정 기능균형과 평형감각을 향상시켜 어지럼증을 해소하도록 도와줍니다.

약물 치료는 오히려 자연스런 뇌중추의 보상운동을 방해할 수 있는 단점이 있습니다. 전정재활운동을 꾸준히 실천하면서 몸이 어지럼증을 이겨낼 수 있는 적응력을 기르시기 바랍니다.

몸의 평형감각을 길러주는 전정재활운동이 무엇일까요?

☞ 운동법은 32쪽에 있습니다.

新동의보감 **상담실**

문 : 어지럽고 소리도 잘 안 들려요.

답 : 이석증은 어지럼증 외에 눈동자가 마음대로 움직이는 안진 증상이 함께 나타나는 경우가 많습니다. 하지만 청력에 영향을 미치지는 않습니다. 만약 어지럼증과 함께 청력 저하(또는 귀에 물이 찬 느낌)가 온다면 메니에르병을 의심해보고 병원에서 추가 진료를 받는 것이 좋습니다.

新동의보감 **건강용어**

메니에르병?

현기증, 청력 저하, 이명귀 울림, 이충만감귀가 꽉 찬 느낌 증상이 동시에 나타나는 질환으로 1861년 프랑스인 의사 메니에르Meniere에 의해 최초로 알려졌습니다. 발작이 시작되면 어지럼증은 오심, 구토를 동반해 여러 시간 동안 증상이 지속되는 경우가 있고 만성적으로 증상의 호전과 악화가 반복되는 경우도 있습니다.

어지럼증! 이럴 때는 병원으로!

- 사물이 두 개로 보일 때
- 멀미나 구토가 심할 때
- 어지럼증이 잦아들지 않고 지속되면서 똑바로 걷기 힘들 때
- 팔다리 힘이 빠질 때

어지럼증은 뇌졸중의 전조 증상으로 나타날 수 있습니다. 어지럼증과 함께 위의 증상들이 나타난다면 병원에서 정밀검진을 받아보는 것이 좋습니다.

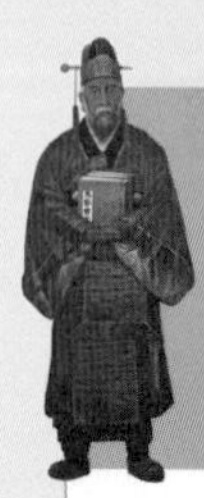

新 동의보감

어지럼증 처방전 어지럼증을 고치는 전정재활운동

증상 하늘이 빙빙 돈다 **진단** 귀 안의 결석 **처방** 평형감각을 길러주는 전정재활운동

전정재활운동법

1. 한쪽 손으로 가벼운 공을 30cm가량 위로 띄우고 던진 손으로 받습니다. 시선은 계속 공을 쫓아갑니다. 왼손과 오른손을 번갈아가며 1분가량 반복합니다. 이제 눈을 감고 20초가량 방금 전의 상황을 상상합니다. 앞에 공이 있다고 상상하고 눈을 감은 상태에서 그 공에 시선을 쫓아갑니다(소뇌 자극).

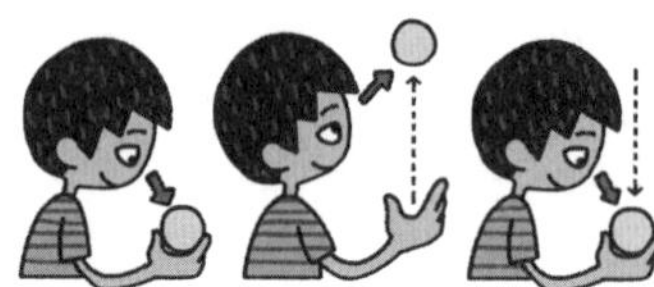
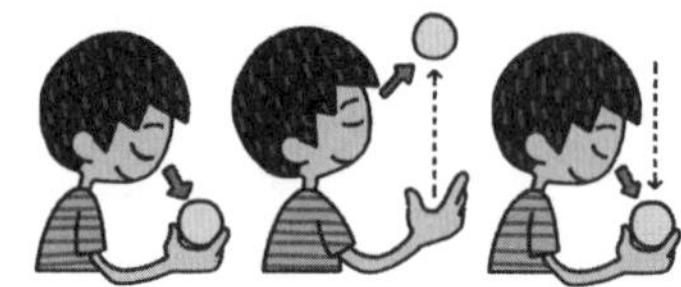

2. 책상 위에 물건을 놓고 앉습니다. 물건을 책상 중앙에 두고 눈의 초점을 맞춥니다. 시야에서 물건이 흐려질 때까지 고개를 한쪽으로 돌리고 다시 원위치합니다. 이때 물건으로부터 시선이 떨어지면 안 됩니다. 상하좌우 1분가량 반복해 시행합니다. 이제 눈을 감고 20초가량 방금 전 상황을 상상합니다. 물건이 있다고 상상하고 눈을 감은 채 천천히 고개를 돌리면서 시선은 물건 쪽으로 고정합니다.

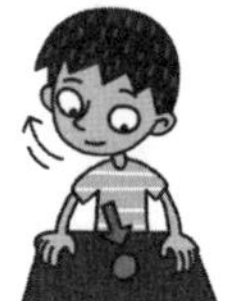
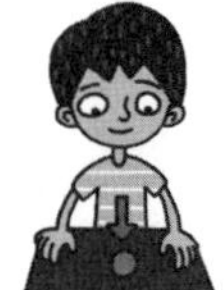
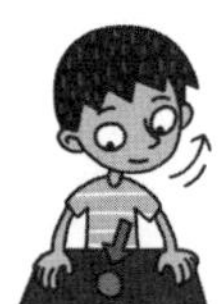
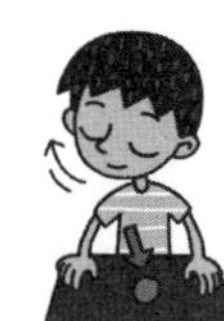
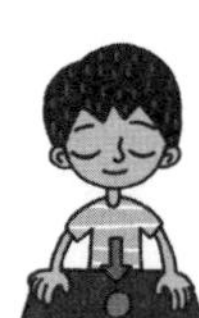
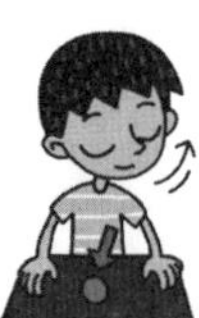

3. 다리를 일자로 모아 걷기를 연습합니다. 그리고 팔짱을 낀 채 고개를 좌우로 돌리고 상하로 끄덕입니다. 이때 걸음 속도는 보통 속도의 절반 정도로 하고 두 걸음마다 고개를 다른 방향으로 돌리면 됩니다. 고개를 움직이는 각도는 상하좌우 45° 정도가 적당합니다. 5m 가량을 3회 왕복해 연습합니다.

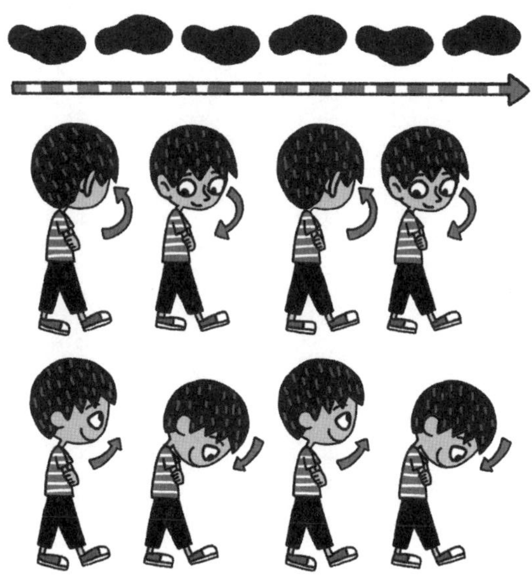

위의 3가지 운동을 아침, 저녁으로 하루 2회 실시합니다. 어지럼증이 심해지면 잠시 멈추고 안정을 취한 후 다시 실시합니다.

03 탈모

두피에 존재하는 굵고 검은 머리카락이 많이 빠지는 것을 말합니다. 정상인은 하루 약 50~70개의 머리카락이 빠진다고 하며 100개가 넘으면 병적인 탈모를 의심해봐야 합니다. 드물게 눈썹, 수염 등에도 발생하며 전신의 털이 빠지는 전신탈모증도 있습니다.

이런 분들은 꼭 보세요

아침에 머리를 감을 때 머리카락이 한 움큼씩 빠진다 | 머리에 동전만한 구멍이 생겼다 | 정수리가 넓어진다 | 이마가 넓어진다 | 모발이 가늘어진다

실제 환자 케이스

이름 : 이승택　나이(성별) : 23세 남성　직업 : 유전성 탈모가 진행 중인 학생

증상 : 다부지고 건장한 체격의 대학생으로 매우 건강하다. 그러나 최근 말 못할 고민이 생겼다. 바로 탈모다. 확인해보니 모발이 가느다란 편이고 이마선이 올라가고 정수리 부분이 약간 훤해진 상태다. 친가 쪽에 유전성 탈모가 있다.

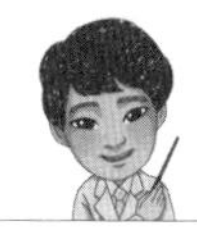

1. 신장이 모발을 주관한다

"탈모가 시작된 것 같습니다. 원장님, 멈출 방법이 없을까요?"

조심스레 진료실에 들어온 20대 초반의 학생이 제 앞에서 근심스런 표정으로 한숨을 쉬며 말했습니다. 다부진 체격에 굵은 얼굴선, 남자다운 매력이 물씬 풍기는 학생이었습니다. 사실 처음에는 대수롭지 않게 생각했습니다. 아직 매우 젊고 언뜻 보기에도 별로 심해 보이지 않았기 때문입니다.

"여기 앉아 보세요, 제가 상태를 볼게요."

"보시면 깜짝 놀라실 겁니다."

앞머리를 들춰보니 아뿔싸! 이마선이 확연히 올라간 상태였습니다. 모발도 눈에 띄게 가늘었습니다. 정수리에서도 탈모가 진행되고 있었습니다.

"혹시 아버님은 탈모가 있으신가요?"

"네. 아버지, 큰아버지 모두 있으세요. 아무래도 유전인 것 같아 평소 많이 신경 쓰는데 최근 더 심해지는 것 같아요."

탈모의 원인은 상열이다

《동의보감》에서는 신장腎臟이 모발을 주관한다고 말하고 있습니다. 모발은 두피를 통해 영양을 공급받는데 신장이 주관한다는 말은 과연 무슨 의미일까요?

腎主髮, 其榮髮也
신주발, 기영발야

신장은 모발을 주관한다.
신장의 상태는 모발을 통해 나타난다.

《동의보감》 두문

한의학에서 말하는 신장은 선천적으로 타고난 원기와 생명력을 총괄하는 의미가 있습니다. 신장 외에도 방광, 성 기능, 생식 기능 등을 포함하고 있습니다. 그러므로 튼튼한 허리, 건실한 치아, 소변을 시원하게 잘 보며 머리카락 숱이 많고 검을수록 신장의 기능이 좋은 사람으로 봅니다. 반대로 자주 허리가 아프고 소변이 시원찮거나 머리카락이 허약한 사람은 신장의 기능이 약합니다. 그러므로 흔히 알려진 '대머리는 정력이 좋다'라는 말은 틀린 말입니다. 신장, 즉 정력이 좋은 사람이라면 당연히 머리숱이 많고 윤기가 흘러야 합니다. 뒤집어 '정력을 낭비하면 대머리가 될 수 있다'라고 해야 더 정확한 표현일 것 같습니다.

선천적으로 풍성하고 건강한 모발을 지닌 사람은 '복 받은 사람'입니다. 하지만 그것만 믿고 있을 수 있을까요? 사람은 노화를 피할 수 없고 결국 머리카락은 약해지게 되어 있습니다. 관리하지 않는다면 남보다 더 심한 탈모로 고생할 수 있습니다. 모발은 후천적 요소, 즉 지속적인 관심과 관리, 영양보충이 매우 중요합니다. 《동의보감》에서도 '양생자養生者, 모발을 잘 기르고 싶은 사람은 예복보정혈약豫服補精血藥, 미리 정혈을 길러주는 약을 먹어 관리해야 한다 염략비상책染掠非上策, 염색을 하거나 뽑는 것은 좋지 않다'이라고 해 평소 관리를 강조하고 있습니다. 유전적으로 남들보다 탈모가 빨리 시작되거나 증상이 심한 사람일수록 더 새겨들어야 할 말입니다.

절대적인 것은 아니지만 탈모 환자들은 대부분 얼굴과 두피 쪽은 열이 많고 하체 쪽은 차가운 경향을 보입니다. 더위를 잘 타고 평소 머리에 땀이 많으며 술과 함께 맵고 자극적인 음식을 즐겨 먹습니다. 또 체질적으로 몸에 열이 많습니다. 이런 분들은 두피 쪽의 혈액순환과 영양공급이 원활하지 않기 때문에 머리카락이 가늘고 빠지기 쉽습니다.

스트레스도 상열上熱, 열이 위쪽으로 뜨는 증상을 유발합니다. 《동의보감》에도 '소장유탈락少壯有髮落, 젊은 사람에게 탈모가 있는 이유는 화염혈조고야火炎血燥故也, 화가 몸의 영양분을 마르게 해서다'라고 스트레스로 인한 탈모를 다루고 있습니다. 사소한 일에도 쉽게 짜증내고 겉으로는 담대한 척하지만 속으로는 안 그렇고 잡생각이 많고 일중독인 경우, 탈모 확률이 높아집니다.

극심한 피로도 상열의 원인입니다. 가뭄이 들어 토양의 수분이 모두 증발해버리면 땅이 쩍쩍 갈라지고 풀이 자랄 수 없는 환경이 되는 것과 같은 이치입니다. 지나친 과로나 운동, 성생활로 인해 영양분이 빠져나가면 눈이 충혈되고 뻑뻑해지며 피부는 푸석푸석해지고 모발은 점점 가늘어져 결국 떨어져 나갑니다. 탈모의 원인은 열성 체질, 스트레스, 과로 이렇게 세 가지로 정리됩니다.

2. 검은콩으로 모근에 영양을 공급하라

식물이 건강하게 자라기 위해서는 그 근본이 되는 토양이 비옥해야 합니다. 적절한 영양분, 습도, 온도가 유지되어야 합니다. 머리도 마찬가지입니다. 모발의 근본이 되는 두피의 혈액순환이 원활해야 영양이 모근으로 충분히 공급됩니다. 검은콩은 그런 의미에서 탈모에 가장 잘 맞는 식품입니다. 검은콩은 단백질이 풍부하며 모발 성장의 필수 성분인 시스테인cysteine이 함유되어 있습니다. 또한 비타민 E와 불포화지방산이 들어 있어 혈관을 확장시켜 말초혈관의 혈액순환을 원활히 해줍니다. 즉, 영양공급과 혈액순환을 동시에 해결해줍니다. 또한《동의보감》에는 흑대두(검은콩의 종자)가 해독 작용이 있어 독소를 제거하는 데 좋다고 나와 있습니다. 장기적으로 복용해도 문제없습니다. 다른 건강식품들을 쫓아다니기보다 검은콩을 꾸준히 복용하면서 생활습관을 개선해나간다면 탈모에서 벗어날 가능성이 높아집니다.

두피의 혈액순환에는 검은콩이 특효약입니다.

☞ 처방전은 39쪽으로 가세요.

新동의보감 **건강용어**

신장腎臟이란?

타고난 원기와 생명력을 총괄합니다. 우리가 흔히 생각하는 콩팥kidney 외에도 성 기능, 생식 기능을 모두 포함합니다. 힘든 육체노동, 지나친 성관계, 장시간 습하고 찬 곳에 앉아 있으면 신장이 상합니다. 또 나이가 들면서 점점 허해집니다. 허리가 아프고 소변이 약해지며 치아와 머리카락이 탈락하기 시작합니다. 규칙적인 운동과 단백질 위주의 식단이 신장을 보하는 데 좋습니다. 약재로는 오미자, 산수유, 두충, 토사자 등이 있습니다.

新동의보감 **상담실**

문 : 남들보다 남성 호르몬이 많아 탈모가 생기는 건가요?

답 : DHT라는 남성 호르몬이 탈모에 영향을 미칩니다. 하지만 탈모환자들이 다른 사람보다 남성 호르몬이 많이 분비되는 것은 아닙니다. 똑같은 양이 분비되더라도 호르몬이 두피에서 예민하게 작용하는 사람들에게 탈모가 시작되는 것입니다. 또한 이 DHT는 성 기능과는 관련 없기 때문에 "대머리가 정력이 세다" 라는 말은 틀린 말입니다.

문 : 머리카락이 하루에 몇 개나 빠져야 탈모라고 볼 수 있나요?

답 : 간단히 말해 하루에 100개 이상 빠지면 탈모입니다. 하지만 100개는 원래 머리숱이 풍성한 사람 기준입니다. 원래부터 머리숱이 별로 없던 사람이 50개 이상 빠진다면 이것도 탈모라고 볼 수 있습니다. 세면대에 망을 걸어놓고 샤워할 때 빠지는 머리카락과 베개에 붙은 머리카락 개수를 세어보면 대략 짐작할 수 있습니다.

탈모에는 활성산소 제거와 노화방지에 좋은 검은콩이 제격입니다. 옛부터 우리 민족이 해독식품으로 즐겨먹었던 검은콩은 모근에 영양을 공급해주고 두피의 혈액순환을 개선시켜 주는 효능이 있어 탈모 예방에 매우 좋은 식품입니다. 어디서든 구할 수 있고 맛도 좋습니다. 스트레스성 탈모로 고생하는 현대인들에게 가장 간단하면서도 적합한 음식입니다.

탈모! 이럴 때는 병원으로!

- 가족 중에 탈모인 사람이 있을 때
- 최근 3~6개월 사이 심한 스트레스를 받았거나 체중, 몸 상태의 변화가 있을 때
- 모발이 가늘어지고 머리숱이 줄고 있을 때

위의 3가지 중 2가지 이상이 있다면 탈모 고위험군입니다. 탈모 전문병원이나 한의원에서 정확한 진단과 치료를 받는 것이 좋습니다.

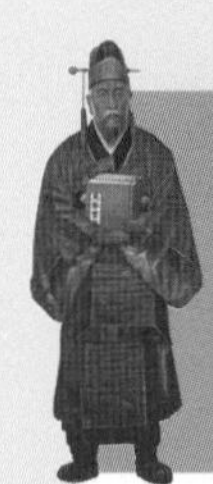

新 동의보감

탈모 처방전 탈모를 막아주는 검은콩 복용하기

증상 자꾸 머리카락이 빠져요 **진단** 상열上熱, 머리쪽 불火의 기운 **처방** 블랙 푸드의 대표 주자, '검은콩'

검은콩의 효과 : 탈모 예방, 혈액순환 개선, 노화방지

최근 컬러 푸드를 이용한 식단이 인기를 끌고 있습니다. 다양한 색의 음식을 이용한 밥상이 건강한 삶을 유지하는 데 도움을 준다는 연구 결과가 발표되었기 때문입니다. 이 중에서 블랙 푸드는 활성산소 제거와 노화방지에 효과가 좋은 것으로 알려져 있는데 그 대표 음식이 바로 검은콩입니다.

검은콩 가루 만드는 법

검은콩을 넣고 30분가량 불립니다. 불린 검은콩의 물기를 털어내고 프라이팬에서 약불로 볶습니다. 탁탁 소리가 나고 껍질이 약간 벌어질 때까지 볶아줍니다. 볶은 콩을 믹서기에 넣어 갈아줍니다. 한꺼번에 넣어 갈기보다 조금씩 넣어야 잘 갈리며 체에 걸러 남은 큰 입자는 다시 한 번 갈아줍니다. 이 과정을 반복하면 고운 검은콩 가루를 얻을 수 있습니다.

제조법

1. 검은콩이나 볶은 검은콩 가루를 구입합니다.
2. 가루는 우유에 타 드시면 되고 콩은 밥에 넣어 식사 때 함께 먹습니다.
3. 우유에 탈 때는 한 컵에 2~3스푼을 넣고 걸쭉한 느낌이 나도록 탑니다. 이때 검은깨를 함께 넣어도 좋습니다.
4. 아침, 저녁으로 하루 두 잔씩 꾸준히 복용합니다.

Tip

검은콩에는 두 가지가 있습니다. 속이 푸른 '속청'이라는 별명의 서리태와 조금 더 작지만 쥐눈처럼 광택이 나 '쥐눈이콩'으로 불리는 서목태가 있습니다. 모두 성분과 효능이 비슷하지만 탈모 예방 차원에서는 서리태가 더 좋습니다. 알이 크고 검은색이 진하고 탱글탱글할수록 좋은 콩입니다. 시중에 중국산 검은콩이 많으므로 구입 시 주의해야 합니다. 국산 검은콩의 경우, 낱알이 굵고 둥근 편이며 배꼽 속 눈의 '-'자 형 갈색선이 중국산에 비해 뚜렷합니다. 중국산은 껍질 안쪽이 진한 갈색인 반면 국산은 연한 회색이나 미색을 띠고 있습니다.

04 안면홍조증

몸에 생긴 열이 얼굴 피부의 땀구멍으로 빠져나가지 못해 그 열이 피부 안쪽의 모세혈관을 확장시켜 얼굴이 붉어지는 증상입니다. 땀구멍을 통해 수분이나 땀의 형태로 열이 잘 배출되는 정상인의 얼굴과 대조됩니다.

이런 분들은 꼭 보세요

긴장하면 얼굴이 빨개진다 | 갑자기 온도가 올라가면 얼굴이 급격히 붉어진다 | 날씨가 추워지면 얼굴이 울긋불긋해진다 | 얼굴이 화끈거린다 | 얼굴뿐만 아니라 온몸이 빨개진다

실제 환자 케이스

이름 : 권홍철　나이(성별) : 42세 남성　직업 : 대기업 과장으로 일하는 회사원

증상 : 어릴 때부터 긴장하면 얼굴이 빨개지는 경우가 많았다. 이 안면홍조 증상 때문에 사람들 앞에서 이야기하는 것을 피했다. 업무상 어쩔 수 없이 발표할 때가 있는데 그때마다 얼굴이 홍당무가 되는 곤욕을 치른다고 한다.

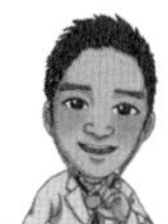

1. 안면홍조는 열이 빠져나가지 못하기 때문이다

"얼굴이 잘 빨개져 걱정입니다."

"자주 그러시나요?"

"자주는 아니고요, 회사에서 팀원들과 회의를 하거나 임원들 앞에서 발표를 할 때 빨개져요. 제가 사람들 앞에 서면 긴장을 많이 하는 편이거든요. 얼굴이 달아오르면 신경 쓰여 발표를 여러 번 망치기도 했어요. 창피하기도 하고 중요한 발표 때마다 이러니 동기들보다 승진도 밀리는 것 같고…"

"걱정이 많으시겠네요. 평소에는 괜찮으신가요?"

"봄부터 가을까지 괜찮다가 날씨가 추워지면 평소에도 좀 빨개지는 것 같아요."

많은 사람들 앞에 설 때 긴장하거나 추운 곳에서 따뜻한 곳으로 들어가면 얼굴

이 붉어집니다. 보통 시간이 좀 지나면 붉은 기운이 가라앉습니다. 그런데 어떤 사람들은 시간이 지나도 붉은 상태가 지속되고 후끈거리는 열기까지 느낍니다. 영화 '미스 홍당무'에서 공효진 씨가 맡은 역할이 바로 그것입니다. 시도 때도 없이 얼굴이 붉어져 심한 스트레스를 받는 캐릭터입니다. 매사에 부정적인 태도가 되고 일이 잘 안 풀리면 모든 것을 자신의 안면홍조 탓으로 돌립니다. 캐릭터를 강하게 드러내는 영화의 특성상 과장된 면이 있지만 실제로 안면홍조증을 가진 사람들은 많은 불편을 겪습니다.

《동의보감》에서는 얼굴이 붉은 것은 양기 때문이라고 보았습니다.

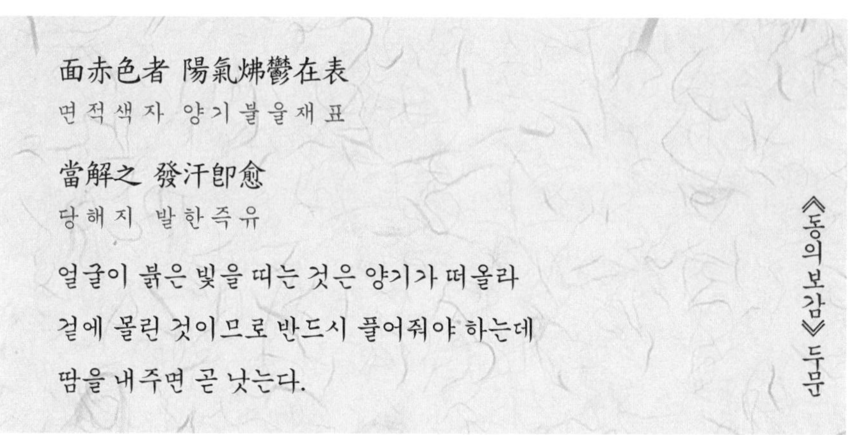
面赤色者 陽氣怫鬱在表
면적색자 양기불울재표
當解之 發汗卽愈
당해지 발한즉유
얼굴이 붉은 빛을 띠는 것은 양기가 떠올라
겉에 몰린 것이므로 반드시 풀어줘야 하는데
땀을 내주면 곧 낫는다.

《동의보감》 두문

머리와 얼굴을 제양지회諸陽之會, 모든 양기가 모이는 곳라고 합니다. 양기陽氣는 따뜻한 기운입니다. 뜨거운 공기가 위로 올라가는 것을 생각하면 이해하기 쉬운 개념입니다. 우리 몸에서 따뜻한 기운은 가슴, 목, 얼굴로 올라갑니다. 반대로 차가운 기운은 아래로 내려가 아랫배, 손발이 찬 경우가 많습니다. 그래서 우리 조상들은 신체의 아래위 온도를 비슷하게 맞추기 위해 두한족열頭寒足熱, 머리는 차갑게 발은 따뜻하게하라고 했습니다. 요즘 사람들은 짧은 바지나 미니스커트를 많이 입는데 이것은 아랫배와 하체를 차게 만들어 건강에 나쁜 영향을 미칩니다.

안면홍조는 몸에 일시적으로 생긴 열이 얼굴 피부의 땀구멍으로 빠져나가지 못해 그 열이 피부 안쪽의 모세혈관을 확장시켜 얼굴이 붉어지는 증상입니다. 정상 피부인 경우, 땀구멍을 통해 수분이나 땀의 형태로 열이 잘 배출되므로 얼굴이 원래의 색으로 금방 돌아옵니다. 그러나 피부 기능이 떨어지면 감정 변화나 온도 변화로 인해 갑자기 발생한 열이 쉽게 빠져나가지 못합니다. 따라서 그 열이 땀구멍을 통해 배출될 때까지 피부 속에 머물면서 붉은 상태가 유지되고 그 부위의 열을 느끼게 됩니다.

감정 변화, 온도 변화에 민감한 안면홍조

얼굴 피부의 혈관들은 자율신경본인의 의지와 상관없이 작용하는 장기와 조직을 지배하는 신경의 조절을 받아 확장하거나 수축됩니다. 갑자기 당황하거나 불안, 긴장을 느끼면 자율신경이 자극받아 혈관이 늘어나고 혈류량이 많아지면서 피부가 붉어집니다. 얼굴의 다른 부분보다 양쪽 볼이 더 붉게 나타나는데 이것은 얼굴 중에서 양쪽 볼 부분에 더 많은 혈관이 분포되어 있기 때문입니다. 안면홍조를 겪는 사람들은 남들보다 얼굴이 더 쉽게 더 심하게 붉어지고 오래 지속됩니다. 심할 경우, 붉은 기운이 목과 가슴을 넘어 전신으로 퍼지고 열감과 함께 가슴이 두근거리는 심계항진을 동반하기도 합니다. 이로 인해 항상 사람들 앞에 서면 증상이 생길지도 모른다는 불안감에 심리적으로 위축됩니다.

안면홍조는 온도의 영향도 많이 받습니다. 여름과 겨울은 냉·난방 때문에 실내외 온도차가 커 혈관의 수축과 이완이 더 큰 폭으로 자주 발생하기 때문에 봄, 가을보다 증상이 심해질 수 있습니다. 증상이 반복되면 피부 속 모세혈관이 거미줄처럼 드러나 보이는 모세혈관 확장증이나 얼굴이 붉어지면서 염증이 동반되는 안면 주사, 피부 노화, 모공 확대로 발전할 수 있으므로 조기에 치료하는 것이 좋습니다.

2. 반신욕으로 피부를 정상화시켜라

피부는 독립적인 기능이 있습니다. 위장 기능이 떨어지면 위장병이 생기고 심장 기능이 떨어지면 심장병이 생기는 것처럼 피부 기능이 떨어지면 안면홍조 등 여러 피부 증상이 생길 수 있습니다. 반신욕을 자주 하면 땀의 배출로 땀구멍의 수축과 이완이 반복되면서 피부가 정상적인 기능으로 회복하는 데 도움을 줍니다. 처음에는 열이 가해져 증상이 더 심해질 수도 있지만 지속적으로 피부 운동을 시켜주면 잃어버린 기능을 되찾을 수 있습니다. 한 가지 주의할 점은 땀을 낸다는 공통점 때문에 반신욕과 찜질방을 똑같이 생각하면 안 된다는 것입니다. 찜질방은 피하는 것이 좋습니다. 반신욕은 체온인 36.5℃와 큰 차이가 없는 38~40℃온탕 온도 가량에서 하는 것이므로 피부가 감당할 정도로 적당한 자극이 가능합니다. 반면, 찜질방은 이보다 훨씬 높은 고온의 환경이기 때문에 오히려 피부를 상하게 할 수 있습니다.

반신욕으로 상체의 열을 빼고 안면홍조를 다스리세요.

☞ 목욕법은 45쪽에 있습니다.

新동의보감 **상담실**

문 : 안면홍조에 좋은 음식이 있나요?

답 : 네, 있습니다. 《동의보감》을 보면 치자피梔子皮, 치자 열매의 껍질는 피부의 열을 없애 얼굴이 붉어지는 것을 치료한다고 나옵니다. 치자 껍질로 차를 끓여 마시면 안면홍조 증상을 완화하는 데 도움이 됩니다. 먼저 치자피 40g을 깨끗이 씻습니다. 그리고 물 2ℓ에 씻은 치자피를 넣고 센 불에 20분가량 끓입니다. 치자의 쓴맛 때문에 그냥 먹기 어렵다면 꿀을 조금 넣어 드시면 됩니다. 약한 불에 30분가량 더 우려내 아침식사 후, 하루 1회 마십니다. 치자피는 마트나 인터넷 쇼핑몰에서 쉽게 구입할 수 있습니다.

안면홍조 환자 생활수칙

1. 열을 조장하는 맵고 뜨거운 음식과 술 피하기
2. 춥고 찬바람이 불 때는 외출 시 마스크 착용하기
3. 여름, 겨울에 에어컨, 히터를 너무 세게 틀지 않기
4. 탄력섬유를 파괴해 모세혈관을 늘어지게 하는 자외선 차단하기
5. 피부 기능을 저하시키는 스테로이드 연고 사용하지 않기

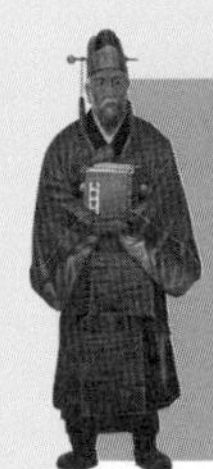

新 동의보감

안면홍조증 처방전 피부를 정상화시키는 반신욕하기

증상 얼굴이 빨개져 창피해요 **진단** 피부의 열을 배출시키는 기능의 저하 **처방** 주 3회 이상 반신욕하기

반신욕의 효과 : 땀구멍의 수축과 이완

반신욕을 자주 하면 땀을 배출시키면서 피부 땀구멍의 수축과 이완이 반복되어 피부가 정상적인 기능을 회복하는 데 도움이 됩니다.

반신욕 방법

1. 물의 높이는 명치와 배꼽의 중간 정도
2. 물의 온도는 38~40℃(온탕 기준) 정도
3. 땀이 나기 시작한 후 15~20분 동안 유지하기

Tip

반신욕 후에는 따뜻한 샤워로 마무리합니다. 찬물로 샤워하면 반신욕으로 열어놓은 모공이 강제로 닫혀 효과가 떨어집니다.

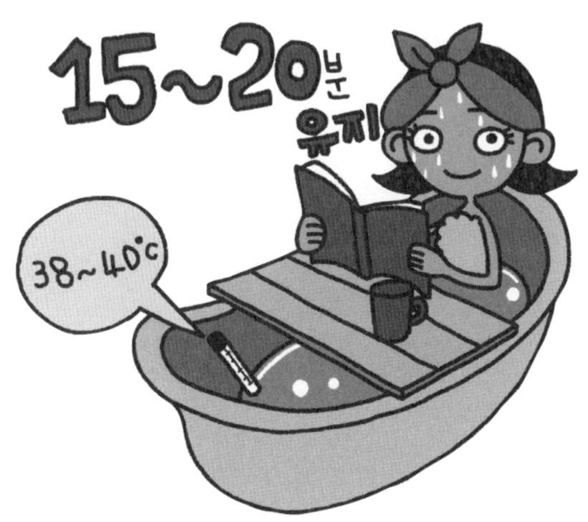

05 피부건조증

피부 표면의 자연 보습 성분이 부족해 피부가 건조해지는 증상입니다. 흔히 피지를 얼굴에 불필요한 기름 성분으로 생각하지만 적당한 피지는 꼭 필요합니다. 피지 샘은 손발바닥을 제외한 전신에 분포하며 수분 손실을 막아 피부를 촉촉이 해줍니다.

이런 분들은 꼭 보세요

피부가 건조하고 윤기가 없다 | 겨울에 피부가 하얗게 튼다 | 얼굴 피부가 당긴다 | 가려워 상처가 날 정도로 긁는다 | 머리카락이 푸석푸석하다

실제 환자 케이스

이름 : 최미희　나이(성별) : 40세 여성　직업 : 야간에 주로 일하는 카페 여사장

증상 : 피부가 건조해 항상 수분 크림을 꼼꼼히 바르고 피부 보습에 신경써왔다. 그런데 몇 달 전부터 심하게 건조해져 바르는 양을 늘렸는데도 별 효과가 없다. 두 번이나 화장품을 바꿨는데도 마찬가지여서 이웃한의사를 찾아왔다.

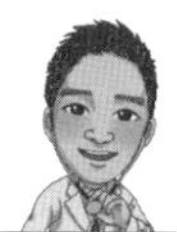

1. 피부 건강은 폐가 주관한다

"피부가 많이 건조합니다."

"언제부터 그러셨나요?"

"원래 좀 건조한 편이었는데 나이가 들면서 점점 심해지는 것 같아요. 제가 올해 마흔인데 비싼 수분 크림을 써도 별 효과가 없어요."

"세수하고 나면 금방 물기가 마르시나요?"

"네, 맞아요. 겨울에는 얼굴뿐만 아니라 팔다리도 건조해져 하얗게 트고 가렵고 그래요."

TV 화장품 광고 속의 스타들은 하나같이 희고 반짝이는 물광 피부를 가지고 있습니다. 20~30대는 젊으니까 그럴 수 있다고 치지만 40대에도 좋은 피부를 유지하는 것을 보면 어둡고 건조한 내 얼굴과 비교되어 화까지 납니다. 하지만

따지고보면 연예인들은 외모가 재산이기 때문에 많은 시간과 돈을 투자해 지속적으로 관리를 받는 것입니다. 또한 광고는 조명 효과와 촬영 후 보정을 거쳐 완성되는, 허상에 가까운 이미지임을 생각해야 합니다.

만 25세가 지나면 수분을 빨아당겨 볼륨을 유지해주는 히알루론산Hyaluronic acid, 피부 습기를 유지하는 보습인자이라는 물질이 줄어듭니다. 피부를 탄력 있게 만들어주는 콜라겐과 엘라스틴도 감소합니다. 피부가 건조해지고 처지죠. 옛 의서인 《황제내경》에서도 여성은 35세가 되면 얼굴에 윤기가 없어지고 남성은 40세가 되면 피부와 치아에 윤기가 없어진다고 했습니다. 노화에 따른 피부 건조를 멈출 수는 없습니다. 현실적으로 톱스타들처럼 관리받기도 쉽지 않습니다. 그럼 피부 노화의 속도를 조금이라도 늦출 수 있는 방법은 없을까요?

肺者 行氣溫於皮毛者也
폐자 행기온어피모자야

氣不營則皮毛焦
기불영즉피모초

폐는 기를 운행시켜 피모를 따뜻하게 해주는 것인데
기가 운행되지 못하면 피모가 마른다.

《동의보감》 피문

폐와 피부, 모발은 공기와 직접 접촉하는 공통적인 성질이 있습니다. 폐는 우리 몸에서 호흡을 담당합니다. 피부도 폐를 보조해 숨을 쉬며 몸 안팎의 기氣를 교환합니다. 폐가 튼튼하면 호흡이 원활하고 몸의 가장 바깥쪽까지 기를 잘 보내 피부와 모발이 건강합니다. 그래서 《동의보감》에서는 폐가 기를 운행시켜 피모皮毛를 따뜻이 해준다고 한 것입니다. 그러나 선천적으로 폐가 약하거나 노화가 진행되면 영양공급에 문제가 생겨 피부가 마르게 됩니다. 그래서 피부가 건조할 때는 피부와 폐를 함께 다스려야 합니다.

2. 맥문동차로 수분을 보충하고 생활습관을 고쳐라

진액을 공급해 폐를 튼튼히 해주고 건조한 피부를 촉촉이 만들어주는 맥문동이라는 약재가 있습니다. 맥문동은 백합과에 속하는 식물로 여름에 보라색 꽃을 피우고 겨울에도 시들지 않아 관상용으로 인기가 많습니다. 뿌리 부분을 약재로 쓰는데 단맛이 나면서 끈적거리는 성질이 있습니다. 맥문동에 인삼과 오미자를 함께 달인 생맥산生脈散은 선조들이 여름철 무더위에 물 대신 마셨던 음료로 땀을 많이 흘렸을 때 부족한 수분과 전해질을 보충해주는 효능이 있습니다. 요즘말로 이온음료라고 생각하면 됩니다. 인삼은 원기를 북돋아주고 오미자는 진액이 빠져나가지 않도록 수렴시켜줍니다. 꿀을 조금 넣어주면 새콤달콤 무척 맛있습니다. 피부에 바르는 약으로는 자운고가 좋습니다. 자운고도 오랜 역사를 지닌 처방으로 부작용 없이 피부를 윤기 있게 해주는 한방 연고입니다.

현대의학으로는 피부 표면의 지질이나 피지와 같은 자연 보습 성분이 부족해져 피부가 건조해진다고 봅니다. 흔히 피지를 얼굴에 트러블을 일으키는 불필요한 기름 성분으로 생각합니다. 물론 피지가 과도하게 분비되면 여드름이 생기기도 하지만 적당한 피지는 우리 몸에 꼭 필요합니다. 피지 샘은 손발바닥을 제외한 전신에 분포하며 수분 손실을 막아 피부를 촉촉이 해줍니다. 또한 세균의 침입을 막고 자외선을 차단해줍니다. 벌레를 쫓는 기능도 있죠. 여름철에 모기가 얼굴을 잘 물지 않는 것은 피지 덕분입니다. 나이가 들면 피지 분비가 점점 줄어 피부가 건조해집니다.

피부건조증을 극복하려면 각질층에 수분을 공급하면서 수분의 손실을 최소화해야 합니다. 피부를 건조하게 만드는 생활습관이 있다면 고쳐야 합니다.

촉촉한 피부를 만들기 위해서는 자외선 차단이 중요합니다. 과도한 자외선 노출은 피부 노화와 건조를 유발합니다. 한 가지 주의할 점은 자외선 차단제의 지속 시간이 겨우 3시간이라는 것입니다. 그래서 아침, 점심으로 하루 두 번은 발라주는 것이 좋습니다. 화장에 신경쓰는 여성들은 자외선 차단 기능이 있는 비비크림을 덧발라주면 됩니다.

샤워할 때는 순한 비누와 부드러운 수건을 사용합니다. 땀이 많이 나지 않을 때는 비누 없이 물로만 씻어도 괜찮습니다. 절대로 때는 밀지 않도록 합니다. 일시적으로 시원할 수는 있지만 각질층이 벗겨져 피부가 쩍쩍 갈라지는 건성 피부염을 유발할 수 있습니다. 씻고나서는 부드러운 수건으로 살살 두드려 물을 말리고 반드시 보습제를 발라줍니다. 옷은 모직이나 합성섬유보다 부드러운 면이 좋습니다.

온도와 습도에도 신경써야 합니다. 추위와 건조한 공기는 피부를 더 마르게 하므로 직접적인 노출을 줄이고 실내에서는 가습기를 틀어놓는 것이 좋습니다. 땀이 많이 나면 피부에 있는 기름기가 씻겨나가기 때문에 너무 더운 환경이나 땀을 많이 흘리는 상황은 피하도록 합니다.

나이가 들어서도 꿀피부를 원하신다면
맥문동차로 폐를 튼튼히 하세요.

☞ 차 만드는 법은 51쪽에 있습니다.

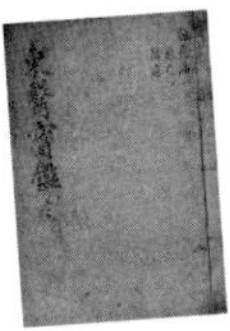

新동의보감 **상담실**

문 : 팩을 하면 건조한 피부에 도움이 되나요?

답 : 도움이 되기는 하지만 일시적인 효과만 있을 뿐입니다. 팩에 포함된 성분은 입자가 커 피부를 통과하지 못하는 경우가 많습니다. 통과하더라도 그대로 흡수되는 것이 아니라 분해된 후, 피부에 알맞은 형태로 재합성되는 과정이 필요합니다. 감자 팩, 요구르트 팩 등 다양한 민간요법이 소개되고 있는데 정제되지 않은 성분이 포함되어 있어 개인에 따라 알레르기를 유발할 수도 있으므로 주의해야 합니다.

피부를 건조하게 만드는 요인들

잦은 샤워 | 너무 자주 씻으면 자연 보습인자가 씻겨 나갑니다. 또한 뜨거운 물은 수분을 증발시켜 피부를 건조하게 만듭니다. 미지근한 물이 좋습니다.

이뇨제, 항히스타민제 복용 | 이뇨제는 수분을 부족하게 만들고 알레르기 질환에 사용하는 항히스타민제는 피부를 건조하게 만드는 부작용이 있습니다. 증상이 심하면 담당 의사와 상담해야 합니다.

비타민 A 결핍 | 피지 분비가 감소하고 각질층이 두꺼워져 피부가 윤기를 잃게 됩니다. 비타민 A가 많이 든 동물의 간이나 달걀을 섭취합니다.

갱년기 | 호르몬 균형이 깨져 상체로 열이 몰리는데 이것이 순환하지 못하면 수분을 말려버립니다.

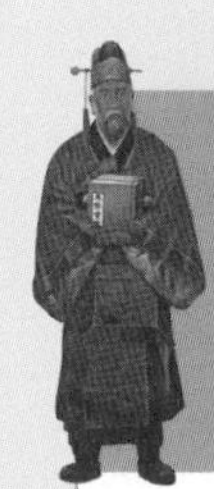

피부건조증 처방전 피부에 윤기를 더해주는 맥문동차 만들기

증상 피부가 건조해요 **진단** 수분, 피지와 같은 자연 보습성분의 부족 **처방** 폐와 피부를 적셔주는 맥문동차

맥문동차의 효능 : 조병, 피부건조 예방

맥문동은 조병燥病, 마르는 병을 치료합니다. 성질이 차기 때문에 속이 냉한 사람은 설사할 수도 있습니다. 이런 경우, 살짝 볶아주면 찬 성질이 중화됩니다. 맥문동은 마트나 인터넷 쇼핑몰에서 구입할 수 있는데 굵고 살이 많으며 표면이 깨끗하고 윤기가 나는 것, 쭈글쭈글하거나 울퉁불퉁한 것, 끝부분이 뭉툭한 것이 좋습니다.

제조법

1. 맥문동 60g을 깨끗이 씻습니다.
   (속이 찬 사람은 살짝 볶아줍니다)
2. 물 2ℓ에 씻은 맥문동을 넣고 센 불에 20분가량 끓입니다.
3. 약한 불로 30분가량 더 우려냅니다.
4. 기호에 따라 꿀을 넣어 아침, 저녁식사 후 하루 2회 마십니다.

Tip

맥문동은 예로부터 경남 밀양이 주산지였습니다. 겨울에도 시들지 않아 관상용으로 인기가 많고 뿌리 부분은 단맛이 나면서 끈적거리는 성질이 있습니다. 황백색에 반투명하며 향기가 나는 것이 좋습니다.

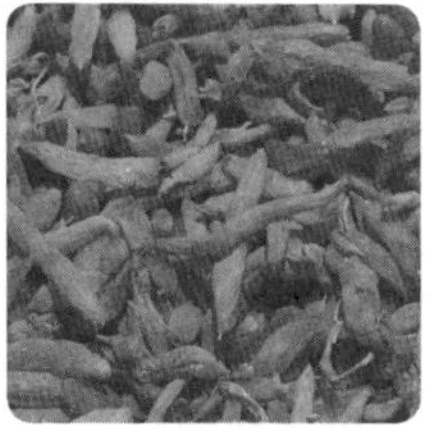

맥문동 뿌리

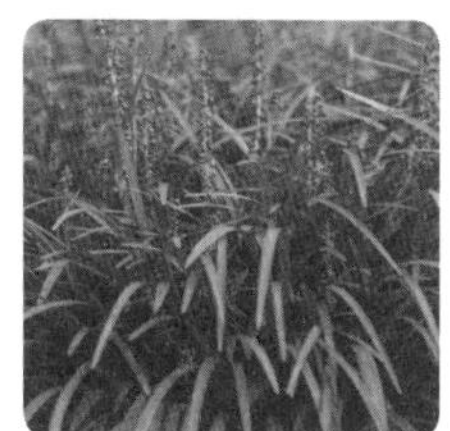

맥문동 꽃

06 안색불량

안색불량은 여러 질환으로 인해 나타날 수 있는 증상입니다. 흔히 혈액순환 문제나 만성적인 어혈 때문에 안색이 창백하거나 검게 나타날 수 있습니다. 그 외에 위장 출혈이나 에디슨병 등으로 인해 안색이 검어지거나 창백해질 수 있습니다.

이런 분들은 꼭 보세요

눈 밑에 항상 다크 서클이 있다 | 입술이 남들보다 파랗거나 보랏빛이다 | 얼굴이 어두워졌다는 말을 자주 듣는다 | 얼굴색이 갑자기 변한다 | 혈색이 좋지 않다

실제 환자 케이스

이름 : 김혜숙　나이(성별) : 42세 여성　직업 : 맞벌이 부부로 만성피로를 호소하는 엄마

증상 : 평소 화장을 잘 안 하고 다니는 편으로 특히 자녀교육과 직장생활을 병행하며 많이 지친 상태다. 만성피로를 호소하고 있으며 안색이 안 좋다는 말을 많이 들었다고 한다. 손발도 찬 편이다.

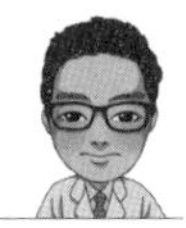

1. 안색불량은 몸 건강의 위험 신호다

동안 열풍부터 몸짱 열풍까지 요즘만큼 외모를 중시하는 시절도 없었던 것 같습니다. 그만큼 성형수술이나 각종 피부미용 제품들이 유행하고 있는데 나이가 들면서 가장 신경쓰이는 것이 바로 안색과 주름입니다. 그것 때문에 진료실을 찾아온 40대 초반 환자의 이야기입니다.

"애들 키우고 회사까지 나가느라 신경을 못 쓰고 살다가 얼마 전 동창회에 나갔는데 저만 늙은 것 같더라고요. 주름도 주름이지만 눈 밑의 다크 서클도 심하고 안색도 얼마나 어두웠는지 친구들이 깜짝 놀라는 바람에 정말 부끄러웠어요."

환자의 얼굴을 찬찬히 살펴보니 기본적으로 환자의 안색은 안 좋은 편이었습니다. 요즘 갑자기 심해진 다크 서클도 문제이지만 보랏빛 입술도 눈에 띄었습니다.

"입술은 원래 보랏빛이세요?"

"네, 전부터 좀 이랬어요."

10여분쯤 대화를 나누고 진찰을 해보니 환자는 전체적으로 손발도 차고 혈액순환도 잘 안 되는 분이었습니다. 이처럼 안색은 피부미용뿐만 아니라 몸의 전체적인 건강 상태를 반영하기 때문에 중요한 문제라고 할 수 있습니다.

其色多青則痛 多黑則痺 黃赤則熱
기색다청즉통 다흑즉비 황적즉열

多白則寒 五色皆見 則寒熱也
다백즉한 오색개견 즉한열야

피부색이 청색을 띠면 통증이 있고 검은색을 띠면 저림이 있다는 것이다. 황적색이 보이면 열이 있고 백색이 많으면 차다는 것이다. 오색이 함께 보이면 한열이 함께 있는 것이다.

《황제내경》 소문 피부론편

피부색은 미용상의 문제일 뿐만 아니라 몸 전체의 건강을 나타내는 신호입니다. 그래서 한의학에서는 환자의 안색을 살피는 것을 병을 진단하는 기본으로 매우 중시했습니다. 특히 《황제내경》 〈소문 피부론 편〉에서는 피부색을 통해 우리 몸의 전체적인 혈액순환 상태와 오장육부의 건강 상태를 알 수 있다고 했습니다. 피부색은 피부 겉층인 표피의 멜라닌 색소와 피부 속층인 진피의 혈액순환으로 결정됩니다. 표피색의 변화는 햇빛을 쬐는 정도에 따라 변하기 때문에 외적 변화라고 한다면 진피색의 변화는 혈액순환이라는 내적 요소를 반영하기 때문에 이 진피의 색을 보면 오장육부五臟六腑, 오장 : 심장, 간, 신장, 폐, 비장. 육부 : 위, 대장, 소장, 담낭, 방광, 삼초의 상태를 짐작할 수 있습니다.

혈액순환에 따라 안색이 변한다

우리는 사우나에 들어가거나 심한 운동을 하면 얼굴이 빨갛게 달아오릅니다. 이것은 체내에 열이 많아 열을 방출하기 위해 피부 혈관이 굵어지면서 피부에 붉은 혈액의 색이 증가해 붉게 변하는 것입니다.

반면, 공포를 느끼거나 갑자기 긴장하면 얼굴이 하얗게 질리는데 피부의 혈관이 수축하면서 혈액이 줄어 붉은 빛이 사라지는 것입니다.

하지만 혈액순환이 계속 저하되면 혈액은 청색, 검붉은 색으로 변하게 됩니다. 그로 인해 겉에 드러난 피부색은 흔히 말하는 '멍'든 색으로 변하는데 한방에서는 그것을 '어혈瘀血'이라고 표현했습니다.

'어혈'은 고여 있는 피로 흔히 말하는 '죽은 피'입니다. 검푸른 색을 띠는 이 피는 사실 죽은 것은 아니고 산소 공급이 부족해 검게 변한 것입니다. 체했을 때 손을 따보면 손끝에서 검은 피가 나오는데 그것이 바로 혈액순환이 제대로 되지 않아 검게 보이는 어혈입니다. 다쳤을 때 피멍이 드는 것도 이 검은 피가 고여 생기는 현상입니다.

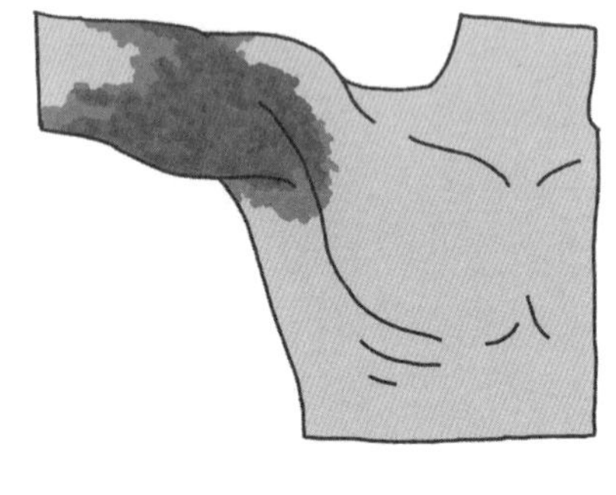

어혈

눈 밑이나 입술색이 청색이나 흑색으로 보이는 것은 바로 이 어혈이 피부에 비쳐 생기는 현상입니다. 그 중에서도 눈 밑이나 입술 피부가 우리 몸에서 가장 얇기 때문에 우리 몸의 혈액의 색이 전체적으로 검게 변하면 눈 밑이나 입술에 바로 표시가 나는 것입니다.

안색이 검으면서 다크 서클이 심하고 입술이 검푸른 것은 몸에 어혈이 많다는 신호입니다. 이 어혈은 혈액이 우리 몸을 제대로 순환하지 못해 생기는 것으로 얼굴색의 변화뿐만 아니라 만병의 근원이 됩니다.

혈액순환이 저하되면 몸에 여러 신호가 나타납니다. 복부나 손발이 차가운 냉증이 생기고 다리나 얼굴이 잘 붓고 손발에 자주 쥐가 나고 저립니다.

또한 어깨에 혈액공급이 원활해야 근육이 부드러운 상태를 유지하는데 혈액공급이 저하되면 양쪽 어깨가 무겁고 결리며 약간의 두통과 어지럼을 호소하게 됩니다.

이런 신체 반응이 모두 나타날 수 있지만 평소 약한 장기나 안 좋은 부위에서 두드러지는 경우가 많습니다. 안색이 안 좋고 위의 증상들이 나타난다면 몸의 어혈을 의심해보고 치료해 나가야 합니다.

2. 울금이 혈액순환의 특효약이다

피부는 안쪽부터 가꿔야 한다는 말이 있습니다. 화장품을 바르면서 겉에서 관리하는 것도 중요하지만 피부색 자체는 혈액순환과 오장육부의 건강을 반영하기 때문에 속 건강을 가꾸는 것이 무엇보다 중요합니다.

혈액순환에 가장 좋은 것은 꾸준한 운동입니다. 얼굴이 살짝 붉어지고 땀이 촉촉이 날 정도의 운동은 가장 효과가 빠르고 확실한 혈액순환 개선법입니다.

운동과 함께 혈액순환을 개선하고 어혈을 제거하는 묘약이 바로 울금鬱金입니다. 생강과에 속하며 술과 섞으면 금처럼 누렇게 변해 '울금'이라는 이름이 붙여졌으며 맵고 자극적인 맛이 특징입니다. 특히 울금은 카레에 쓰이는 강황과 형제 사이인데 같은 식물인 강황의 뿌리줄기근경는 강황, 덩이뿌리괴경는 울금이라고 합니다. 강황은 노란색이 진할수록 좋은 상품으로 치고 울금은 회갈색 빛을 띠며 적색과 갈색이 많을수록 유효성분이 많은 상품으로 간주합니다.

울금에는 α-크루크멘울금에 있는 색소 성분으로서 콜레스테롤을 분해하는 작용이 있어 동맥경화 예방에 도움이 됨 성분이 있어 혈액순환을 개선하고 동맥경화를 예방한다고 합니다. 《동의보감》에서도 가루를 내 먹으면 어혈을 풀어준다고 기록하고 있습니다. 울금 가루는 각종 온라인 쇼핑몰과 대형 마트 등에서 쉽게 구할 수 있습니다.

마지막으로 눈 밑의 다크 서클을 개선하기 위해서는 코와 눈 주위의 혈액순환을 방해하는 비염이나 축농증 등을 해결해야 합니다. 비염이나 축농증이 있다면 코와 눈 주위의 혈액이 정체되고 울혈鬱血, 피가 울체되어 잘 순환되지 못하는 상태되어 다크 서클이 사라지지 않습니다.

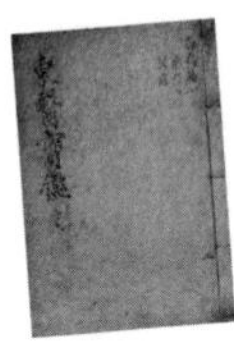

좋은 혈색을 위해 가장 좋은 것은 규칙적인 운동입니다. 단, 막힌 어혈은 울금으로 푸세요.

☞ 울금 활용법은 58쪽에 있습니다.

新동의보감 **상담실**

문 : 피부가 울긋불긋하고 민감해요. 무엇이 문제인가요?

답 : 피부가 쉽게 울긋불긋해지고 평소 피부가 민감하다는 말을 많이 듣는다면 피부가 얇아져 생기는 문제입니다. 피부의 맨 바깥쪽을 구성하는 표피가 얇아지면 혈액이 많이 비쳐 쉽게 붉게 보입니다. 이때는 표피를 두텁게 해주어야 하므로 과도한 세안이나 각질 제거를 지양하고 수분 크림을 두껍게 발라 표피가 어느 정도 두꺼워질 때까지 기다려야 합니다.

혈액이 바뀌면 안색이 좋아진다

만성신부전3개월 이상 신장 기능에 이상이 온 상태, 만성신부전의 주 원인은 당뇨, 고혈압, 사구체 신염 환자들의 혈액을 투석하기 전후의 얼굴색을 기계를 통해 비교한 결과, 투석을 받은 후에 안색의 검은색이 줄고 피부 윤택이 증가하는 것으로 나타났습니다. 그래서 혈액 상태가 개선되면 안색이 좋아진다는 것이 과학적으로 증명된 사례라고 할 수 있습니다.

- 얼굴이 심한 보랏빛이면 산소 부족, 일산화탄소 중독, 심혈관계 질환
- 얼굴이 누렇게 뜨고 눈 흰자위도 누렇게 변했다면 간염이나 황달
- 얼굴이 검게 변하고 입 안에 검은 반점이 있다면 에디슨병
- 얼굴이 급격히 창백해지고 복통 등을 동반한다면 위장 출혈

안색은 오장의 병을 반영합니다. 그러므로 안색이 너무 급히 심하게 변했다면 큰 병이 생겼다는 뜻이므로 즉시 병원으로 가야 합니다.

간염 | 간염은 말 그대로 간에 염증이 생긴 것을 말합니다. 간염을 일으키는 주 원인은 바이러스성(A, B, C, D, E형 간염)과 알코올성, 약물성이 있습니다. 6개월 이상 낫지 않으면 만성간염이라고 하며 이 상태가 지속되면 간세포가 지속적으로 파괴되어 간경변증, 간부전으로 발전하게 됩니다.

황달 | 황달은 황색의 담즙 색소가 체내에 과도하게 늘어 눈이나 몸이 황색으로 변하는 질병입니다. 담즙 색소가 과다하게 많아지거나 체내로부터 배설되지 못해 생깁니다. 황달의 원인이 되는 질병도 매우 많으므로 제대로 원인을 진단한 후, 치료해야 합니다.

에디슨병 | 영국인 의사 에디슨이 처음 기술한 병으로 부신피질 호르몬을 분비하는 부신에 이상이 생겨 발생하는 병입니다. 부신피질 호르몬이 분비되지 않으면 만성피로와 함께 무기력증, 구토와 함께 피부가 검게 변하고 입 안에 갈색 점들이 생기기도 합니다.

위장 출혈 | 위장에 대량의 출혈이 생겨 얼굴이 창백해질 수 있습니다. 위장 출혈의 원인은 위궤양이나 위암 치료 시 아스피린 등 진통제의 부작용으로 다양할 뿐만 아니라 심각한 질병도 있으므로 반드시 병원을 방문하셔야 합니다. 대량의 위장 출혈이 있는 경우, 피로 인해 변의 색이 검게 나타나기도 합니다.

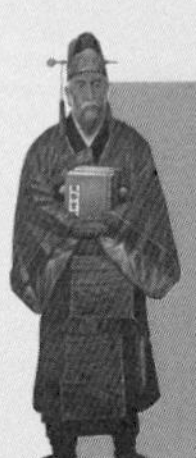

新 동의보감

안색불량 처방전 울혈을 풀어주는 울금 활용법

증상 요즘 안색이 안 좋다는 말을 자주 들어요 **진단** 혈액순환장애, 울혈 **처방** 울혈을 제거해주는 울금

울금의 효능 : 안색 개선, 혈액순환 개선

혈액순환에 가장 좋은 것은 꾸준한 운동입니다. 이와 함께 울금을 통해 쌓여있던 울혈을 풀어주어 안색을 분홍빛으로 만들 수 있습니다. 하지만 위장이 약한 사람이 울금을 과다복용하면 설사할 수 있으므로 하루 1~2회 이하로 섭취해야 하고 혈액을 돌리는 작용이 강해 임산부에게는 금기입니다.

제조법

울금

조선시대부터 전라도 지역의 울금이 유명했습니다. 그 중에서도 진도는 울금 농사에 적합한 지리적 기후로 장기간 재배가 가능했습니다. 그래서 유효 성분이 많이 함유된 울금을 재배할 수 있어 진도 울금이 가장 유명합니다.

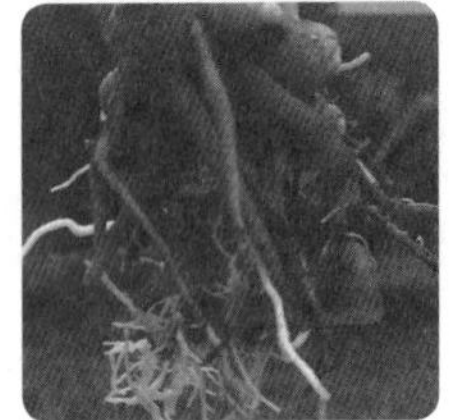
울금

울금차

울금 가루는 물에 타 먹을 수도 있지만 맛이 쓰기 때문에 대부분 설탕과 함께 넣어 절임으로 먹습니다. 씻은 후 100원짜리 동전 크기로 저민 울금을 설탕과 함께 1:1 비율로 섞어줍니다. 밀봉시켜 3개월가량 숙성시킨 후, 뜨거운 물 200㎖에 1~2스푼 섞어 드시면 됩니다.

울금주

설탕과 생울금, 술을 이용해 울금주를 담가 반주로 1~2잔 마십니다.(생울금 500g을 얇게 저민 후, 30℃ 이상의 담금주 1.8ℓ와 설탕 100g을 혼합해 100일 이상 숙성시킵니다.)

Tip

당귀천궁차도 혈액순환 개선과 울혈 제거에 큰 도움이 됩니다. 음식으로는 양파나 단호박, 부추가 혈액순환 개선에 효과가 있습니다.

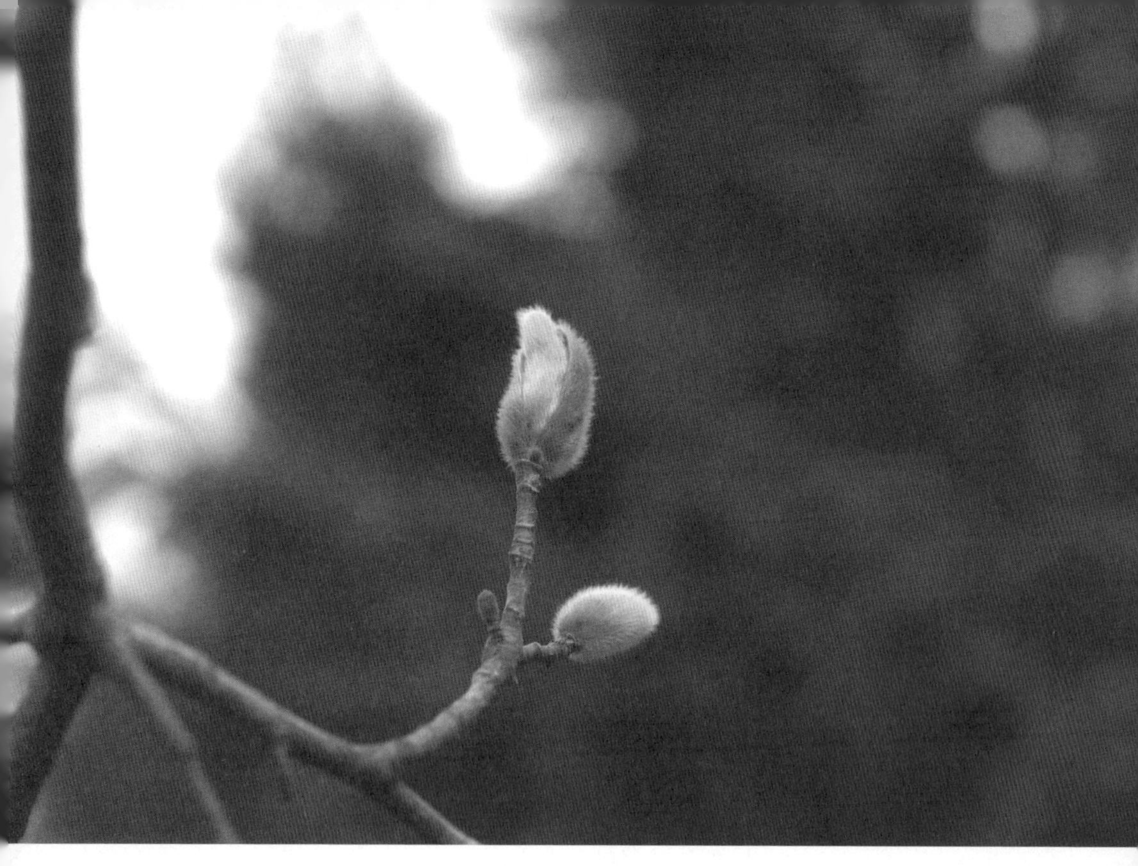

"심장은 군주에 해당하는 기관으로서, 신명神明이 여기서 나온다"고 했습니다. 우리 몸에서 가장 중심이 되는 기관은 심장입니다. 탁한 피를 폐로 보내 깨끗하게 만들어 온 몸으로 공급합니다. 마치 군주가 적재적소에 인재를 배치하고, 제때에 일을 처리하는 것과 같습니다. 신명은 사상, 지혜 등을 포함하는 정신 활동을 의미합니다. 정신 활동을 담당하는 뇌가 제대로 기능하기 위해서는 심장으로부터의 원활한 혈액 공급이 꼭 필요합니다. 그래서 결국 신명은 심장에서 나온다고 할 수 있습니다.

新 동의보감 **건강혁명**

제 2 부

눈 · 귀 · 코 편

07 **눈의 피로**
- 눈의 피로는 오장육부의 기운이 떨어졌다는 증거다
- 석결명으로 눈을 맑게 하라

08 **다래끼**
- 다래끼는 소화기의 열 때문이다
- 다래끼에는 손 따기가 효과적이다

09 **눈 충혈**
- 눈 충혈은 간에 열이 쌓였기 때문이다
- 감국으로 눈을 밝게 하고 충혈을 가라앉혀라

10 **눈 밑 떨림**
- 눈 밑 떨림은 간 기능 저하와 마그네슘 부족이 원인이다
- 잣으로 마그네슘을 보충하고 나쁜 생활습관을 바꿔라

11 **이명(귀 울림)**
- 귀 울림은 스트레스와 약해진 정기 때문이다
- 숙지황차와 부드러운 음악으로 마음을 안정시켜라

12 **알레르기성 비염**
- 풍한이 비염을 유발한다
- 향긋한 신이차로 코의 숨길을 열어라

13 **잦은 코피**
- 잦은 코피는 열이 상부로 몰리기 때문이다
- 연근으로 열을 내리고 출혈을 멎게 하라

14 **코골이**
- 코골이는 기도 주위의 구조물들이 원인이다
- 코골이 치료법으로 체중감량이 우선이다

07 눈의 피로

눈은 일반적으로 우리 몸에서 가장 많은 정보를 받아들이는 기관이다 보니 쉽게 피로가 쌓입니다. 몸에 피로가 쌓이면 눈이 건조해지거나 눈앞이 뿌옇게 보이는 등 눈의 피로가 먼저 나타나는 것이 일반적입니다.

이런 분들은 꼭 보세요

눈이 침침하다 | 눈앞이 뿌옇게 보일 때가 있다 | 가까운 물체가 잘 안 보인다 | 앞이 뿌옇고 흐려 보인다 | 눈이 피곤하다 | 불투명한 유리를 통해 보는 것 같다 | 눈에 모래가 들어간 것 같다

실제 환자 케이스

이름 : 김찬석 나이(성별) : 35세 남성 직업 : 전문직에 종사하는 회사원

증상 : 아직 한창 건강할 나이의 직장인이 찾아왔다. 어느 날 갑자기 잘 보이던 글씨가 흐리게 보일 때가 있다고 한다. 그리고 눈에 뭔가 낀 것 같고 눈물이 고인 것처럼 앞이 뿌옇게 보인 적이 한두 번이 아니라고 한다.

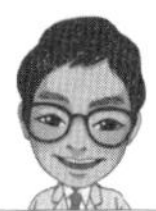

1. 눈의 피로는 오장육부의 기운이 떨어졌다는 증거다

전에는 잘 보이던 글씨가 갑자기 흐리게 보이거나 눈에 뭔가 끼거나 눈물이 고인 것처럼 뿌옇게 보인 적이 있나요? 아직 젊더라도 이런 증상이 나타났다면 눈에 관심을 가질 때입니다. 요즘 갑자기 눈이 침침하다며 찾아온 젊은 환자가 있었습니다.

"전에는 안 그랬는데 요즘 들어 눈이 침침한 것 같아요."

"갑자기 그런가요?"

"네. 요즘 좀 피곤하긴 했는데 글씨도 흐리게 보이고 앞이 조금 흔들리는 것처럼 보이기도 하고 그래요."

"눈에 피로가 쌓였나 보네요."

얼핏 듣기에 노안 같지만 이 환자는 50대가 아닌 30대였습니다. 요즘 IT기기의 발달과 스마트폰의 사용으로 우리의 소중한 눈에 무리가 가고 있습니다. 실제로 눈의 노화로 발생하는 안질환들이 젊은 층에서 점점 더 늘고 있다고 합니다. 시력이 나빠진 것은 아닌데 일시적으로 눈이 갑자기 침침해졌다, 뿌옇게 되었다, 불투명한 유리를 통해 보는 느낌이다, 눈을 뜨고 물속을 보는 듯하다 등등 이런 분들은 지금부터 눈에 관심을 가지셔야 합니다. 이런 눈의 침침함, 어떡할까요?

《동의보감》에서는 눈이 침침하거나 잘 안 보이는 것은 장부臟腑의 정精이 부족하거나 기氣가 허虛하기 때문이라고 말합니다.

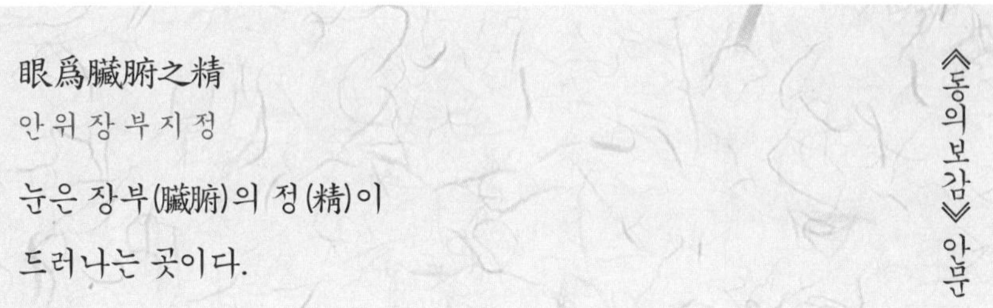

《동의보감》에서는 눈을 장부의 정이 모이는 곳으로 여깁니다. 즉, 오장육부의 정기가 눈으로 올라가기 때문에 눈에 장부의 성쇠가 나타난다는 것입니다. 그런데 장부의 정기가 부족하게 되면 눈을 자양하지 못하게 되니 시각 기능을 잃게 되는 것입니다. 따라서 눈의 기운을 잃는 것은 오장육부의 기운이 약해져 있는 것이니 몸을 보하는 약을 써야 한다고 합니다. 따라서 한의사는 진찰할 때 맨 먼저 눈을 보고 생기가 있는지 확인합니다. 눈을 통해 장부에 기운이 있는지 확인하는 것입니다. 그리고 억울한 감정이 많이 쌓인 사람은 기氣가 상하로 소통하지 못해 눈으로 그 기운이 드러나지 못하기 때문에 눈이 어두워지기도 합니다. 남편을 잃은 극심한 슬픔에 눈이 보이지 않게 된 여인을 화를 돋워 치료한 이야기가 전해집니다.

조선시대 최고의 성군으로 일컫는 세종대왕은 그 지독한 학구열과 탐독으로 오랫동안 눈병으로 고생했습니다. 나중에는 거의 실명에 이를 정도로 안질환이 심했던 세종대왕은 치료를 위해 다양한 방법을 시도했습니다. 갖가지 탕약은 물론 눈에 좋다는 약수를 찾아 항상 복용하는 등 많은 노력을 기울였습니다. 그 중 하나가 바로 온양온천 온천욕이었습니다. 눈병 치료와 함께 피로회복을 위한 수단이었습니다. 정책연구와 학문발전, 한글창제를 위해 끊임없이 책을 보았던 세종대왕에게 가장 좋은 약은 무엇보다 휴식 아니었을까요?

눈은 몸에서 가장 먼저 늙는 기관

일시적으로 눈이 침침해지거나 약해지는 것은 피로가 쌓였을 때, 급격히 지나치게 체중감량을 했을 때, 제대로 잠을 못자 신경이 예민할 때 등 몸이 약해진 상황에 생깁니다. 우리가 생활하는 데 가장 많은 정보를 받아들이는 눈은 그만큼 활동량이 많은 에너지를 소모합니다. 당연히 조금만 무리해도 쉽게 피로가 누적될 수밖에 없는 것입니다. 이렇듯 활동이 많은 기관이다 보니 눈은 모든 신체기관 중에서 노화가 가장 빠릅니다. 50대를 넘어서면서 글씨가 잘 안 보이게 되면 "아, 내가 늙긴 늙었구나!"라는 생각이 보편적입니다. 눈으로 노화를 먼저 느끼는 것입니다. 이것이 요즘은 40대뿐만 아니라 30대 후반, 30대 초반부터 나타난다고 하니 심각한 상황입니다.

특히 눈 활동의 주 에너지원인 당이 부족하면 문제가 심각해집니다. 몸이 약해진 와중에 식사마저 불규칙해 혈당이 떨어지면 눈의 침침함이 금방 나타나는 것입니다. 피로한 데다 장부의 기운마저 떨어져 있으면 외부의 많은 정보들을 시시각각 뇌로 전달하며 바삐 움직여야 하는 눈으로 가는 영양과 기氣가 부족해지기 마련입니다. 당연히 눈이 기능을 잃어 초점이 흐려지고 뿌옇게 보이는 증상이 나타날 수밖에 없습니다. 그냥 넘기면 안 되겠죠. 이런 증상이 시작되면 흡연, 음주, 자외선, 스마트폰을 피해 눈의 노화를 늦춰야 합니다.

그동안 눈을 혹사시켜 침침함을 경험했다면 이제 영양공급도 해주고 눈이 좋아하는 활동을 해줘야 할 때입니다. 몽골 유목민들의 시력은 매우 뛰어납니다. 그들은 우리와 달리 전자기기를 사용하거나 책을 보는 빈도가 적어 멀리까지 보고 밝은 상태를 유지합니다. 우리도 스마트폰과 컴퓨터 대신 멀리 있는 산, 나무, 풀을 볼 수 있도록 자주 밖으로 나가 운동을 해야 합니다. 먼 곳부터 가까운 사물들을 천천히 바라보면 자연스레 안구 내부의 근육과 조직들이 단련됩니다. 오늘부터라도 스마트폰을 내려놓고 밖으로 나가 뛰어보는 것은 어떨까요? 심박 출량이 올라가면서 눈의 혈액공급도 원활해져 일시적인 침침함도 금방 사라집니다. 자외선을 피하기 위한 스포츠 고글도 눈 보호에 좋습니다. 그리고 한 가지 더 중요한 것은 눈에 좋은 음식을 항상 섭취해주는 것입니다. 항산화제나 베타카로틴, 레시틴 등이 많은 녹황색 채소와 과일을 항상 곁에 두고 드시면 좋겠습니다.

2. 석결명으로 눈을 맑게 하라

석결명이라는 이름이 생소하신가요? 눈을 맑게 해주는 돌로 된 약, 석결명은 사실 우리가 많이 먹는 전복의 껍데기를 말합니다. 전복의 속살과 내장은 맛과 영양도 훌륭하지만 껍데기도 훌륭한 약재라는 사실, 알고 계셨나요? 명필로 유명한 추사 김정희가 제주도에 유배되었을 당시 눈병으로 고생할 때 석결명을 먹고 효험을 본 일화가 있습니다. 《동의보감》에서는 성질이 차고 맛은 짜며 안질환에 효능이 있다고 하여 불에 달구어 가루를 내 쓰거나 그 가루가 든 물로 눈을 씻어내면 눈을 밝게 해준다고 합니다. 눈이 침침하다면 오늘 저녁으로 전복죽 한 그릇과 석결명차 한 잔 어떠세요?

TV와 스마트폰에 지친 눈을 밝게 해주는 비결,
아름다운 전복 껍질로 만든 석결명차 한 잔 어떠세요?

☞ 차 만드는 법은 67쪽에 있습니다.

新동의보감 **상담실**

문 : 건강기능식품인 루테인을 복용하면 눈이 좋아질까요?

답 : 루테인은 체내에서 합성되지 않고 시신경이 모인 황반을 구성하는 중요한 요소로 음식물을 통해 공급되는 영양소입니다. 하지만 건강기능식품인 루테인 제재는 황반의 기능 이상을 예방하는 차원의 식품이므로 시력 향상이나 황반과 관련 없는 안질환의 치료 및 예방 기능은 없다고 보시면 됩니다.

新동의보감 **건강용어**

장부臟腑**란?**

오장五臟과 육부六腑를 말합니다. 오장五臟은 간, 심, 비, 폐, 신, 육부六腑는 대장, 소장, 위, 담, 방광, 삼초를 말합니다. 각각은 해부학적인 실제 장기와 다른 부분도 있으며 각 기능이나 역할에 따라 구분한 것입니다. 오장은 주로 정신적이고 소화, 호흡, 순환의 기능적인 대사를 담당하며 육부는 대사의 산물을 처리하며 배출하는 역할을 합니다.

눈의 피로! 이럴 때는 병원으로!

- 시야 흐림이 지속될 때
- 사물이 찌그러져 보일 때
- 갑자기 시력이 떨어졌을 때
- 수정체에서 혼탁이 보일 때
- 구토나 어지럼증이 동반될 때

시야가 뿌옇게 보이는 것은 안구질환일 수 있습니다. 각막 이상이나 포도막염, 백내장, 황반변성 등이 원인일 수 있으니 위의 증상이 있다면 안과 검진을 받아보십시오.

백내장 | 백내장은 눈 속 수정체가 여러 원인에 의해 혼탁해져 나타나는 질환입니다.

황반변성 | 황반은 눈 안쪽 깊은 곳에 있는 망막의 중심부로 대부분의 시신경이 이 곳에 모이므로 사물을 보는 데 매우 중요한 역할을 합니다. 이 조직에 변성이 생겨 시력에 이상이 생기는 질환입니다.

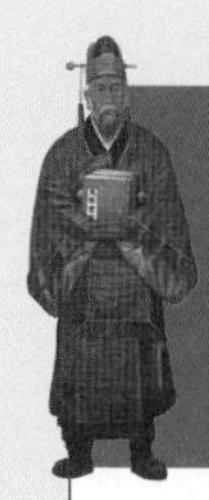

新 동의보감

눈의 피로 처방전 눈을 밝게 해주는 석결명차

증상 눈에 막이 낀 것처럼 침침해요 **진단** 눈에 나타난 오장육부의 기운 **처방** 눈을 밝혀주는 '석결명차'

석결명차의 효능 : 시력 향상

석결명은 가루를 내어 약재로 쓰거나 가루를 갠 물로 눈을 씻으면 예막이 없어집니다. 또한 충혈과 피로뿐만 아니라 시력 향상에도 도움이 됩니다. 저녁으로 맛있는 전복구이 한 접시를 드신 후, 남은 껍질을 구워 이용해보시기 바랍니다.

제조법

1. 전복 껍질을 깨끗이 씻어 프라이팬이나 오븐에 구워줍니다. 처음에는 중간 불에 굽다가 나중에 약하게 굽습니다.
   ('탁탁' 소리가 잦아들 때까지)
2. 구운 껍질을 꺼내 믹서로 갈아줍니다. 이때 믹서기의 칼날은 손상되지 않으니 걱정하지 않으셔도 됩니다.
3. 물 1ℓ에 석결명 가루 20g과 함께 눈에 좋은 감국이나 결명자를 넣고 30분가량 달입니다.
4. 가루가 가라앉으면 맑은 물을 떠 마십니다.

Tip

석결명은 전복 껍질로 전복 산지로는 전남 완도가 유명합니다. 광택과 탄력이 있는 것이 좋습니다. 요즘에는 석결명 가루나 석결명으로 만든 환을 파는 온라인 쇼핑몰이 많으니 가루를 구입해 쓸 수도 있습니다.

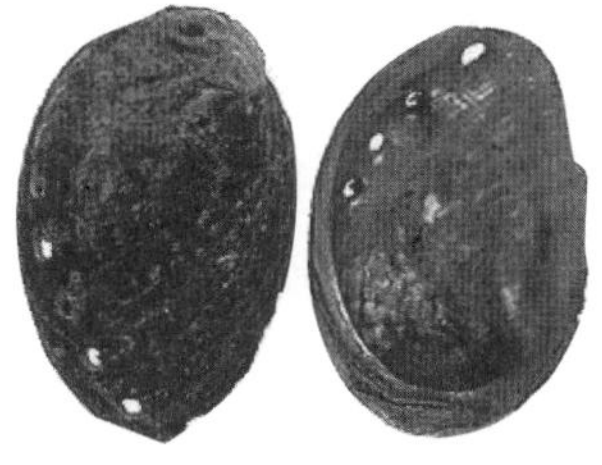

석결명(전복 껍질)

08 다래끼

다래끼는 눈 안쪽의 안구보호막 주변의 분비샘에 생기는 염증으로 특히 이 분비샘 중 자이스샘Zeis' gland, 몰샘Moll's gland, 마이봄샘Meibomian gland에 화농성 염증이 생긴 것을 말하며 포도상구균 감염이 대부분입니다. 눈꺼풀에 붉은 덩어리가 생기고 통증이 있기도 하고 진행되면 농이 나옵니다.

이런 분들은 꼭 보세요

눈에 다래끼가 났다 | 눈에 다래끼가 자주 생긴다 | 눈에 뭔가 생겼다 | 눈에 좁쌀 같은 것이 튀어나왔다 | 다래끼 때문에 앞이 잘 안 보인다 | 눈을 만지면 아프다 | 눈에 손을 대면 안쪽에 덩어리가 만져진다

실제 환자 케이스

이름 : 송현섭 나이(성별) : 48세 남성 직업 : 지방에 근무하는 공무원

증상 : 술을 자주 마시고 고기를 즐기는 중년으로 살이 찌고 배가 나왔다. 최근 들어 가끔 아랫배가 아팠는데 눈에 다래끼까지 생겨 눈이 퉁퉁 부어올랐다.

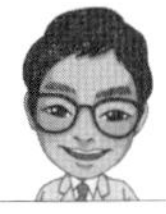

1. 다래끼는 소화기의 열 때문이다

"이놈의 다래끼 때문에 눈도 잘 안 보이고 어디 돌아다니기도 민망하고 불편하네요."

진료실에 찾아온 환자의 하소연입니다. 오른쪽 위쪽 눈꺼풀에 커다랗고 붉은색의 다래끼가 볼록 솟아 눈동자가 잘 안 보였습니다.

"언제부터 이랬나요?"

"글쎄요, 한 사흘 됐나. 없어지겠거니 했는데 안 없어지네요."

"하하, 좀 더 두면 없어지기는 할 텐데요."

"빨리 좀 없앨 수 없을까요? 얻어맞은 것처럼 퉁퉁 부어 있으니 얼굴을 자꾸 가리게 돼요."

"알겠습니다. 피를 좀 보셔야겠네요."

사실 다래끼는 외관상 튀어나와 있을 뿐 심한 통증이 있거나 생활하는 데 지장을 주는 질환은 아닙니다. 이 환자처럼 외모 때문이거나 오래 되면 눈에 악영향이 갈까봐 염려하시는 분들이 치료받으러 오시는 것이 일반적입니다. 사람 얼굴을 볼 때 가장 먼저 보게 되는 눈이 부풀어 있으니 사람들을 상대하는 것이 직업인 환자들은 하루빨리 없어지길 바라는 것입니다. 이 붉은 침입자, 다래끼는 왜 생기는 걸까요?

《동의보감》에서는 투침偸鍼, 침으로 찌름이라는 용어로 다래끼를 설명하고 있습니다. 투침이란 눈의 가장자리에 생기는 종기입니다. 약간 붉은 색을 띠는 덩어리로 농이 생기면 침으로 찔러 치료하기 때문에 '투침'이라고 부릅니다.

脾間積熱兼宿食不消則生偸鍼
비 간 적 열 겸 숙 식 불 소 즉 생 투 침

비장에 열(熱)이 쌓여 있거나 먹은 음식이 제대로 소화되지 않으면 투침(偸鍼, 다래끼)이 생긴다.

《동의보감》 안문

그 원인으로 비위, 즉 소화기의 열은 음식이 제대로 소화되지 못할 때 생긴다고 합니다. 또한 검생풍속瞼生風粟, 외부의 사기가 원인이 되어 눈에 좁쌀 같은 것이 생김이라고도 합니다. 즉 평소 소화기가 안 좋고 열熱한 음식을 즐기는 사람들은 면역력이 떨어져 있으니 이때 위생관리가 제대로 안 되면 눈에 다래끼가 생기기 쉬워지는 것입니다. 이에 《동의보감》에서는 사기를 내쫓고 소화기를 개선하는 처방을 제시하고 있습니다. 음주를 즐기거나 맵고 짠 음식, 튀긴 음식을 좋아하시는 분은 다래끼가 생기기 쉽다고 하겠습니다.

우리 조상님들은 다래끼가 났을 때 발바닥에 글을 썼다고 합니다. 윗 눈꺼풀과 아래 눈꺼풀의 차이에 따라 '天', '地', '天平', '地平' 등의 글씨를 여러 번 반복해 쓰면 다래끼가 하루이틀 후 없어진다는 것입니다. 지금은 많이 안 쓰는 치료법이지만 여기에는 어느 정도 근거가 있습니다. 한의학에서는 눈에 다래끼가 났을 때 발에 있는 혈 자리들을 통해 치료하는 경우가 많습니다. 발바닥에 글을 쓰면 눈과 연결되어 있는 경락이 자극되고 눈으로 올라가는 열熱을 밑으로 끌어내리는 효과가 있습니다. 이 방법은 다래끼가 생긴 지 얼마 안 되었을 때 사용하는데 특히 어린 아이들이라면 그 효과를 확인할 수 있을 것입니다. 인체생리의 신비를 느낄 수 있는 치료법입니다.

다래끼는 눈꺼풀 분비샘의 염증이다

다래끼는 눈꺼풀 바깥부분에 콩알처럼 붉게 드러나기 때문에 겉에 생긴 것처럼 보이지만 사실 눈꺼풀 안쪽에 있는 각종 분비샘들에 염증이 생긴 것입니다. 그 분비샘의 위치에 따라 자이스샘Zeis' gland과 몰샘Moll's gland에 생긴 것을 겉다래끼, 마이봄샘Meibomian gland에 생긴 것을 속다래끼라고 합니다.

다래끼는 대표적인 안질환이므로 붉은 덩어리가 생기고 통증이 있는 것만 봐도 진단할 수 있습니다. 점점 커지기도 하며 나중에 염증의 노폐물인 농이 나오기도 합니다. 이렇게 염증이 생기는 것은 겉피부가 없는 눈이 바깥으로 노출되어 있어 청결하지 않으면 감염되기 쉽기 때문입니다. 따라서 손으로 눈을 만지는 행동을 피하고 눈을 닦아내기보다 씻어내고 평소 손을 청결히 하는 것이 중요합니다.

한방에서는 소화 기능이 저하된 상태에서 다래끼가 잘 생긴다고 보고 있습니다. 즉, 소화 기능이 떨어져 면역력이 저하되면 같은 위생 상태에서도 남들에 비해 염증이 쉽게 생기는 것입니다. 따라서 평소 소화기가 약하거나 소화기의 열을 올리는 음식을 주로 섭취하는 사람에게 다래끼가 생길 확률이 높은 셈입니다. 지나치게 짜거나 매운 음식, 튀긴 음식이나 밀가루 음식은 대부분 소화 기능을 저하시키고 열을 발생시킵니다. 특히 술은 위장 기능 저하의 대표 주자이므로 삼가셔야 합니다. 평소 다래끼가 자주 생기는 분이라면 특정 음식물을 많이 섭취하거나 술을 드신 후 생긴 것은 아닌지 관찰해 음식을 적절히 조절하는 것이 반드시 필요합니다.

2. 다래끼에는 손 따기가 효과적이다

요즘은 집에서 손을 따는 경우가 많이 줄었지만 제가 어릴 때만 해도 배가 아프면 어머니께서는 바늘을 꺼내 드셨습니다. 무섭기도 했지만 배가 아프다보니 덜덜 떨면서도 눈을 꾹 감고 손을 내밀었던 기억이 있습니다. 검붉은 피가 뚝뚝 떨어지는 걸 보면서 눈물이 나곤 했습니다. 물론 효과는 좋았을 때가 더 많습니다. 그런데 체했을 때뿐만 아니라 다래끼가 났을 때도 손을 따주면 큰 효과가 있습니다. 엄지손가락과 엄지발가락의 바깥쪽에 손톱과 발톱이 끝나는 경계선의 물렁한 살을 따 여러 방울 피를 빼주면 순간 시원한 느낌이 들고 하룻밤 자고나면 작아져 있거나 없어질 수 있습니다. 단, 이것은 다래끼가 화농되지 않았을 때 효과가 있습니다.

아직 화농되지 않았다면 손을 따 다래끼를 치료하세요.

☞ 다래끼 치료법은 73쪽에 있습니다.

新동의보감 **상담실**

문 : 다래끼가 났을 때 속눈썹을 뽑아 치료한다는데 사실인가요?

답 : 네. 전통적인 다래끼 치료법 중 하나입니다. 다래끼는 눈꺼풀의 분비샘에 생긴 염증이기 때문에 화농되면 눈꺼풀 부위에 농이 차게 됩니다. 다래끼가 생긴 부위의 속눈썹을 뽑아 농 배출을 촉진하고 노폐물을 분비하는 효과가 있습니다. 따라서 화농이 되어 다래끼 안으로 농이 보일 때 사용하는 방법입니다. 단, 면역력이 떨어져 있는 경우는 같은 부위에 다시 염증이 생길 수 있으니 전문가의 치료를 받으시는 것이 좋겠습니다.

다래끼! 이럴 때는 병원으로!

- 한 달 이상 지속될 때
- 저절로 농이 배출되지 않을 때
- 농이 나온 후에도 단단히 자리잡고 있을 때

다래끼는 대부분 저절로 치유되지만 오랫동안 눈꺼풀의 한 부분을 차지하고 있다면 절개해 농을 제거해야 합니다.

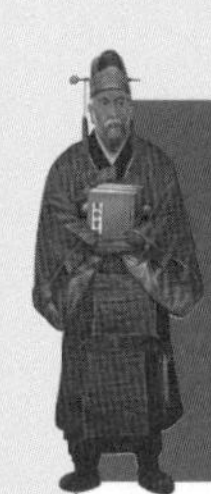

新 동의보감

다래끼 처방전 손발가락을 따 다래끼를 치료하자

증상 눈에 다래끼가 났어요 **진단** 소화 기능 저하로 인한 사기의 침입 **처방** 엄지손가락, 엄지발가락 따기

혈 따기의 효과 : 소화기의 열 순화, 사기 방출

은백隱白혈과 소상少商혈은 각각 비脾, 음식물을 소화시키는 기능적인 장부 경락과 폐肺 경락의 손끝, 발끝에 있는 혈입니다. 손끝과 발끝에 있는 혈 자리들은 각 장부를 소통시켜 열을 내리거나 막힌 것을 풀어주는 효과가 있습니다. 따라서 이 두 혈 자리는 소화기의 열을 내려주고 소통을 시켜주며 외부의 사기를 내보내는 효과가 있습니다. 다래끼 초기에 이 혈들을 따주는 것만으로도 큰 효과를 볼 수 있습니다.

치료법

1회용 사혈기를 사용해도 좋고 일반 바늘을 소독해 사용하셔도 괜찮습니다. 불에 달구어 소독한 바늘로 충분히 피를 내주면 됩니다. 피가 방울져 나오지 않을 때까지 피를 충분히 (10~20방울) 내주는 것이 중요합니다.

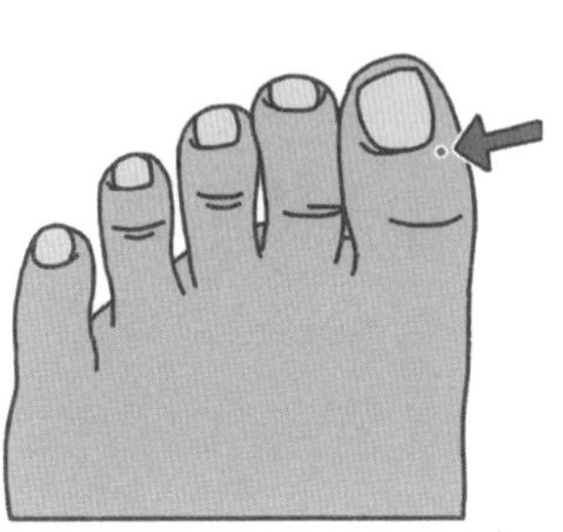

은백隱白혈(엄지발가락 바깥쪽)

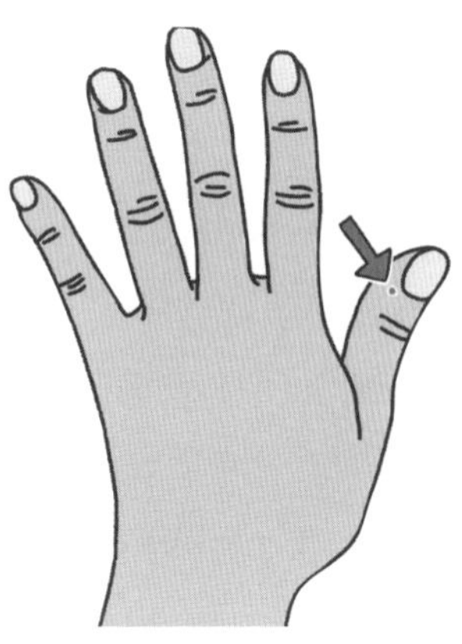

소상少商혈(엄지손가락 바깥쪽)

09 눈 충혈

눈이 충혈되는 것은 안구 표면의 모세혈관들이 여러 자극에 의해 확장되면서 붉게 보이는 것입니다. 피로나 스트레스 등으로 안구 표면막에 생긴 염증이나 안구건조증 때문에 수분 부족을 보충하기 위해 나타나기도 합니다. 눈이 붉어지면서 시리거나 눈물이 나기도 합니다.

이런 분들은 꼭 보세요

눈이 자주 피곤하다 | 눈이 뻑뻑하다 | 눈이 자주 붉어진다 | 눈이 빨갛게 토끼눈이 된다 | 눈이 아프고 붉어진다 | 눈이 항상 충혈되어 있다 | 눈에 실핏줄이 가득하다

실제 환자 케이스

이름 : 최민혁　나이(성별) : 30세 남성　직업 : 야근이 잦은 사무직 회사원

증상 : 일이 많기로 소문난 회사의 실무자로 과다한 업무량과 잦은 야근으로 피로가 쌓인 상태다. 대부분의 업무는 컴퓨터를 통해 하므로 눈의 피로가 심하다. 스트레스를 푸는 수단으로나 회식 때문에 술을 자주 많이 마시는 편이다.

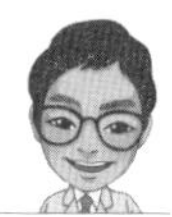

1. 눈 충혈은 간에 열이 쌓였기 때문이다

수년 전 국내 굴지의 대기업에 취업한 친구를 만났는데 그는 피곤에 절어 있었습니다. 연봉은 꽤 높지만 야근과 주말근무까지 쉴 틈이 없다고 합니다. 그런 친구가 고민을 하소연했습니다.

"내 눈 좀 봐라. 요즘 자꾸 이러고 다니니 사람들이 나만 보면 좀 쉬란다."

"벌겋네. 항상 이래?"

"요즘 들어 자주 이러네. 안 그래도 지쳐 어깨를 늘어뜨리고 걸어다니는데 흡혈귀 같기도 하고… 말이 아니다, 요즘."

"많이 힘든가보다. 그래도 돈 벌려면 별 수 있나."

"죽겠다, 죽겠어. 때려치울 수도 없고."

친구의 하소연에 "젊을 때 고생은 사서도 한다"라고 어설픈 위로를 건네지만 붉게 충혈된 눈이 안쓰러웠습니다. 업무가 밀리면 자정 전에 퇴근하는 날이 손꼽을 정도라니 항상 피곤에 절어 있을 만도 합니다. 게다가 회식이나 거래처 사람들을 만나면 술을 들이붓다시피 하니 과연 눈만 문제일까라는 생각도 들더군요. 그래도 붉게 충혈된 눈 때문에 가족이나 친구들, 동료들을 볼 때도 자꾸 신경이 쓰이고 몸도 걱정됩니다. 자꾸 충혈되는 눈, 왜 그럴까요?

《동의보감》에서는 눈이 붉게 충혈되는 것을 유행성 눈병이 아니라면 과로와 음주로 인한 간의 병으로 보았습니다.

眼赤而痛者肝實熱也
안적이통자간실열야
눈이 붉어지면서 아픈 것은 간에 열이 있기 때문이다.

《동의보감》 안문

그 중에서도 적열積熱이라고 하여 정신적인 스트레스와 음주, 과로로 생긴 화火가 풀리지 않고 쌓이면 간의 문제가 눈에 나타난다고 했습니다. 현대인도 스트레스와 과로로 생기는 병이 많습니다. 눈의 충혈도 마찬가지입니다. 상부의 병들은 모두 비슷합니다. 몸이 허하든 실하든 열이 위로 올라가 생기는 경우가 많습니다. 그러다보니 목이나 어깨, 얼굴로 오는 상부의 병들이 생기는 것입니다. 《동의보감》에는 발이 찬 사람은 따뜻한 물로 발을 여러 번 씻어주면 낫는다는 충혈과 관련된 내용이 나옵니다. 아래를 따뜻이 해주어 열을 순환시키는 치료법입니다. 족욕으로 스트레스와 피로를 푸는 것이 옛날에도 큰 효과가 있었던 것입니다. 바쁘게 살아가는 현대인은 족욕으로 하루의 피로와 업무 스트레스를 풀 여유마저 잃어버린 것은 아닐까요?

충혈된 눈은 간에 무리가 갔다는 신호

한때 인터넷을 뜨겁게 달구었던 웹툰 '미생'을 보신 적 있으십니까? 20~30대뿐만 아니라 40~50대 중년층까지 웹툰의 세계로 끌어들인 작품입니다. '국민 웹툰'이라고까지 불린 '미생'이 열풍이었던 이유는 우리 시대의 직장인, 가장의 현실을 적나라하게 표현하고 공감대를 이끌어냈기 때문입니다. 웹툰에는 '오 과장'이라는 인물이 등장합니다. 회사에서는 업무와 직장상사들에게 시달리고 집에서는 아이들과 아내에게 시달리느라 어깨가 무거운 그의 눈은 항상 토끼처럼 붉게 충혈되어 있습니다. 작가는 그 붉게 충혈된 눈을 통해 우리 시대 가장의 중압감과 책임감을 표현하려고 했습니다. 우리 아버지들의 모습과 내 아버지의 모습이 겹치면서 그 붉은 눈이 슬프게 다가왔습니다.

눈의 충혈은 흰자위가 붉게 보이는 것입니다. 이것은 사실 안구의 흰자위 부분에 분포해있던 모세혈관들이 여러 원인들로 확장되어 흰자위 바깥으로 드러나 보이기 때문입니다. 충혈되었을 때 붉게 보이는 부분이 안구에 영양을 공급하고 기능을 유지하기 위한 모세혈관입니다. 피로와 스트레스 때문에 가끔 나타나는 충혈은 결막염이나 안구건조증으로 인해 부족해진 수분을 보충하기 위한 현상입니다. 눈이 전체적으로 붉어지는데 특히 눈꼬리 쪽이 심한 경향이 있습니다. 눈에 이물질이 낀 것 같고 뻑뻑하거나 시리고 눈물이 나는 증상도 있습니다. 요즘은 콘택트렌즈, 스마트폰, 화장 등으로 눈이 충혈되기도 합니다. 최근에는 야외에서 오래 돌아다니면 중국발 미세먼지로 눈이 충혈되기도 합니다. 또한 알코올 분해 과정에서 생기는 아세트알데히드 성분이 몸의 혈관을 확장시켜 눈의 혈관을 확장시키므로 음주로 눈의 충혈이 발생할 수도 있습니다.

무리하거나 술마신 다음 날 여지없이 눈이 충혈되는 분들이 있습니다. 이런 경우에는 간에 무리가 있다는 것을 상기해야 합니다. 보통 "하루 이틀이면 없어지겠지."라고 생각하고 계속 무리하게 일하고 술마시다 보면 간은 계속 상할 수밖에 없습니다. 간은 혈액순환과 해독 작용에서 매우 중요한 장기입니다. 스트레스

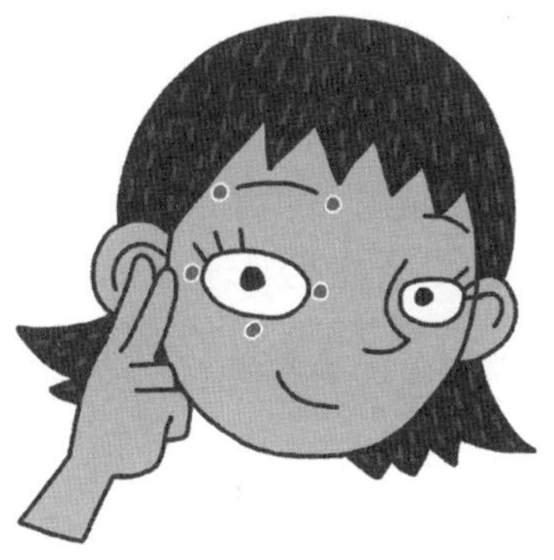

검은 점들이 눈 주위의 경혈점입니다. 눈썹 안쪽 찬죽부터 시계 방향으로 정명, 승읍, 동자료, 사죽공까지 차례대로 눌러줍니다.

를 그때그때 풀어주고 과로한 몸을 쉬어주면서 항상 고생하는 간을 위해 한 번쯤 노력할 때가 되지 않았나요?

계속되는 충혈은 눈 자체의 건강에도 위협이 될 수 있습니다. 시력장애나 안구 질환이 올 수 있으니 자주 눈이 충혈된다면 관리해야 합니다. 눈을 상하게 하는 렌즈, 스마트폰, 화장, 미세먼지에 주의하고 일하거나 공부할 때 1시간마다 10분 가량은 눈을 감고 안구를 굴려주어 쉬게 해주고 냉찜질을 하거나 눈 주위의 혈穴을 지압해주는 것이 반드시 필요합니다. 그리고 평소 루테인과 베타카로틴이 풍부한 녹황색 채소와 과일을 많이 섭취하는 것이 좋습니다.

2. 감국으로 눈을 밝게 하고 충혈을 가라앉혀라

가을나들이를 하다보면 길가 가득 코끝에 향기롭게 감도는 들꽃들이 피어 있는데 그 중에서도 감국은 향이 강하고 좋은 꽃입니다. 그 향만큼 건강에 좋은 감국에 대해 《동의보감》에서는 "감국은 몸을 가볍게 하고 늙지 않게 해주며 장수하게 해준다. 근골을 강하게 해주고 골수를 보하며 눈을 밝게 해준다."라고 말하고 있습니다.

만병통치약이 따로 없습니다. 중국에서 감국은 액운을 물리치고 장수하게 해준다고 알려져 음력 9월 9일 중양절이 되면 국화주를 마시고 환갑에는 국화를 바쳐 장수를 기원하는 풍습이 있습니다. 실제로 감국은 맛이 쓰고 서늘한 성질이 있어 상부의 열을 내리고 진정시키는 효능이 있습니다. 또한 염증을 억제하는 효능도 있어 감기나 기관지염, 두통, 현기증, 고혈압, 안충혈, 피부염 등에 좋습니다. 향도 좋고 건강에도 좋은 감국차로 피로도 풀고 눈도 밝게 해 건강을 되찾아 보는 것은 어떨까요?

눈 충혈에는 열을 내려주는 감국차가 좋습니다.

☞ 차 만드는 법은 26쪽에 있습니다.

新동의보감 **상담실**

문 : 눈이 충혈되거나 건조할 때 인공눈물을 사용하는 것은 괜찮나요?

답 : 눈이 충혈되거나 건조할 때 인공눈물을 가끔 사용하는 것도 괜찮습니다. 하지만 인공눈물을 습관적으로 사용하면 눈물을 만드는 눈물샘이 망가질 수 있습니다. 가능하면 사용 횟수를 줄이고 안구 운동과 지압을 통해 눈의 건강을 되찾을 수 있도록 노력해야 합니다.

新동의보감 **건강용어**

적열積熱이란?

속에 열이 쌓이는 병증으로 표리表裏로 모두 열이 나고 눈과 입술이 붉어지며 소변이 시원찮게 됩니다. 안으로는 기름지고 단 음식 때문에, 밖으로는 너무 뜨거운 곳에서 지내거나 불을 가까이 해 생깁니다.

눈 충혈! 이럴 때는 병원으로!

- 통증과 시력장애를 동반할 때
- 2주일 이상 오래 지속될 때
- 농이 나올 때
- 검은자위 주위의 염증이 심할 때

안구 충혈은 대부분 결막염과 건조증 때문에 생기지만 눈동자 주변에 생기면서 안구 내부에 문제가 있는 포도막염이나 녹내장일 수도 있습니다. 그런 경우, 반드시 치료받아야 합니다.

포도막염 | 포도막이란 안구 중간층을 형성하고 있는 홍체, 모양체, 맥락막으로 이 곳에 생긴 염증을 말합니다. 혈관이 풍부하고 결합조직이 많아 염증이 생기기 쉽습니다.

녹내장 | 안구 내부의 압력이 올라가 시신경이 눌리거나 안구로 가는 혈액량에 이상이 생겨 시신경 기능에 이상이 생기는 질환입니다. 아직까지 그 원인은 밝혀지지 않았고 계속 진행되면 실명에 이를 수도 있습니다.

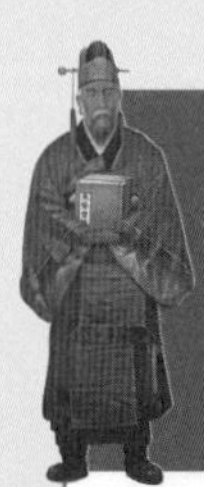

新 동의보감

눈 충혈 처방전 상부의 열을 내려주는 감국차

증상 자꾸 눈이 충혈돼요 **진단** 피로와 스트레스로 인한 결막염과 안구건조증 **처방** 간과 눈을 위한 감국차

감국차의 효능 : 두통, 충혈, 부은 눈, 감염성질환, 심혈관질환

감국은 성질이 차고 쓰면서 상부의 열을 내려주는 효능이 있어 눈이 붓거나 충혈되었을 때 좋습니다. 또 가슴의 열을 내려주고 두통이나 어지럼증이 있을 때도 효과적입니다. 정신을 안정시켜 주고 상기도질환이나 감염성질환, 심혈관질환에도 효능이 있습니다. 진하지 않게 우려내 마시는 것이 좋습니다. 감국은 어리지 않은 다 큰 감국을 사용합니다. 요즘은 마트에서 잘 말린 감국을 팔기도 합니다.

제조법

1. 감국 꽃송이를 채취한 후, 물에 씻어 말립니다.

2. 소금을 조금 넣고 다시 감국을 데쳐 그늘에 말려줍니다.

3. 말려 모은 감국 20g가량을 넣고 1ℓ가량의 뜨거운 물을 부어 우려내 마십니다.

4. 물 대신 감국차를 자주 마셔도 좋습니다.

Tip

감국 꽃은 전국 들판에서 자생하는 국화를 말하며 가을에 꽃봉오리가 개화하기 전에 채취합니다. 감국은 노랗고 향이 좋으며 쓴 맛이 적은 것이 좋습니다. 중국산은 보관하기 쉽게 소금에 절여 무게를 늘리기 때문에 덩어리가 지고 짠맛이 납니다. 좋은 감국은 특유의 향을 지닌 것이 좋습니다.

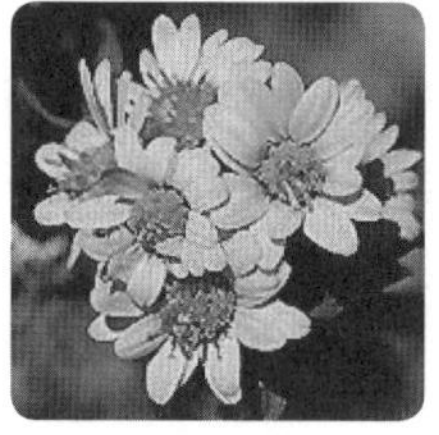

감국꽃

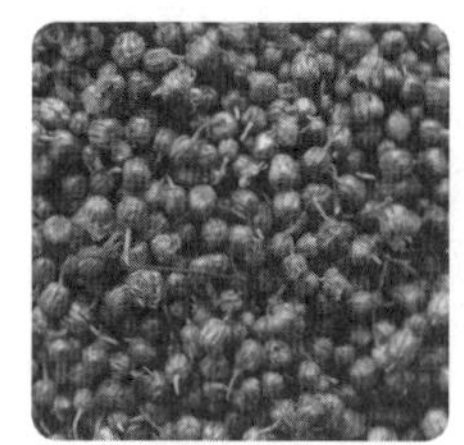

감국 씨앗

10 눈 밑 떨림

눈꺼풀이 불수의적으로 빠른 속도로 수축하는 것으로 주로 피로한 상태나 스트레스를 받았을 때 나타납니다. 카페인 음료나 스트레스처럼 체내 미네랄의 균형을 깨뜨리는 요인들 때문에 발생하는 것으로 알려져 있으며 마그네슘 부족이 중요한 역할을 합니다.

이런 분들은 꼭 보세요

눈꺼풀이 떨린다 | 얼굴에 씰룩씰룩 경련이 일어날 때가 있다 | 가끔 눈 밑이 떨릴 때가 있다

실제 환자 케이스

이름 : 김경순　나이(성별) : 52세 여성　직업 : 시골의 보건 공무원

증상 : 보건 공무원으로 평소 업무과다로 스트레스가 많고 몸을 혹사시키는 편이다. 다소 마른 편으로 예민한 성격이다.

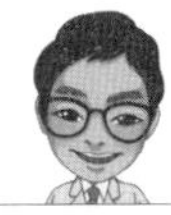

1. 눈 밑 떨림은 간 기능 저하와 마그네슘 부족이 원인이다

"어…? 그런데 선생님."

"네, 말씀하세요."

"제가 요즘 들어 눈 밑이 파르르 떨리는데 왜 그런 거죠?"

"아, 피곤하고 스트레스 받으면 그래요."

"병원에 안 가도 되나요?"

"네, 좀 쉬시고 잘 챙겨드시면 나을 거예요."

"조금 집중해 뭔가 하려고만 하면 한 번씩 파르르 떨리니 자꾸 신경이 쓰여요."

저의 진료를 도와주시는 여사님에게 요즘 들어 가끔 눈 밑이 떨리는 증상이 나타났습니다. 최근 보건지소 물품 점검으로 과도한 업무량에 시달린 탓도 있습니다. 저도 가끔 무리하거나 스트레스 받는 날이면 눈 밑이 떨리곤 합니다. 기분 탓

인가 거울을 보면 실제로 눈꺼풀 아래가 떨리는 것이 보입니다. 딱히 눈이 안 좋아지는 것은 아니지만 하루에도 몇 번씩 떨리니 책이나 컴퓨터 모니터를 볼 때 신경이 쓰입니다. 혹시 큰 병인지 걱정까지 되는 눈 밑 떨림, 왜 생길까요?

《동의보감》에서 모든 근육은 간이 주관한다고 합니다. 간이 정상적인 생리 기능을 잃을 때 근육도 힘을 잃거나 마음대로 움직일 수 없는 것입니다.

諸風掉眩 皆屬于肝
제풍도현 개속우간
무릇 풍(風)으로 인해 흔들리고 어지러운 것은
간(肝)에 속한다.

《황제내경》 소문 지진요대론

따라서 눈 주위의 근육이 불수의적으로 수축하는 것도 간 기능이 저하되었기 때문입니다. 간은 우리 몸에서 필터 역할을 하므로 약의 독성이나 음식 노폐물, 스트레스를 처리하는 능력이 있습니다. 요즘처럼 해로운 음식과 스트레스 많은 환경에서는 간이 상하기 쉽습니다. 간이 약해지면 풍열風熱이 쉽게 생기는데 이 풍風은 멋대로 움직이고 흔들리는 성질이 있어 근육도 멋대로 움직이도록 만듭니다. 이렇게 근육을 움직이는 것도 결국 기혈氣血의 자양을 받아야 하는데 비위가 상해 기운을 잃으면 병이 됩니다. 과하게 힘을 쓰거나 땀을 흘리고 제대로 먹지 않아 기운이 없어지면 근육을 제대로 통제할 수 없는 것입니다.

김영삼 전 대통령이 재임 시절 기자회견 연설을 할 때 눈꺼풀이 떨린 적이 있습니다. 그때 청와대 비서실과 대통령 측근들은 난리가 났을 겁니다. 당시 많은 사람들이 대통령의 건강을 걱정했습니다. 하지만 다양한 가능성을 염두에 두고 검진한 결과, 일시적인 눈 떨림으로 밝혀졌고 그 후로 다시 떨리는 일은 없었습니다. 임기가 얼마 안 남은 상황에서 남은 업무를 처리하느라 무리했나 봅니다. 대중의 관심이 쏟아졌지만 당시 김영삼 전 대통령은 특별한 치료 없이 자연스레 회복되었습니다. 눈 밑 떨림은 대통령조차 굳이 치료받지 않아도 되는 가벼운 증상입니다.

원인은 마그네슘 부족

눈 밑 떨림을 겪어본 사람들이라면 당시 스트레스를 많이 받았거나 몸이 힘든 때였음을 기억할 수 있을 것입니다. 대부분의 경우가 그렇습니다. 현재는 눈 밑이 떨리는 원인과 기전이 명확히 밝혀지지 않았지만 피로와 스트레스, 카페인 음료 등 미네랄 부족이 그 이유로 알려져 있습니다. 그 중에서도 마그네슘 부족을 중요한 요소로 봅니다. 피로와 스트레스가 쌓이면 체내에서 마그네슘이 빠져나가는데 이때 근육의 수축을 유발하는 칼슘이 세포 내에 상대적으로 많아져 떨림 현상이 발생한다는 것입니다. 커피와 같은 카페인 음료도 체내에서 마그네슘과 같은 미네랄을 소변으로 배출하는 작용을 하므로 눈 밑 떨림의 원인이 될 수 있습니다. 필연적으로 마그네슘이 부족해지기 쉬운 요즘, 단순한 눈 밑 떨림은 병적인 치료 대상은 아니지만 건강을 되돌아보라는 신호입니다.

2. 잣으로 마그네슘을 보충하고 나쁜 생활습관을 바꿔라

조선시대에는 임금에게 아침 수라를 올릴 때 탕약을 올리지 않으면 죽 한 그릇을 식전에 올렸습니다. 그 중에서도 최고로 치는 죽이 바로 잣죽이었습니다. 그만큼 잣을 귀하고 좋은 음식으로 여긴 것입니다. 송나라의 의서《성혜방》에 보면, "잣을 100일 동안 먹으면 걸음이 가벼워지고 300일 동안 먹으면 하루 500리를 걷고 오랫동안 먹으면 신선이 된다."라고 나와 있습니다. 잣만 먹는다고 신선이 되지는 않겠지만 잣이 몸을 보양하는 귀한 음식임에는 틀림없습니다. 잣은 견과류 중에서도 마그네슘이 가장 풍부하고 비타민 B군, 철분, 불포화지방산 등 건강에 유익한 성분이 함유되어 있습니다. 특히 병치레 후에는 효능을 보기 위해 잣죽을 1주일에 3회 이상 먹으라고 권하기도 합니다.

피로와 스트레스, 카페인 음료, 이 세 가지는 서로 영향을 미쳐 건강을 위협하는 악순환의 고리를 형성합니다. 과다한 업무로 피로는 쌓이는데 그만둘 수 없어 스트레스를 받게 되고 당연히 잠도 부족해져 카페인 음료로 졸음을 쫓아내려다 보면 결국 몸이 버티지 못하게 됩니다. 눈 밑 떨림이 있다면 이 악순환을 끊으라는 신호로 알아차리고 생활습관을 바꾸려는 노력을 해야 합니다. 업무량을 줄이거나 잠시 일을 멈추고 휴식을 취하고 규칙적인 수면 패턴을 실천하고 골고루 챙겨 먹는 생활만으로도 눈 밑 떨림은 금방 사라집니다. 굳이 병원을 찾을 필요는 없습니다. 하지만 눈 떨림을 일시적인 증상이라고 생각해 나쁜 생활습관을 반복한다면 눈 밑 떨림이 계속될 뿐만 아니라 나중에는 다리나 팔과 같은 큰 근육의 떨림이나 심혈관계 이상, 우울증, 대사증후군 등이 발생할 수도 있습니다. 눈 밑 떨림은 가벼운 증상이지만 미래의 무서운 증상이나 질환의 경고일 수 있습니다. 눈 밑 떨림을 겪으셨다면 카페인 음료는 당장 휴지통에 버리고 하루 월차라도 신청해 보시는 것은 어떨까요?

마그네슘이 풍부한 잣죽으로
피로를 풀어주고 눈 밑 떨림을 막으세요.

☞ 잣죽 만드는 법은 86쪽에 있습니다.

新동의보감 **상담실**

문 : 눈 밑이 떨리는 증상이 중풍의 전조라는데 사실인가요?

답 : 눈 밑이 떨리는 증상은 대부분 과로나 스트레스에 의한 일시적인 증상인 경우가 많습니다. 단, 확률은 희박하지만 뇌종양이나 뇌혈관 기형과 같은 질환이 있으면 중풍과 같은 형태의 증상을 겪을 수 있습니다. 눈꺼풀 떨림만 따로 있는 경우는 적으므로 구별됩니다. 단, 심한 두통이나 구토 증세, 어지럼증, 팔다리 저림이나 마비 증상과 함께 눈 밑 떨림이 온다면 즉시 병원을 찾아 검사받아야 합니다.

新동의보감 **건강용어**

풍열風熱이란?

한의학에서 질병을 일으키는 원인 중 하나입니다. 두 가지가 있는데 하나는 바깥의 사기邪氣인 풍사風邪에 열이 섞인 것입니다. 이것은 열이 심하고 오한을 느끼며 혀가 붉어지면서 노란 설태舌苔가 끼며 맥박이 빨라지고 갈증이 나는 등 다양한 증상이 나타납니다. 또 하나는 내인성內因性으로 간에 열이 있거나 울체된 기가 열로 변해 질병을 일으키는 요인입니다. 간, 폐, 눈 등 다양한 부위에 영향을 미쳐 질병을 일으키는데 특히 간에 열이 있을 때 그 열이 풍을 유발하는 병리 변화를 일으켜 현기증, 경련, 무의식적인 요동搖動 등이 나타납니다.

눈 밑 떨림! 이럴 때는 병원으로!

- 한 달 이상 지속될 때
- 통증을 동반할 때
- 어지럼을 동반하고 눈꺼풀이 감겨 눈 뜨기도 힘들 때
- 눈꺼풀과 입 주위의 근육이 동시에 떨릴 때
- 재발할 때

대부분의 눈 밑 떨림은 신경계 이상일 확률이 적지만 위의 증상이 나타나면 안면신경 이상으로 구안와사나 안면 신경통 등의 심한 증세일 수 있으니 병원에서 진찰을 받아보아야 합니다.

구안와사(안면 신경마비) | 얼굴 근육을 움직이는 안면 신경의 이상으로 얼굴 근육이 움직이지 않는 질환입니다. 대부분 얼굴 한쪽에서 많이 나타나고 안면의 이상감각이나 비뚤어짐이 나타납니다. 제대로 표정을 지을 수 없고 입이 한쪽으로 쏠리는 증상을 보입니다.

안면 신경통 | 마찬가지로 안면 신경이상으로 안면 신경이 지배하는 얼굴의 이마, 눈 주위, 뺨 부위에 통증이 나타납니다. 귀 뒤쪽까지 통증이 나타나기도 하며 안면 신경마비와 함께 오기도 합니다.

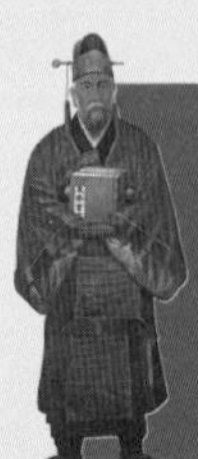

新 동의보감

눈 밑 떨림 처방전 불포화지방산 덩어리인 잣으로 죽 만들기

증상 자꾸 눈 밑이 떨려요 **진단** 과로와 스트레스로 인한 마그네슘 부족 **처방** 최고의 보양식, 잣죽

잣죽의 효능 : 체력 보강, 빈혈 개선

잣은 칼로리도 높고 비타민 B군과 함께 미네랄도 풍부해 병에 시달리고 체력이 떨어진 환자들이 먹기에 훌륭한 보양식입니다. 불포화지방산이 풍부해 마그네슘과 함께 혈관 내 콜레스테롤 수치를 낮춰주고 철분이 풍부해 빈혈 개선에도 효능이 있습니다. 마트에서 쉽게 구할 수 있습니다.

제조법

1. 찹쌀 한 컵을 씻어 물에 3시간 이상 불립니다.
2. 고깔을 뗀 잣 반 컵을 깨끗이 씻어 물과 함께 갈아 준비합니다.
3. 냄비에 불린 찹쌀과 물 3컵을 함께 넣어 끓입니다. 찹쌀이 퍼질 때까지 20분가량 끓입니다.
4. 잣을 넣고 3분가량 더 끓여주되 눌러 붙지 않도록 저어줍니다.
5. 찹쌀이 충분히 퍼진 후, 소금으로 적당히 간을 해주면 완성됩니다.

Tip

잣은 예로부터 국산이 상품이며 수입품은 씨눈에서 차이가 납니다. 국산은 씨눈이 거의 없으며 씨눈 부분이 매끄럽고 표면이 거칠고 크기가 일정합니다.

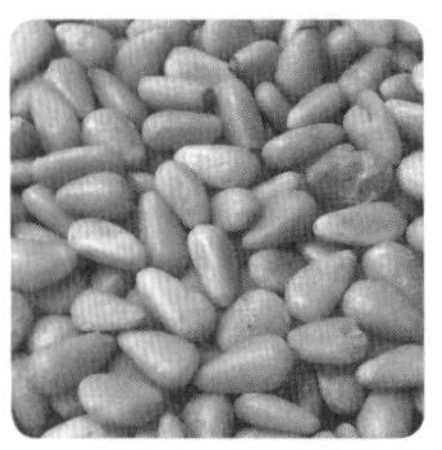

잣

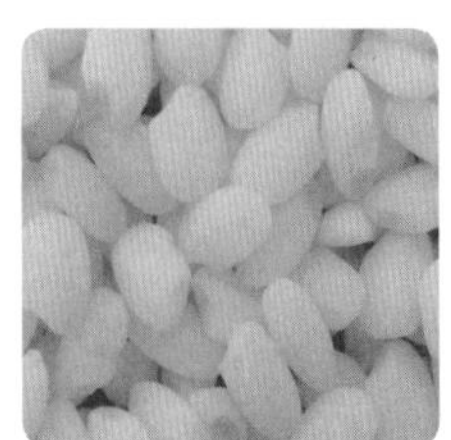

찹쌀

11 이명(귀 울림)

외부 음원이 없는데도 귀에서 소리가 나거나 느껴지는 증상입니다. 정상인도 조용한 곳에 가면 20dB 정도를 자각하기 때문에 20dB 이상 들리는 경우를 이명이라고 합니다. 정신질환의 환청과 구별됩니다.

이런 분들은 꼭 보세요

귀에서 이상한 소리가 들린다 | 귀가 잘 안 들린다 | 말을 잘 못알아듣는다 | 귀에서 매미 소리가 난다 | 귀에서 귀뚜라미 소리가 난다 | 귀에서 기차 소리가 난다

실제 환자 케이스

이름 : 김형임 나이(성별) : 72세 여성 직업 : 시골에서 농사짓는 할머니

증상 : 노령으로 기운이 떨어지고 몸이 약해졌는데도 농사일을 계속 한다. 전체적인 기력 저하로 귀뿐만 아니라 허리와 다리도 약해졌고 몸도 많이 마른 상태다.

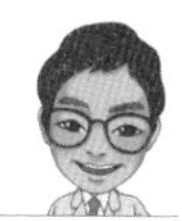

1. 귀 울림은 스트레스와 약해진 정기 때문이다

자신의 귀에서 '삐이' 소리가 들린다? '내 귀에 도청장치'가 있는 것은 아닐 테고 귀신이 곡할 노릇이지만 이 귀 울림 증상은 많은 사람이 겪고 있는 '실제' 증상입니다. 먼저 진료실을 찾은 할머니의 사연을 들어보겠습니다.

"안녕하세요, 선생님. 귀에서 자꾸 소리가 나 죽겄네요."

"귀에서 소리가 나세요? 어떤 소리요?"

"음, 매미 소리 같기도 하고 귀뚜라미 소리 같기도 하고 시도 때도 없이 울린당께."

"하루 종일 울려요? 같은 정도로?"

"아녀, 지금처럼 밖에 나올 때는 잘 안 그런디 일하거나 집에서 쉬려고 하면 심해진당께."

밖에 나와 사람들과 대화를 하거나 장을 볼 때는 괜찮은데 일을 하거나 혼자 쉴 때는 자꾸 소리가 나 신경이 쓰이신다는 할머니. 가끔 잘 때도 소리가 심해 잠을 설치기도 한답니다. 일찍 남편을 여의고 홀로 4남매를 훌륭히 키워내신 할머니는 70이 넘은 나이에도 콩, 무, 고추 등 다양한 작물을 심어놓은 밭을 혼자 일구는 강단이 있으십니다. 그러다보니 귀만 아픈 것은 아니겠지만 일단 귀 울림이 신경에 거슬리니 찾아오신 것 같습니다. 하지만 이명 치료는 보건소에서 하기에 좀 부족한 부분이 있습니다. 침만으로 치료하기에 이명은 깊고 어렵기 때문입니다. 이렇게 귀가 울리는 증상, 왜 생기는 걸까요?

痰火者鳴甚腎虛者微鳴
담화자명심신허자미명

담화(痰火)로 인하면 심하게 울고
신수 부족으로 인하면 약하게 운다.

《동의보감》 이문

귀 울림은 담화痰火일 때 심하고 신장腎臟이 허虛한 경우는 덜하다고 합니다. 또 여성은 스트레스성으로 많이 오고 남성은 신수腎水, 신장의 정기 부족으로 많이 옵니다. 여성이 스트레스를 더 받기 쉽고 남성은 과도한 방사를 할 가능성이 높기 때문입니다. 신수의 부족은 노쇠에 따라 자연스레 나타나는 현상입니다. 사실 한방에서는 감염 증세와 이 두 가지 원인으로 구분하므로 원인 치료를 하면 쉬울 것 같지만 사실 쉽지 않습니다. 한방에서도 난치이면서 꾸준하고 지속적인 관리가 필요한 질환으로 생각합니다. 귀 울림 증세가 나타나는 것은 심한 스트레스를 받거나 몸의 정기가 매우 약해졌기 때문입니다. 또 몸 상태가 매우 안 좋으면 다양한 증상과 함께 복합적인 문제들이 작용합니다.

고전 기록에도 귀 울림 증상이 나와 있습니다. 고대 이집트의 의학기록인 이집트 에버스 파피루스는 기원전 1,600년경에 쓰인 것으로 700여 개의 마술 공식과 민간요법을 담고 있습니다. 이 책에서 귀 울림 증상을 '마법에 걸린 귀'라고 표현하고 있습니다. 밖에서 소리가 들리지 않는데 들린다고 하니 고대인들의 입장에서는 마법에 걸린 것이라고 생각한 것입니다. 그에 맞추어 약초를 넣고 빻아 만든 용액을 귀에 넣어 치료했다고 합니다. 《동의보감》에도 석창포를 빻아 그 즙을 귀에 흘려넣어 귓병을 치료했다는 기록을 보면 어느 정도 효능이 있었던 것 같습니다.

이명은 여전히 의학계의 연구 대상

귀 울림의 정식 병명은 이명耳鳴입니다. 이명이란 외부 음원이 없는데도 자각적으로 소리가 들리는 것입니다. 이때 기준은 20dB 이상입니다. 정상인은 빈 방과 같은 조용한 공간에 가면 20dB 이하의 소리를 경험하는 경우가 많기 때문입니다. 그리고 정신질환의 환청과 달리 아무 의미가 없는 소리가 울리는 것이 특징입니다. 환자들은 이것을 매미나 귀뚜라미 울음 소리, 기차 소리, 바람 소리 등으로 표현합니다. 타각적 이명도 있지만 흔치 않고 대부분 본인만 느낄 수 있기 때문에 진료 시 환자와 나누는 대화가 중요합니다. 소리 형태의 묘사, 크기, 발생 시간, 빈도 등을 자세히 청취해 이명증을 구별합니다.

아직까지 이명의 원인은 불분명합니다. 기존 환자들을 분석한 결과, 내이질환이 있거나 자주 소음에 노출되고 두경부 외상, 고혈압, 갑상선, 당뇨, 약물, 스트레스와 피로, 청신경 종양 등 다양한 질환이 영향을 미치는 것으로 알려져 있습니다. 우선 관련 질환을 피하는 것이 치료의 우선 원칙입니다.

한방에서는 이명 치료를 위해 위에 언급한 담화痰火나 신수 부족 치료와 함께 치료실에서 편안함을 느끼도록 해주는 방법 등을 동원합니다. 양방의 이명 치료 원칙도 마찬가지입니다. 우선 상담을 통해 이명 증상이 심리적인 문제에서 많이 발생한다는 것을 환자에게 자각시키고 최대한 편안한 상태에서 진행하는 상담

치료를 우선시합니다. 실제 증상 환자의 절반 이상이 이를 통해 호전된다고 합니다. 또한 불안이나 심리적 충격을 줄이기 위해 신경안정제나 항우울제를 처방하기도 합니다.

또한 내부의 소리와 비슷한 정도의 소리를 지속적으로 들려주는 치료로 효과를 보기도 합니다. 보청기와 비슷한 차폐기를 통해 귓속에 지속적으로 소리를 내주면 안에서 울리는 소리에 대한 인식이 줄어드는 원리를 이용한 것입니다. 소리를 소리로 막는 일종의 이이제이以夷制夷라고 할까요? 이와 같이 심리적 요인의 개선과 함께 원인 질환의 치료, 생활습관의 개선이 함께 동반되면 이명 증상도 어느 정도 극복할 수 있습니다. 생활습관 개선책으로 이명을 유발하는 약물을 피하고 스트레스와 소음 노출을 줄이고 유제품, 커피, 코코아, 땅콩, 과일, 어류, 조개류와 같이 이명 증상을 악화시키는 음식을 피하는 회피요법이 요구됩니다.

2. 숙지황차와 부드러운 음악으로 마음을 안정시켜라

앞에서 말했듯이 이명은 스트레스와 같은 심리적 요인이 많은 비중을 차지합니다. 따라서 마음을 안정시키는 것이 가장 중요합니다. 마음을 편히 하고 소리에 대한 민감도를 떨어뜨려야 합니다. 이를 위해 라디오나 TV를 적당한 볼륨으로 틀어놓기도 합니다. 정신 안정과 집중력 향상에 도움이 되는 클래식 음악과 함께 휴식을 취하고 일하는 것도 좋습니다. 여기에 신장의 기운을 보하고 검은 머리카락이 나도록 하며 어지럼증과 출혈증에 좋은 숙지황으로 차를 끓여 마시면 더 좋습니다. 귀가 울린다면 바하의 아름다운 선율과 함께 숙지황차 한 잔을 마셔 보세요.

어지럼증과 출혈에도 좋은 숙지황차 한 잔으로 이명을 날려버리세요.

☞ 차 만드는 법은 92쪽에 있습니다.

新동의보감 **상담실**

문 : 이명이 오랫동안 계속되면 귀가 먹기도 하나요?

답 : 《동의보감》에서는 이롱耳聾, 귀먹음의 원인 중 일부는 이명이 오래된 것이라고 합니다. 실제 임상에서는 비율이 높지는 않지만 이명이 일부노인성 이명, 청신경 종양, 소음성 난청 청력이상으로 진행되기도 합니다. 이명이 왔다면 귀와 관련된 위험 신호로 생각하고 몸 관리에 특히 신경쓰는 것이 좋습니다. 참고로 외이도外耳道의 이물이나 귀지, 삼출성 중이염, 메니에르증후군, 이경화증 등은 초기부터 이명과 난청을 동반하기도 합니다.

新동의보감 **건강용어**

《동의보감》의 귀 수양법

《동의보감》에서는 귀 건강을 지키는 수양법을 제시하고 있습니다.

"손으로 귓바퀴를 여러 번 비벼 신기를 보하면 귀가 먹지 않는다. 청력을 기르기 위해서는 항상 배불리 먹어야 한다."

《동의보감》에서는 오장을 튼튼히 하려면 항상 이목구비를 움직이고 만져주어야 한다고 했습니다. 귓바퀴를 문질러주고 눈 마사지를 해주고 치아를 부딪치고 코 양쪽을 문질러주면 오장이 튼튼해진다고 합니다.

이명! 이럴 때는 병원으로!

담화痰火란?

담痰으로 생긴 화火, 또는 담을 낀 화. 담이 쌓여 체내 순환통로를 막아 생기는데 어지럽고 구토가 나거나 두통, 이명 등이 동반됩니다.

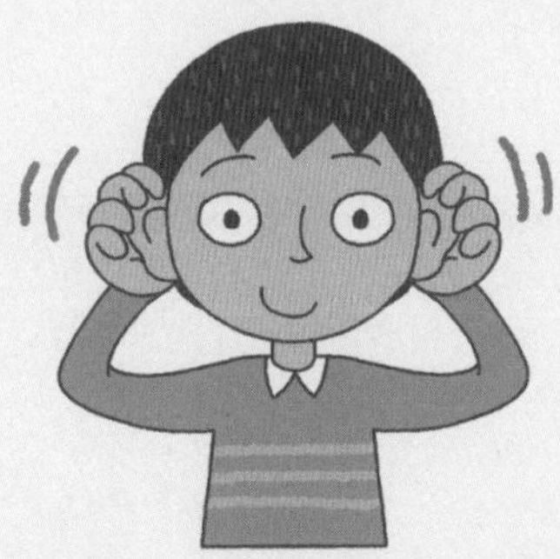

귀 마사지

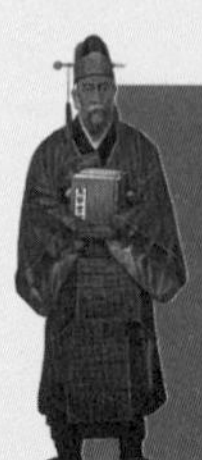

新 동의보감

이명 처방전 이명을 막고 신장을 보하는 숙지황차 만들기

증상 귀에서 '삐이' 소리가 나요 **진단** 스트레스와 소음 등이 원인 **처방** 클래식 음악과 숙지황차 한 잔

숙지황차의 효능 : 신장 보호, 월경 불순과 소갈증 개선

숙지황은 지황을 술에 삶아 아홉 번 찌고 말린 것으로 신장의 정혈을 보하는 효능이 있어 허리와 무릎이 시리고 아프거나 월경 불순, 소갈증, 잦은 소변, 눈과 귀가 어두운 증상 등에 효능이 있습니다. 소화기가 약하거나 자주 설사를 한다면 삼가는 것이 좋습니다. 시장 약재상 어디나 있습니다. 그만큼 많이 쓰이는 약재입니다.

제조법

1. 숙지황 60g을 준비합니다.
2. 물 2ℓ에 넣고 센 불에서 30분 동안 끓인 후, 중불에서 1시간가량 더 달입니다.
3. 까맣고 구수한 향이 나면 꿀을 조금 넣어 마십니다.
4. 소화기에 이상이 없고 입이 자주 마르고 얼굴과 손발에 열이 오르고 허리와 무릎이 쑤시고 귀에서 소리가 울린다면 3개월가량 장기 복용하면 효능을 볼 수 있습니다.

Tip

숙지황은 경북 안동에서 많이 생산됩니다. 겉과 속의 색이 같고 단내가 나고 부드러워야 합니다. 찌고 말리는 과정에서 작아지므로 가늘고 작아야 합니다. 반짝이는 것은 식용유를 바른 것입니다.

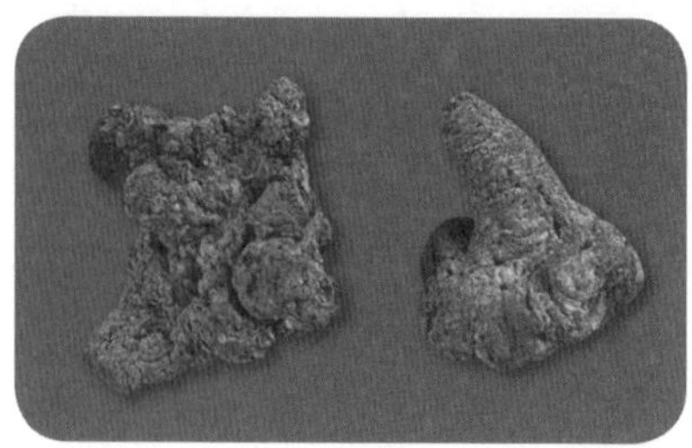

숙지황

12 알레르기성 비염

코의 점막이 특정 물질에 대해 과민 반응하는 것으로 콧물, 코 막힘, 재채기가 대표 증상입니다. 특정 계절성 비염과 1년 내내 만성적으로 계속되는 통년성 비염이 있습니다. 복합적인 관리가 필요한 질환입니다.

이런 분들은 꼭 보세요

항상 코가 막혀 있다 | 코를 풀어도 잘 안 나온다 | 봄만 되면 콧물, 재채기가 심해진다 | 코가 막혀 냄새를 잘 못 맡는다 | 입으로만 숨을 쉰다

실제 환자 케이스

이름 : 박진식 나이(성별) : 30세 남성 직업 : 사무직 공무원

흰 얼굴에 목소리가 작은 편이고 다크 서클이 자주 생기는 체질이다. 잠이 많아 주말에는 항상 집에서 쉰다고 한다. 어릴 때부터 알레르기성 비염을 앓아왔고 항상 코가 막혀 있어 자신도 모르게 입을 벌린다고 한다. 감기도 자주 걸리는 편이다.

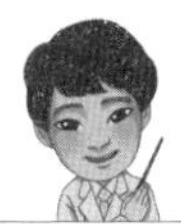

1. 풍한風寒이 비염을 유발한다

"저는 비염 때문에 항상 코가 막혀 있어요."

감기약을 지으러 한의원을 찾아온 환자는 입을 벌린 채 숨쉬고 있었습니다. 심한 코감기에 걸린 줄 알았는데 알고 보니 알레르기성 비염으로 청소년기부터 항상 코가 막혀 있었다고 합니다.

"숨쉬기가 많이 불편해 보이십니다. 치료는 해보셨나요?"

"많이 해봤죠. 하지만 좋아졌다가 금방 재발하니 너무 지쳐 치료받기도 싫어지네요."

"원래 알레르기성 비염은 완치가 어려워요. 재발을 염두에 두어야 합니다. 그 대신 평소 알레르기 비염이 없는 정상인처럼 생활하도록 증상을 완화시키는 것을 목표로 해야 합니다."

알레르기성 비염은 최근 10년 동안 가장 많이 증가한 질환입니다. 국민건강보험공단에 따르면, 매년 6% 이상 증가하는 추세이며 현재 60만 명 이상이 알레르기성 비염으로 치료받고 있습니다. 줄줄 흐르는 콧물과 지긋지긋한 코 막힘은 하루하루를 힘들게 합니다. 업무집중력도 떨어지고 수면도 방해받습니다. 여러분의 활기찬 생활을 위해 반드시 극복해야 할 질환입니다.

코는 폐와 연결되어 있습니다. 그러므로 호흡을 통해 외부의 사기邪氣, 병을 일으키는 기운, 바이러스나 세균가 침입하면 맨 먼저 코에 문제가 생깁니다. 콧물, 코 막힘, 재채기는 코에서 가장 흔한 증상이자 알레르기성 비염의 3대 증상입니다. 1년 내내 지속되거나 계절에 따라 심해지기도 합니다.

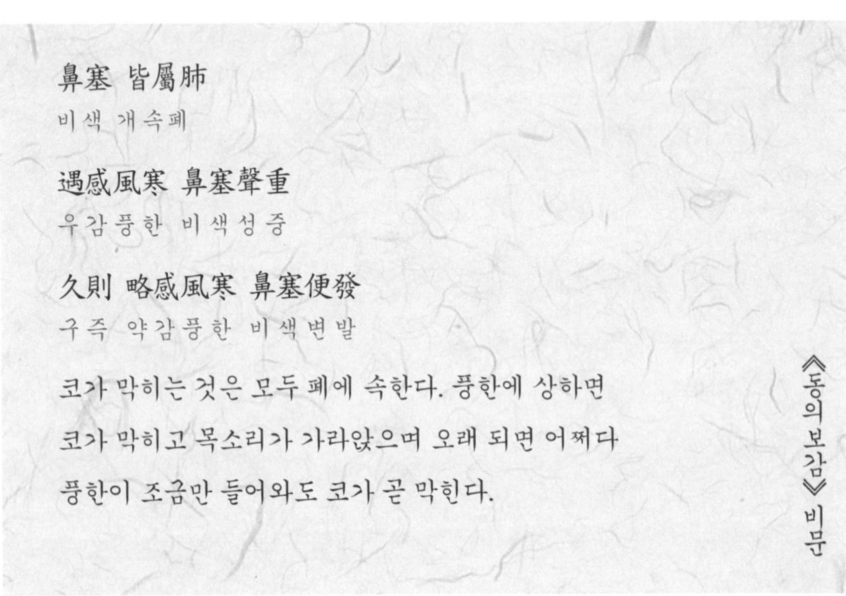

《동의보감》에서는 알레르기성 비염의 원인이 바로 '풍한風寒'이라고 했습니다. 풍한이란 무엇일까요? 풍한은 알레르기성 비염을 유발하는 외부의 모든 원인 물질을 말합니다. 대표적으로 집 먼지 진드기, 곰팡이, 동물의 털, 꽃가루, 차고 건조한 바람 등이 있습니다. 이 원인 물질들은 건강한 사람에게는 별로 영향이 없지만 선천적으로 호흡기가 약하거나 천식이나 아토피가 있는 알레르기성 체질에게는 민감한 반응을 일으킵니다. 그러므로 외부의 원인 물질을 최대한 피하고 호흡기 계통을 강화하는 방향으로 체질 개선을 해야 알레르기성 비염으로부터 해방될 수 있습니다.

매일 접촉하는 침구류나 카펫은 자주 삶아 세탁해 햇볕에 말려주고 털 소재의 소파는 가죽이나 다른 소재의 소파로 바꿔주는 것이 좋습니다. 겨울에도 자주 환기시키고 건조한 봄, 가을에는 습도 조절에 신경써야 합니다. 폐에 좋은 도라지나 오미자를 이용한 차나 음식도 큰 도움이 됩니다.

비염으로 얼굴 모양까지 바뀔 수 있다

알레르기성 비염으로 얼굴형까지 바뀔 수도 있다는 사실, 알고 계신가요? 아이들은 코가 간질거리면 손바닥으로 코를 밑에서 위로 비벼 올리는 습관이 있습니다. 알레르기 인사allergic salute라고 불리는 이 행동을 자주 하면 콧등에 주름이 생겨 미관상 안 좋습니다. 또 비염으로 코가 막히면 숨쉬기가 불편해 항상 입을 벌리고 있어 멍해 보입니다.

더 큰 문제는 심해지면 턱의 기형을 유발한다는 점입니다. 치아 아래위의 부정교합이 생길 수 있으므로 어린 아이일수록 알레르기성 비염을 미리 치료해주어야 합니다. 아이가 코를 자주 실룩거리거나 만진다면 알레르기성 비염을 의심하고 병원에서 정밀검진을 받아보시기 바랍니다.

2. 향긋한 신이차로 코의 숨길을 열어라

'4월의 여왕'으로 불리는 목련은 아름다운 봄의 전령사인 동시에 코에 좋은 한약재이기도 합니다. 봄철에 아직 피지 않은 목련의 꽃봉오리를 채취해 말려 사용하며 특유의 매운 맛이 있어 신이辛夷라고 불립니다. 신이는 성질이 따뜻하고 매운 맛이며 알레르기 비염으로 부어오른 코 점막을 가라앉혀 막힌 코를 뚫어주는 효능이 있습니다. 우리가 코가 막힐 때 뿌리곤 하는 비염치료용 스프레이(비충혈완화제)는 특히 효과가 매우 빠르지만 일시적이라는 단점이 있고 장기간 사용시 내성이 생겨 어떤 약물에도 듣지 않는 약물성 비염으로 진행될 수도 있습니다.

하지만 신이는 그런 부작용 걱정 없이 차로 끓여 마셔도 효능이 좋은 약재입니다. 또한 축농증(비염이 심해져 콧속의 빈 공간인 부비동에 분비물이 고이면서 2차 세균감염이 일어난 상태)으로 인한 두통, 치통, 안면통증을 완화시켜 주는 효능도 있습니다. 여기에 생활습관까지 개선한다면 좋습니다. 밀가루 음식과 술은 과도한 점액 분비를 유발해 알레르기 비염을 악화시키는 가장 흔한 음식입니다. 또 흡연은 폐를 손상시키고 콧속 미세섬모의 기능을 저하시켜 세균 감염의 위험을 높입니다. 금주, 금연, 식습관 개선을 통해 몸을 외부물질에 예민하게 반응하지 않는 건강한 체질로 바꿔나가야 합니다. 그리고 신이차로 막힌 코를 뚫어준다면 알레르기 비염은 좋아질 수 있습니다. 향긋한 신이차로 코의 숨길을 열어 산뜻한 봄날을 만끽하시기 바랍니다.

봄의 전령사인 목련,
그 봉오리로 만든 신이차가 비염에 좋습니다.

☞ 차 만드는 법은 98쪽에 있습니다.

新동의보감 **상담실**

문 : 알레르기성 비염도 유전되나요?

답 : 안타깝게도 알레르기성 질환은 유전되는 경향이 있습니다. 연구에 따르면, 부모 중 한 명이 알레르기가 있을 때 50%, 양쪽 모두 있을 때 75% 정도로 알려져 있습니다. 알레르기성 아토피, 비염, 천식을 3대 알레르기 질환이라고 부르며 순차적으로 발병하므로 지속적인 관찰과 치료가 중요합니다.

다크서클과 비염

지긋지긋한 다크 서클의 원인이 바로 비염일 수도 있습니다. 단순히 눈 밑의 피부가 검게 된 것으로 보이지만 그 원인을 찾아보면 눈 밑의 혈액순환에 문제가 있는 경우가 많습니다. 알레르기성 비염으로 콧속 점막이 부어오르면 코와 연결된 눈 밑의 혈관에 울혈이 생기기 때문입니다. 여러분의 비염이 호전되고 부어오른 코 점막이 정상화되면 다크 서클은 저절로 사라질 수 있습니다.

알레르기성 비염! 이럴 때는 병원으로!

- 선천적으로 비중격만곡증(콧구멍을 나누는 벽이 휜 것)으로 코가 심하게 막혀 있을 때
- 오랫동안 염증으로 비갑개가 심하게 부어올랐을 때
- 부비동염이 동반되어 콧속에 지속적인 염증이 있을 때

알레르기성 비염은 체질적인 알레르기가 문제이기 때문에 수술로 완치되지 않습니다. 하지만 위의 경우에는 증상 완화를 위해 가끔 수술이 고려되기도 합니다.

부비동염 | 부비동에 발생한 염증성 질환입니다. 부비동은 두개 골 내에 공기가 차 있는 빈 공간으로 머리를 가볍게 하고 호흡할 때 공기의 습도와 온도를 조절하는 기능을 합니다. 하지만 바이러스나 세균에 감염되면 코 막힘이 심해지고 코가 목 뒤로 넘어가거나 얼굴 부위의 통증을 동반하기도 합니다.

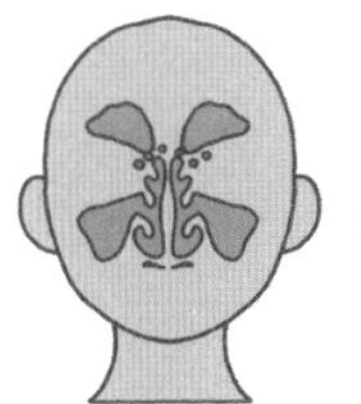
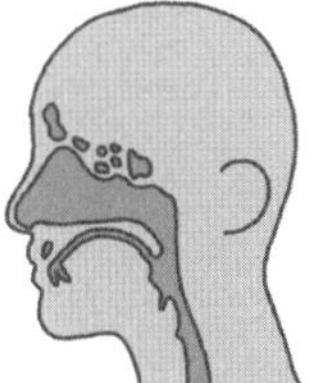

눈 · 귀 · 코 편

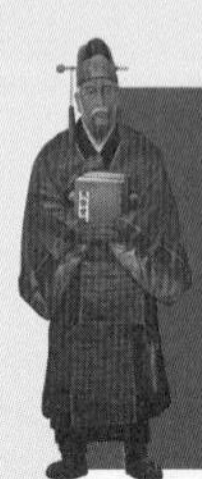

新 동의보감

알레르기성 비염 처방전 비염 환자를 위한 신이차 만들기

증상 항상 코가 막혀 있어요 **진단** 풍한風寒으로 인한 알레르기성 비염 **처방** 막힌 코를 뚫어주는 신이차

신이차의 효능 : 풍한, 비염 치료

신이는 채 피지 않은 목련 꽃봉오리를 말합니다. 마치 털이 난 작은 복숭아의 모습입니다. 꽃이 벌어지면 약효가 떨어지므로 그 전에 꽃봉오리를 채취해 약재로 사용합니다. 따뜻하고 매운 성질이 있어 비염을 가라앉히고 막힌 코를 뚫는 데 탁월한 효능이 있습니다.

복용 시 주의할 점이 있습니다. 맵고 발산하는 성질이 있으므로 기가 허하고 땀이 많거나 마른기침을 많이 하는 사람이나 노인은 복용을 삼가는 것이 좋습니다. 신이는 곰팡이가 잘 생기기 때문에 잘 건조시키는 것이 포인트입니다. 직접 따서 말리는 경우, 심과 털을 제거하는 별도의 손질 과정이 필요하고 곰팡이 발생 방지도 쉽지 않아 상품을 사는 것이 좋습니다.

제조법

1. 주전자에 600㎖의 물을 끓입니다.
2. 신이 5~10개를 넣고 물이 절반 정도가 될 때까지 중불로 달입니다.
3. 300㎖를 한 잔 분량으로 아침, 저녁 하루 두 잔씩 마십니다.

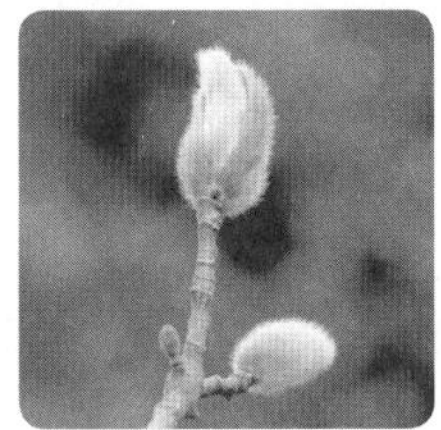

신이(산 목련 꽃봉오리)

Tip

신이는 목련꽃을 사용하되 관상용이 아닌 산 목련을 사용합니다. 관상용 백목련은 약재로 효능이 없습니다. 그리고 일반인은 꽃봉오리를 다듬기 어려우니 구입해 쓰는 것이 좋습니다. 향이 특이하고 매운 맛이 나야 합니다. 우리나라의 고산지대에 자생하며 현재 국산은 거의 없고 수입산이 유통되고 있습니다. 특별히 국산 신이를 구입하고 싶은 분은 강원도 정선의 약재상에 문의해 주문하면 구할 수 있습니다.

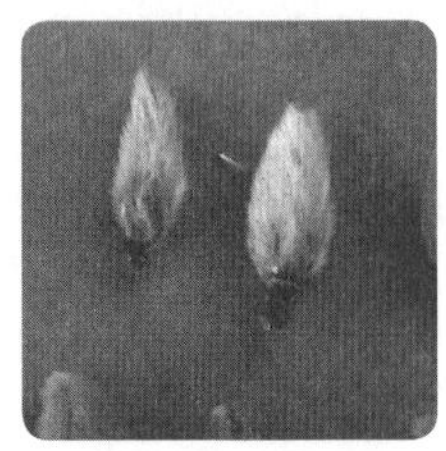

손질 전의 꽃봉오리

13 잦은 코피

코피는 코 내부 점막의 모세혈관이 터지면서 혈액이 흘러나오는 증상입니다. 오염된 공기나 축농증, 비염 등 코 점막을 자극하거나 과로, 스트레스, 외부 충격 등 모세혈관에 손상이 갈 때 발생하며 고혈압이나 백혈병과 같은 전신질환에 기인하기도 합니다.

이런 분들은 꼭 보세요

자주 코피가 난다 | 코피가 잘 멎지 않는다 | 아침에 세수하다가 코피가 난다 | 가끔 코피가 난다 | 식사 중에 코피가 난다

실제 환자 케이스

이름 : 홍성우　나이(성별) : 18세 남성　직업 : 수능시험을 앞둔 고등학생

증상 : 학업 스트레스가 심하고 수면 시간이 부족해 체력이 떨어진 상태다. 스트레스를 받거나 무리한 신체활동을 하면 얼굴이 붉어지고 열이 위로 솟는 느낌이라고 한다.

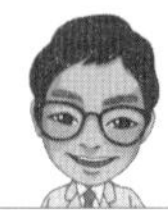

1. 잦은 코피는 열이 상부로 몰리기 때문이다

저희 이모께서 다급한 목소리로 전화하신 적이 있습니다.

"우리 애가 요즘 코피가 자주 나는데 어디 아픈 거 아니니?"

"공부 때문에 스트레스를 많이 받나 봐요."

"응, 요즘 공부한다고 하는데 하루가 멀다 하고 코피가 나니 어디 아픈 건 아닌지 걱정이네."

"제가 직접 보지 않아 뭐라고 말씀드릴 수는 없겠네요. 그래도 너무 걱정하실 정도는 아닌 것 같아요. 조만간 찾아뵐게요."

열심히 공부하기 시작한 이후로 코피가 자주 난다는 사촌동생의 사연이었습니다. 사실 전화만으로 아이의 상태를 짐작하기는 어려웠습니다. 단, 심각한 상태는 아니고 체력이 약간 떨어졌거나 학업 스트레스 때문이라고 짐작할 뿐이었습니다. 사실 코피는 성인보다 어린이나 청소년에게 자주 나타납니다. 자녀가 코피

를 흘리면 부모 입장에서는 큰일난 것처럼 반응할 수 있지만 대부분은 사소한 이유로 발생하고 자연 치유되는 경우가 많습니다. 하지만 코피가 자주 나면 불편하고 두려운 것은 어쩔 수 없습니다. 코피는 왜 날까요?

《동의보감》에서는 몸에서 일어나는 대부분의 출혈이 열 때문에 발생한다고 봅니다. 외상으로 생긴 출혈이 아니라면 열로 인해 모세혈관이 약해지거나 손상되어 혈이 혈관에서 벗어나게 된다는 것입니다.

熱能傷血
열 능 상 혈

열(熱)이 혈(血)을 상하게 한다.

《동의보감》 혈문

코피도 마찬가지입니다. 각종 장기에 열이 있거나 갑작스런 상열上熱, 열이 위쪽으로 뜨는 증상로 코피가 난다고 했습니다. 특히 위胃나 폐肺에 열이 있을 때 열이 상부로 몰리다보니 상부, 즉 머리 쪽으로 혈액이 몰리고 압력이 가중되어 이것을 줄이기 위해 코피가 나올 수 있는 것입니다. 압력밥솥으로 밥을 지을 때 나중에 압력 구멍이 열리는 것처럼 코피는 머릿속이나 뇌의 압력을 줄일 때 작용합니다. 장부에 열이 생기는 것은 몸이 허해졌을 때도 생깁니다. 이른바 허열虛熱, 몸에 기운이 부족할 때 생기는 열입니다. 체력이 떨어지고 몸이 약해지면 혈관 속에서만 피가 흐르도록 잡아주는 기氣의 작용이 약해져 혈이 흘러나올 수 있습니다.

아이들 코피, 콧속 습도 유지 중요!

드라마나 영화를 보면 싸우다가 얻어맞거나 고시생이 수험 스트레스로 코피를 흘리곤 합니다. 아, 한 가지 더. 콩트에서 주인공들이 야한 장면을 볼 때 코피가 빵

터지는 장면도 있습니다. 이 세 가지는 각 상황의 느낌을 시각적으로 확실히 전하기 위한 장치로 쓰였지만 코피가 나는 실제 원인들을 잘 보여주고 있습니다.

코는 외부로부터 세균의 침입을 막고 공기를 들이마시고 내보내며 적절한 온도와 습도를 유지합니다. 점액과 털로 먼지나 이물질의 침입을 막는 역할도 하죠. 이렇게 다양한 역할을 하므로 모세혈관이 피부 가까이 많이 분포하고 있습니다. 얇고 터지기 쉬운 모세혈관은 대부분 근육이나 두꺼운 피부, 지방의 보호를 받고 있는데 코는 그렇지 못합니다. 그래서 쉽게 터지고 피가 나는 것입니다. 외부의 충격이든 내부의 원인이든 콧속 출혈이 가장 빈번할 수밖에 없습니다. 안 그래도 충격이나 출혈에 약한 콧속 혈관이 과로, 스트레스, 비염이나 축농증 같은 다양한 원인으로 약해져 외부에 노출되면 코피가 쉽게 나는 것입니다.

코피는 고혈압이나 혈소판 감소증, 백혈병 같은 전신질환이 있다면 조심해야겠지만 대부분 콧속 모세혈관에서 피가 빠져나오는 환경을 만드는 물리적, 내부적 원인입니다. 코피는 어쩌면 필연적인 현상이니 코피를 보면 놀라지 말고 문제점을 찾아내 해결해주면 됩니다.

어린 아이들은 코를 후비다가 코 점막을 손상시켜 코피가 나는 경우가 많습니다. 요즘은 비염이나 축농증이 늘어 코를 세게 풀다가 코피가 나기도 합니다. 여러분 모두 어렸을 때 코를 후비거나 코를 풀다가 코피가 난 적이 있을 것입니다. 또 아이들은 체질적으로 열이 많아 조금만 무리하거나 스트레스를 받아도 열이 쉽게 위로 몰려 코피가 납니다. 특히 콧속이 건조해지면 혈관이 밖으로 노출되고 점막이 손상되기 쉬우니 조심해야 합니다.

또한 건조해져 코딱지가 달라붙으면 그것을 파내거나 코를 풀 때 생기는 상처로 코피가 날 수 있습니다. 콧속의 습도 유지를 위해 안연고나 바셀린을 손가락 끝이 닿는 콧속 부분에 발라주면 좋습니다. 물론 과도한 스트레스나 너무 열심히 뛰노는 것은 체력을 떨어뜨려 몸속의 열이 위쪽으로 오르고 혈을 간직하는 인체의 작용을 떨어뜨릴 수 있으니 자제해야 합니다.

2. 연근으로 열을 내리고 출혈을 멎게 하라

출혈성 질환에 사용하는 약재 중에 열을 내리는 약재들이 많은데 그 중에서도 연근은 "오래 복용하면 몸이 가벼워지고 노화를 이겨내며 배고픔을 모르고 무병장수한다."라고 할 만큼 훌륭한 약재로 기록되어 있습니다. 특히 열을 내리고 소염하는 동시에 출혈을 멎게 하는 작용으로 코피로 인한 2차 세균 감염까지 예방해주는 매우 좋은 약입니다. 또 《동의보감》에서 연근은 체력을 보강시켜 주고 비타민, 무기질, 식이섬유가 풍부해 과로와 수험생의 스트레스를 완화시켜 주는 효능이 있다고 언급되어 있습니다.

울혈을 풀어주고 열을 내려주는 연근으로 코피를 막으세요.

☞ 연근 활용법은 104쪽에 있습니다.

新동의보감 **상담실**

문 : 코피가 날 때 휴지로 막으면 안 된다는데

답 : 코피가 날 때 휴지로 막으면 휴지의 거친 면에 코 점막이 손상되거나 염증이 생길 수 있습니다. 또 휴지를 접어 코를 막으면 휴지의 흡수력이 떨어져 피가 목을 통해 뒤로 넘어갈 수 있습니다. 피가 뒤로 넘어가면 기관지나 폐로 들어가 감염이나 폐색을 일으킬 수 있으니 조심해야 합니다. 일단 코피가 나면 고개를 아래로 숙여 피가 어느 정도 나오게 한 후, 흡수력이 좋은 거즈나 솜으로 코를 막고 콧잔등을 눌러주는 것이 좋습니다. 이때 피가 목 뒤로 넘어가지 않도록 주의합니다.

잦은 코피! 이럴 때는 병원으로!

- 지나치게 많은 코피가 `날 때
- 응급처치에도 불구하고 코피가 계속될 때(30분 이상)
- 코피가 재발할 때
- 멍이 잘 들고 코피 외에 기타 출혈 증상이 동반될 때
- 어지럼증과 구토, 의식장애를 동반하는 코피나 앞쪽으로 안 나오고 위쪽으로 넘어가는 코피가 날 때

코피가 나는 전신질환의 경우, 질환으로 인한 증상이 심각할 수 있으므로 병원에서 진찰을 받아야 합니다. 혈액응고 저하 질환이나 고혈압 등은 증상이 갑자기 악화될 수 있으니 위의 증상이 있다면 반드시 병원에서 치료받으시기 바랍니다.

혈액응고장애 | 선천적 또는 후천적 원인으로 혈액을 응고시키는 인자가 부족해 생기는 질환입니다. 혈우병 등이 이에 속하며 프로트롬빈이나 피브리노겐 등 혈액응고에 관여하는 다양한 인자들이 부족한 것이 원인입니다.

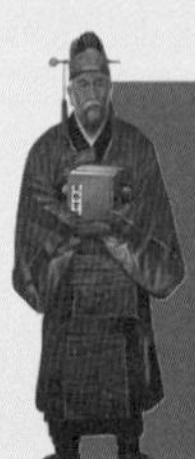

新 동의보감

잦은 코피 처방전 체력 저하와 출혈, 열병의 특효약, 연근

증상 코피가 자주 나요 **진단** 콧속 모세혈관의 약화 **처방** 체력 보충과 출혈 방지의 명약, 연근죽

연근의 효능 : 소염 작용, 출혈, 배뇨장애, 열병 개선

연근은 맛이 달고 성질이 차갑습니다. 열을 떨어뜨리고 울혈을 풀어주며 소염 작용이 있습니다. 지혈 작용도 있어 한방에서 각종 출혈성질환이나 방광의 배뇨장애, 각종 열병에 사용하는 약재입니다. 차가운 성질 때문에 생리 중인 여성이나 임산부는 삼가야 합니다. 마트에서 하얗게 깎아서 파는 조림용 연근으로도 충분합니다.

제조법

1. 연근 한 뿌리(150g)를 깨끗이 씻어 찹쌀 한 공기와 함께 믹서로 갈아줍니다.
2. 표고버섯을 얇게 썰어 물에 살짝 데쳐줍니다.
3. 표고버섯을 데친 물에 갈아놓은 연근과 찹쌀을 함께 넣고 끓여줍니다.
4. 끓기 시작하면 약불로 줄여 눌러 붙지 않도록 저으며 천천히 익혀줍니다.
5. 표고버섯을 넣고 소금으로 간을 한 후, 들기름 한 방울을 똑! 아침식사 대용으로 일주일에 2~3번 먹으면 코피를 막는 데 도움이 됩니다.

Tip

연근은 전국적으로 재배되며 남부지방의 길고 굵으며 속이 흰 것이 상품입니다.

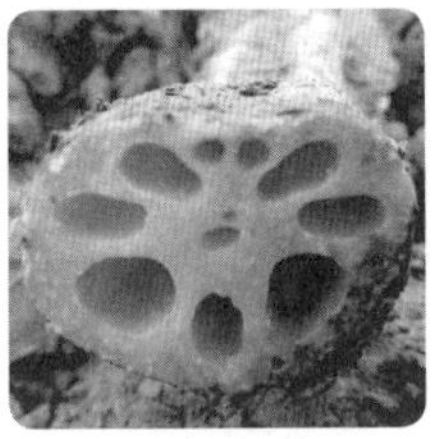

연근

14 코골이

코골이는 말 그대로 자면서 코를 고는 증상입니다. 숨 쉬는 동안 상부의 기도(코, 입, 후두 등)의 공간이 좁아져 공기와 심한 마찰을 일으켜 발생합니다. 충분한 공기를 받아들일 수 없기 때문에 자는 동안 피로를 충분히 풀 수 없고 주위에 소음을 발생시켜 불편을 겪습니다.

이런 분들은 꼭 보세요

코골이가 심하다 | 수면 중 무호흡증이 있다 | 코가 자주 막힌다 | 방이 떠나가도록 코를 곤다 | 코고는 소리 때문에 사람들과 함께 못 잔다 | 자신의 코고는 소리에 깰 때가 있다

실제 환자 케이스

이름 : 임관식 나이(성별) : 45세 남성 직업 : 험한 일을 하는 중장비 기사

증상 : 공업단지에서 중장비를 다루는 기사로 험한 일을 하며 불규칙한 식사와 잦은 음주로 위장 기능에 이상이 생겼다. 원래 가래가 많은 편이고 코가 자주 막힌다.

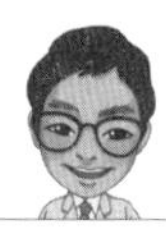

1. 코골이는 기도 주위의 구조물들이 원인이다

"드르렁 퓨우~ 드르렁 퓨우~ 컥!"

방이 떠나가도록 코고는 소리를 들어본 적 있으세요? 코를 틀어막고 싶을 정도로 괴로운 코골이에 시달리는 분들이 늘고 있습니다. 본인이야 잠들면 그만이지만 옆 사람은 잠도 못자고 괴롭습니다. 진료실에 이런 환자분이 찾아왔습니다.

"코를 너무 심하게 곱니다. 저는 잘 모르겠는데 집사람이 코고는 소리에 잠을 못 자겠답니다."

"코고는 소리가 엄청 큰가 봅니다."

"네, 쩌렁쩌렁 온 집안이 울린대요. 요즘은 안방에서 쫓겨나 작은 방에서 자고 있습니다. 어떻게 좀 해주세요."

큰 덩치에 살이 단단해 보이는 이 분은 코골이가 심해진 지 벌써 10년이 넘었

답니다. 결혼 전부터 심한 줄은 알고 있었지만 치료할 생각까진 안 해봤는데 아내가 너무 괴로워해 한번 와봤답니다. 코를 골다가 '컥컥' 소리내며 숨도 안 쉴 때가 있어 아내가 너무 놀라 깨우기도 했답니다. 이렇듯 중증 코골이 환자 중에서는 수면 무호흡증도 호소하는 경우가 많습니다. 코골이, 대체 왜 생기는 걸까요?

인체 내부를 내시경으로 들여다보게 된 것은 비교적 최근이므로 조선시대에 살았던 허준 선생께서는 콧속 구조를 정확히 알지 못했을 겁니다. 그 대신 겉으로 드러나는 색이나 소리, 분비물을 통해 인체의 생리현상을 유추했을 겁니다. 따라서 코 막힘이나 콧속에 생기는 군살이 코골이를 일으키는 원인으로 판단했을 겁니다.

样肉因胃中有食積熱痰流注
양 육 인 위 중 유 식 적 열 담 유 주

코의 군살은 위중의 소화되지 못한 음식과
열담(熱痰, 노폐물과 그로 인한 열)이 돌아다니기
때문이다.

《동의보감》 비문

그리고 이에 대해 위장의 원인뿐만 아니라 호흡기를 아우르는 폐肺, 혈액을 추동하는 심장心臟, 호흡의 근육을 유지하는 간肝, 호흡의 보조기관인 신장腎臟까지 모두 영향을 미칠 수 있다고 합니다. 따라서 원인에 따른 치료를 주장하고 있습니다. 실제로 코골이는 다양한 원인으로 발생합니다. 코보다 우리가 숨 쉴 때 공기가 지나가는 통로 즉, 기도에 있는 다양한 구조물이 원인입니다. 그리고 생활의 기거를 바르게 하는 것을 중시했고 편히 자는 것을 중시해 잠자는 법을 기록

해놓고 있습니다. 그 내용을 보면, "옆으로 누워 자되 오른쪽으로 누워 무릎을 굽힌 채 자면 위장이 편안하고 심기心氣, 심장의 기운를 기를 수 있다. 입은 다물고 자야 한다."라고 나와 있습니다. 실제로 코골이를 고치는 수면 자세가 이와 비슷합니다.

얼마 전 정글에서 생존하는 예능 프로그램에서 모 여배우의 코고는 소리를 들려준 적이 있습니다. 얼마나 피곤했던지 섹시함이 생명인 그 여배우는 자신의 코고는 소리가 방송에 나가는 줄도 모르고 자고 있었습니다. 사실 코골이는 피곤하면 누구나 한번쯤 경험하는 현상입니다. 술을 마시거나 너무 피곤해지면 호흡기 주위 근육들의 힘이 빠지기 때문입니다. 단체생활인 군대에서 세상모르고 자다가 선임들에게 혼나고 막사에서 쫓겨난 병사의 이야기를 들어봤을 겁니다. 타인들과 함께 잘 때 피해를 주지 않으려면 술도 적당히, 낮에는 업무나 운동도 적당히 하는 지혜가 필요할 것 같습니다.

코골이는 사실 코에서 나는 소리가 아니다?

입으로 '슈슉~' 소리내고 주먹을 내지르며 "이건 입에서 나는 소리가 아니여"라고 말하는 코믹영화의 한 장면이 생각납니다. 그렇습니다. 코골이는 사실 코에서 나는 소리라기보다 입에서 나오는 소리라고 봐야할 것 같습니다. 실제로 코를 고는 사람들의 입을 틀어막으면 코고는 소리가 거의 안 납니다. 대부분이 코에서 소리나는 걸로 잘못 알고 있습니다. 실제로 코가 막혔을 때보다 목젖이나 혀, 인후두의 근육이 늘어나 있거나 턱의 구조 이상으로 혀가 기도의 일부를 막는 경우, 편도가 커져 있는 경우, 살이 찌거나 음주로 근육 기능의 일부를 잃어버렸을 때 코골이가 생깁니다. 코가 막혀 입으로 숨 쉬는 경우에도 위의 구조물들이 기도를 막으면 코고는 소리가 생기는 것입니다.

2. 코골이 치료법으로 체중감량이 우선이다

심한 코골이 환자 인구가 전체의 1/4을 차지할 만큼 급증하고 있습니다. 코골이는 옆에서 자는 사람도 괴롭히지만 본인도 깊이 못 자므로 낮에 집중력이 떨어지고 스트레스도 쉽게 쌓이고 피곤해 많은 손해를 보게 됩니다. 특히 코골이에 흔히 동반하는 수면 무호흡증이 더 심각합니다. 수면 무호흡증은 밤에 자는 동안 10초 이상의 무호흡 증세를 5회 이상 겪는 것인데 낮 동안 졸음과 학습능력 저하뿐만 아니라 고혈압이나 심근경색, 뇌졸중 등 심혈관계 질환에 걸릴 위험이 매우 높습니다. 수면 무호흡증이 있는 경우, 하루라도 빨리 코골이를 고치려는 노력을 하거나 병원을 찾아야 합니다.

코골이가 있는 사람에게 우선 권하는 치료법은 살을 빼는 것입니다. 살이 찌면 목과 턱의 살도 늘어나 탄력이 떨어지고 기도 주위의 근육과 구조물이 약해지고 늘어나게 됩니다. 대체로 코골이 환자들의 경우, 살찐 비율이 높습니다. 이럴 때는 반드시 체중감량을 해야 합니다. 그리고 구강 구조상의 문제가 있는 경우, 즉 턱이 뒤로 밀려 있거나 작아 혀가 기도의 일부를 막고 있는 경우에는 교정할 필요가 있습니다. 물론 규칙적인 유산소운동으로 폐활량을 늘리고 호흡기관을 튼튼히 하는 것도 도움이 됩니다. 한 가지 더, 코골이가 심해 치료를 결심했다면 반드시 호흡근 운동을 해야 합니다. 호흡근 운동은 상기도上氣道에 있는 다양한 기관을 사용하고 연마해 제 기능을 찾고 정상 크기와 위치를 회복하는 방법입니다. 3개월 동안의 실천만으로 코골이의 약 40%가 완화되는 효과가 있습니다.

新동의보감 **상담실**

문 : 코골이로 인한 수면 무호흡증으로 사망하기도 하나요?

답 : 아직까지 그런 사례는 없습니다. 단, 수면 무호흡증으로 고혈압과 심근경색, 뇌졸중 등 심혈관계 질환의 발생 위험이 높아진다는 연구 결과는 분명히 지속적으로 나오고 있습니다. 수면 무호흡증을 자각했다면 치료 노력을 하루 빨리 시작해야 합니다.

코골이를 줄이기 위한 수면 자세

《동의보감》에 나와 있듯이 오른쪽으로 누워 다리를 웅크리는 것이 좋은 자세입니다. 입을 다물고 자야 호흡 효율이 올라가고 코골이도 덜하게 됩니다. 자다보면 자연스레 몸을 뒤척이게 되지만 계속 오른쪽으로 자려는 노력을 해야 합니다. 4대 성인 중 한 분인 공자도 이 자세로 잤다고 합니다.

코골이를 근본적으로 고치려면
체중감량부터 시작하시고 그 다음에 호흡근 운동으로 단련하세요.

☞ 호흡근 운동법은 110쪽에 있습니다.

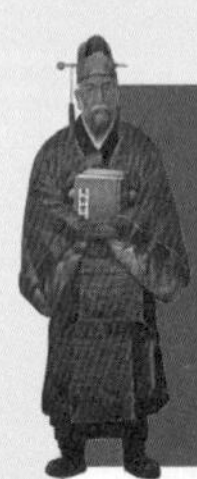

新 동의보감

코골이 처방전 코골이를 위한 호흡근 운동하기

증상 코를 심하게 곯아요 **진단** 비만과 상기도 구조물의 이상 **처방** 살을 뺀 후 333 호흡근 운동

호흡근 운동의 효과 : **근육과 피부의 단련**

호흡근 운동은 상기도에 있는 구조물들을 지지하고 움직이는 데 관여하는 근육과 피부층을 단련시키고 자극해 제자리를 찾도록 도와줍니다.

333 운동법 : **발음, 혀, 안면 근육**

1. 입 주위 근육 운동(하루 3회)

· 입을 닫은 채 최대한 앞으로 내밀었다가 최대한 안쪽으로 당기기(30초씩).

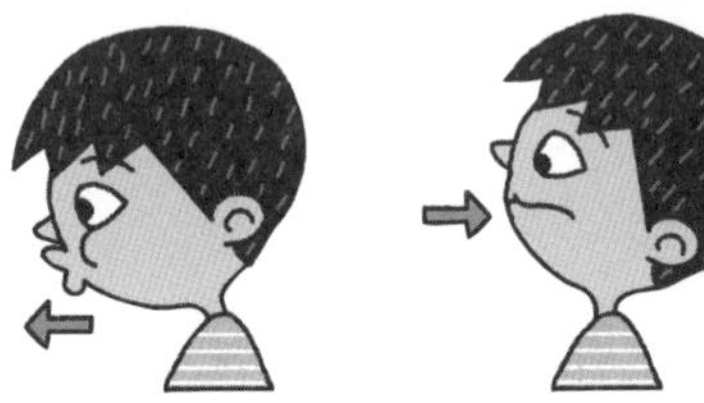

· 양쪽 볼을 최대한 빨아들여 홀쭉하게 만들었다가 손가락으로 누른 상태로 최대한 빵빵하게 만들기(30초씩).

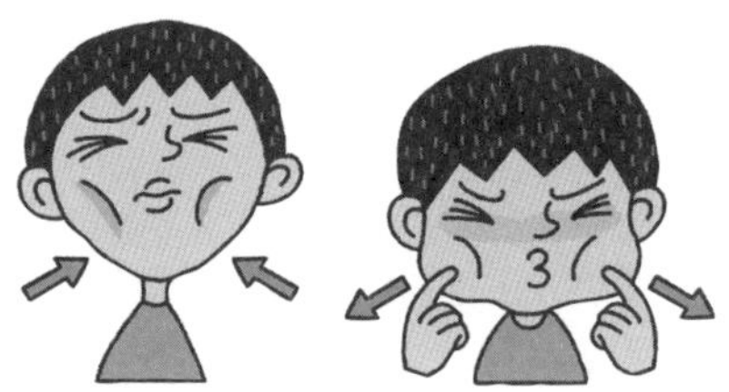

· 양쪽 입꼬리의 한쪽은 아래로 다른 한쪽은 위로 교차한 상태로 유지하기(교대로 30초씩).

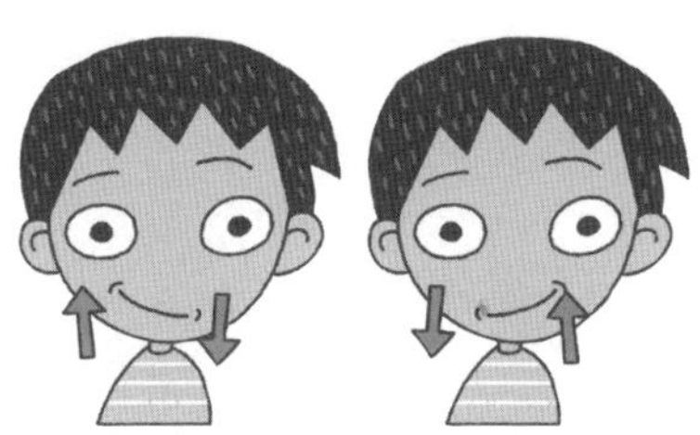

2. 모음 발음하기(1회 3분씩 하루 3회)

모음을 끊어 3회씩 발음합니다.

아, 아, 아, 에, 에, 에, 이, 이, 이, 오, 오, 오, 우, 우, 우

모음을 3초씩 발음합니다.

아~~~ 에~~~ 이~~~ 오~~~ 우~~~

3. 혀 운동(하루 3회)

혀끝을 입천장 앞쪽(딱딱한 부분)에서 뒤쪽(부드러운 부분)으로 쓸기(3분).

혀로 입천장 전체를 강하게 밀었다 떼기를 반복(3분).

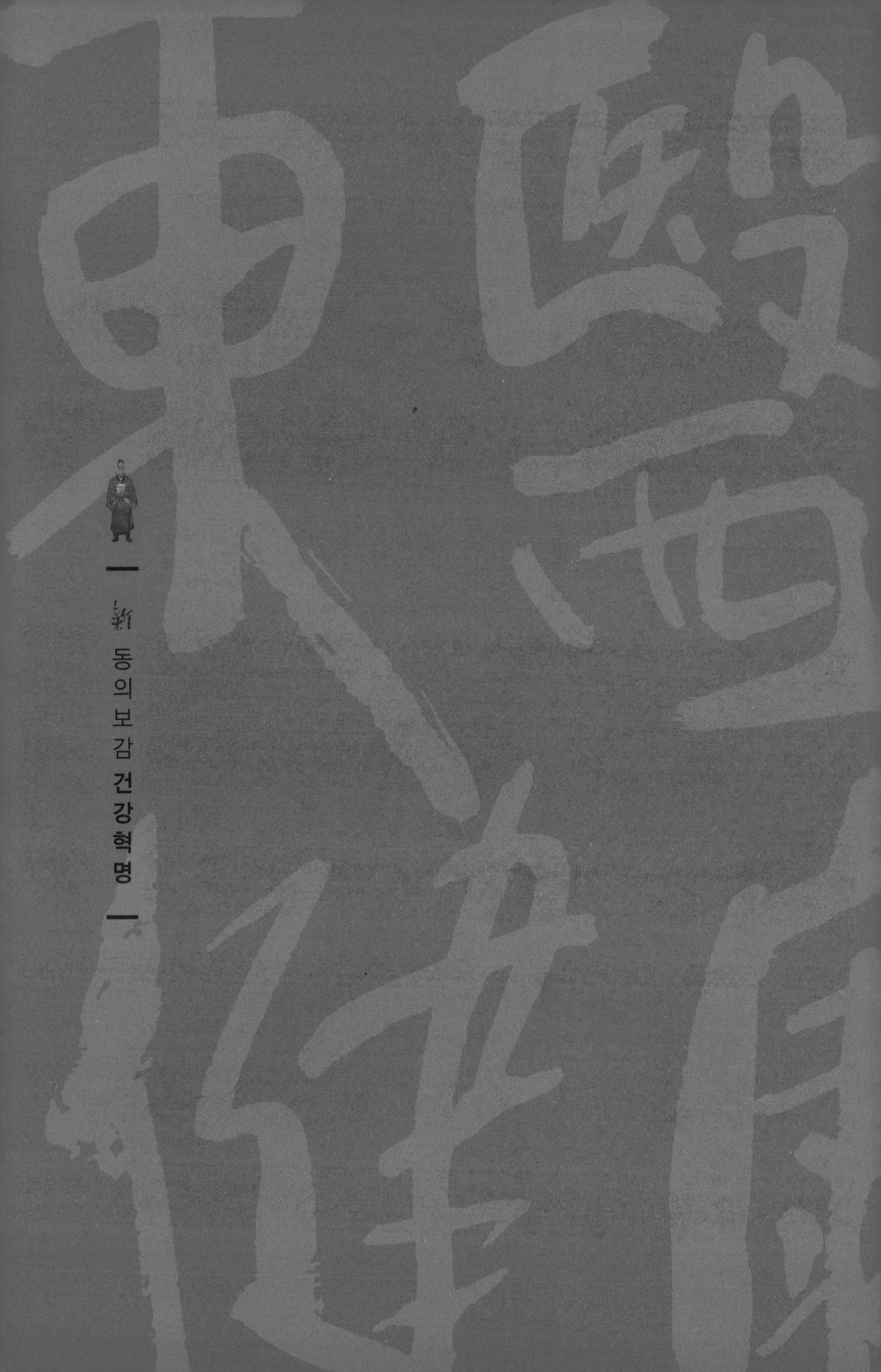
新 동의보감 건강혁명

제 3 부

입 · 목 편

15 구취

양치질을 했는데도 입냄새가 나는 것을 구취증이라고 합니다. 치아구조로 인한 음식물 잔류나 구강건조증으로 침 살균작용이 없을 때, 치주염이나 충치, 혀의 백태로 발생하기도 합니다. 원인에 따라 비린내, 음식 썩은 냄새, 암모니아 향이 나기도 합니다.

이런 분들은 꼭 보세요

입에서 썩은 냄새가 난다 | 음식 맛을 잘 모르는 경우가 있다 | 자주 백태가 낀다 | 자주 입이 마르다 | 자주 목이 타는 증상이 있다

실제 환자 케이스

이름 : 김대수 나이(성별) : 35세 남성 직업 : **접대가 많은 직종의 회사원**

증상 : 접대 때문에 피할 수 없는 술자리가 많다. 마시는 술의 종류도 다양해 적응하기가 힘들고 체력 저하로 고생하고 있다. 또 회사원으로 스트레스가 심하고 술과 담배를 하며 불규칙한 식생활로 소화기관에 이상이 생겼다.

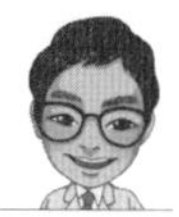

1. 입 냄새는 위장의 열 때문이다

진료를 하다보면 웃는 얼굴로 대하기 어려운 환자들도 만나게 마련입니다. 그 중에서도 본의 아니게 저를 찡그리게 만드는 환자들이 있습니다. 바로 심한 입 냄새를 풍기는 환자들입니다. 진료할 때 얼굴을 마주보고 대화도 하고 맥도 짚어야 하는데 심한 입 냄새가 정신을 자꾸 흐트립니다. 바로 그 입 냄새 때문에 찾아온 환자분이 있습니다.

"선생님, 주변에서 자꾸 입 냄새가 난다고 해 괴롭습니다. 양치질도 열심히 하고 치과에서 충치 치료와 스케일링까지 했는데 여전히 입 냄새가 심해요."

"으흠(애써 마주보며)… 아, 혹시 평소에 위장에 문제가 있으셨어요?"

"평소 소화가 좀 안 되는 편이긴 해요. 제발 어떻게 좀 해주세요. 딸내미가 입 냄새 난다고 뽀뽀를 피하더라고요."

딸아이에게 말도 못하고 얼마나 괴로울지 상상이 갔습니다. 입 냄새는 사회생활에서 상대방에게 의도치 않게 피해를 주게 됩니다. 말을 할 때마다 입을 가리게 되고 끊임없이 신경 쓰이게 하는 괴로운 증상 중 하나입니다. 입 냄새나는 사람과 대화를 나눠야 하는 주위사람도 괴롭긴 마찬가지입니다. 지독한 입 냄새, 어찌해야 할까요?

《동의보감》〈구설口舌문〉에 보면 위장에 문제가 있을 때 입 냄새가 난다고 합니다. 《동의보감》에서는 위나 대장뿐만 아니라 입도 소화기관의 일부로 보고 있습니다. 따라서 위장의 건강 상태가 입으로 드러나기 때문에 입을 통해 소화기관의 질환을 진단하고 치료한다는 내용들이 곳곳에 보입니다.

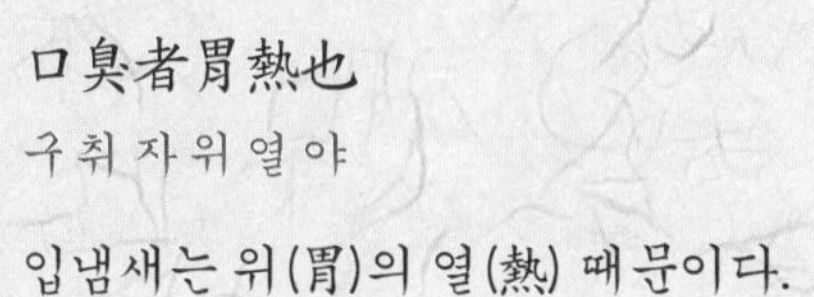
口臭者胃熱也
구취자위열야
입냄새는 위(胃)의 열(熱) 때문이다.

《동의보감》 두문

위열胃熱은 위의 실제 체온이 올라가는 변화를 말하는 것이 아니고 입과 목이 마르고 눈이 충혈되고 찬물을 많이 마시는 등 열적인 신체 변화와 함께 소화 기능이 떨어지는 것을 일컫는 증상입니다. 즉, 위의 기능이 떨어져 위에서 음식물이 제대로 소화되지 못하고 부패해 냄새가 올라올 수도 있다는 말입니다. 또한 위열의 증후로 입이 마르는 것은 곧 침 분비가 부족해지는 것으로 이 때문에 입 냄새가 발생하기도 합니다.

또한 고기를 많이 먹는 사람과 잇몸질환이 있는 사람의 입 냄새 때문에 얼굴을 대하고 말하기 어려웠다는 내용이 있는 것으로 보아 입안에 특별한 원인이 없는 경우, 위장에 문제가 있음을 확실히 인지했던 것으로 보입니다.

입 냄새는 고대 그리스와 로마의 기록에도 남아 있습니다. 그 중에서도 의학의 아버지, 히포크라테스의 저서를 보면 약초를 이용해 구강청정제를 만들려고 했다거나 와인으로 입을 씻어 입 냄새를 줄이려고 했다는 기록 내용도 있습니다. 아직 청결 개념이 확립되지 못했던 고대 사람들도 입 냄새는 없애고 싶었나 봅니다.

유대인들의 교육서인 《탈무드》에 입 냄새와 관련된 재미있는 내용이 나옵니다. "입 냄새가 심한 아내와 이혼해도 좋다"라는 내용의 판결문인데요, 그 옛날 유대인들에게는 입 냄새가 이혼 사유였나 봅니다. 오늘날처럼 양치질이 보편화되지 않았고 치아와 소화기관의 건강이 나빴던 점을 감안하면 입 냄새가 꽤 심했을 것 같긴 합니다. 아무튼 고대부터 현재까지 입 냄새가 사람들을 괴롭히는 존재임은 변함없습니다.

입 냄새 원인의 90%, 입안에 있다

입 냄새는 말 그대로 입에서 나는 냄새입니다. 그 입에서 일어나는 일들을 상상해 보겠습니다. 우리가 음식을 먹게 되면 혀로 음식물을 이쪽저쪽으로 옮겨가며 턱을 움직여 치아로 음식물을 잘게 쪼갭니다. 그 과정에서 침샘에서 침이 나와 음식물의 일부를 소화시키고 음식물이 식도로 쉽게 넘어가도록 윤활유의 역할도 합니다. 이 과정에서 침이 단백질을 분해할 때 발생하는 황화합물 때문에 냄새가 나는데 정상이라면 양치질 후에 사라져야 합니다. 하지만 입안에서 작용하는 기관들에 문제가 생기면 입 냄새가 발생하게 됩니다. 즉, 치주염이 있어 농이나 출혈이 있는 경우, 충치가 있을 때, 혀에 백태가 끼어 있을 때(이 경우는 소화기관의 문제일 가능성이 높음), 구강건조증이 있어 침에 의한 살균작용이 안되는 경우, 음식물이 잘 끼는 치아구조 등 입안 구조물의 문제로 입 냄새가 발생할 수 있습니다. 이런 입안의 문제가 입 냄새 원인의 90%를 차지합니다. 이럴 때는 치과를 찾아 치료를 받고 양치에 신경쓰고 치실 사용으로 어느 정도 증상을 완화시킬 수 있습니다.

입안의 문제가 아니라면 크게 코나 편도입의 안쪽이나 혀와 코 뒤쪽에 위치하며 몸 안으로 들어오는 세균이나 이물질에 대한 방어 작용을 하는 기관의 질환과 장부의 문제로 구별해볼 수 있습니다. 이런 경우, 각 원인 질환에 따라 입에서 나는 냄새가 달라지기도 합니다. 축농증이나 편도질환이 있다면 입에서 비린내가 날 수 있습니다. 당뇨병이 있는 경우, 내분비에 이상이 생겨 체내에서 아세톤이 발생해 과일 냄새가 나기도 하고 신장에 이상이 있는 경우에는 체내대사로 발생하는 암모니아가 제대로 배출되지 못해 암모니아 냄새가 날 수도 있습니다. 위장질환이 있다면 음식물 썩는 냄새가 올라오는 특징이 있습니다. 절대적인 기준은 아니지만 입안에 문제가 없는데도 입 냄새가 난다면 해당 질환을 의심해볼 기준이 됩니다.

이런 질환들이 있을 때는 입안의 청결만 챙긴다고 입 냄새가 없어지진 않습니다. 반드시 해당 질환을 치료해야 합니다. 특히 한방에서는 혀의 심한 백태, 잇몸질환, 구강건조증 등도 위장의 이상이 원인이라고 설명하고 있습니다. 반드시 입안 상태와 위장 건강을 동시에 생각해야 합니다.

입 냄새를 없애기 위해서는 효과적인 양치질이 매우 중요합니다. 평소 입 냄새가 없다고 자신하는 사람들도 자고 일어나면 냄새가 납니다. 항상 입속에 존재하는 세균과 미세한 음식찌꺼기의 부패를 완전히 막을 수는 없기 때문입니다. 따라서 하루 세 번 이상의 양치질은 청결한 입 상태를 위해 매우 중요합니다. 동시에 반드시 혀를 닦아주고 치실을 사용해야 합니다. 또한 침 분비를 자극하고 입안의 음식찌꺼기나 세균 제거를 위해 무설탕 껌을 씹는 것도 도움이 됩니다. 그리고 육류 섭취를 줄이고 양배추, 당근과 같은 섬유질이 많은 채소를 충분히 섭취하는 것이 좋습니다.

2. 박하사탕 대신 박하차로 입 냄새를 다스려라

식당에서 밥을 먹고 나올 때 카운터에서 자주 마주치는 박하사탕을 한 번쯤 드셔보셨을 겁니다. 국밥 한 그릇을 먹고 입에 얼큰한 기운이 남아 있을 때 먹으면 달콤함과 함께 입안이 상쾌해지는 느낌을 받습니다. 이 박하사탕이 입 냄새를 없애는 데 과연 도움이 될까요? 답은 아쉽게도 'No'입니다. 박하의 유익한 성분은 미미할 뿐만 아니라 당분 때문에 침이 마르고 충치가 생겨 오히려 상태를 악화시킬 수 있습니다. 하지만 이 박하사탕의 원료인 박하는 구강청결에 매우 좋은 약재입니다. 화한 느낌이 나게 하는 멘톨(박하잎에서 추출한 유기화합물로 식품이나 화장품에 소량 첨가되면 청량감을 느끼게 하고 소염, 살균 작용이 있으며 소화 작용을 촉진함) 성분이 입 냄새 제거에 탁월한 효과가 있습니다. 조선시대에는 입속 건강을 위해 박하잎으로 우려낸 물로 입을 헹구기도 했습니다. 따라서 입 냄새가 신경 쓰인다면 박하사탕은 멀리하고 박하차를 가까이 하시길 권합니다.

양치질할 때는 꼭 혀도 닦으시고
위와 장을 튼튼히 하는 박하차로 입 냄새를 없애버리세요.

新동의보감 **상담실**

문 : 구강청정제가 입냄새를 악화시킨다고 하던데요

답 : 흔히 입 냄새를 막기 위해 간편한 구강청정제를 많이 사용하는데 잘 선택해야 합니다. 시중 제품들은 대부분 입에 상쾌한 느낌을 주기 위해 휘발성분이나 알코올을 함유하고 있는데 이로 인해 장기적으로 침이 마르고 구강이 건조해져 입냄새를 악화시킬 수도 있으므로 구강청정제를 고를 때는 알코올이나 휘발성분이 들어 있는지 반드시 확인해야 합니다.

본인의 입 냄새를 확인하는 방법

자신의 입에서 냄새가 나는 것을 자각하지 못하는 경우가 많습니다.

1. 종이컵에 입을 대고 크게 한 번 숨을 내쉰 후, 바로 코를 대고 냄새를 맡아보는 방법
2. 자신의 손등이나 팔을 혀로 핥아 그 위에 묻은 침의 냄새를 맡는 방법
3. 면봉으로 혀의 뒷부분, 즉 설태가 낀 부분의 더 안쪽을 긁어 혀의 점막이나 상피에 묻은 분비물을 묻혀 냄새를 맡는 방법

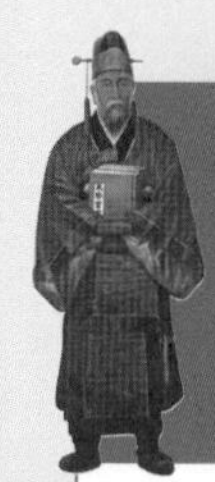

新 동의보감

구취 처방전 구취를 날려주는 박하차

증상 입 냄새가 심해요 **진단** 입안의 청결과 위장의 문제 **처방** 위장에 좋고 입 냄새를 없애주는 박하차

박하의 효능 : **위장 보호, 입 냄새 제거**

박하는 위胃와 장臟을 튼튼히 해주고 풍열風熱을 날려 시원하게 해주는 효능이 있다고 했습니다. 실제로 두통이나 피부 등 다양한 범위에 쓰일 수 있지만 멘톨과 플라보노이드 성분이 입속 세균을 제거해 입 냄새 제거 효능이 있습니다. 박하의 주 성분은 정유 성분으로 끓이면 금방 날아가므로 물을 끓인 후, 식힌 뜨거운 물(70~80℃)에 박하잎을 잠시 넣었다가 바로 마시는 것이 좋습니다. 페퍼민트나 스피어민트도 박하와 같은 민트과 식물로 비슷한 효능이 있습니다.

입 · 목 편

제조법

1. 말린 박하잎 10g을 70~80℃가량의 물 500㎖에 잠시 넣어두었다가 드시면 됩니다.
2. 박하는 오래 끓이면 주 성분이 날아가 효능이 약해지므로 끓인 후 70~80℃의 뜨거운 물에 잠시 동안만 우려내 드시는 것이 좋습니다.
3. 입 냄새가 심한 분들은 물마시듯 자주 드시면 좋습니다.

Tip

박하는 전국에서 나며 잎이 싱싱하고 파릇파릇하고 향이 강한 것을 상품으로 칩니다. 박하잎은 직접 말려 찻잎을 만들 수도 있지만 박하 풀잎을 구하기는 쉽지 않습니다. 말린 박하잎을 파는 곳이 많으니 구입해 드셔도 좋습니다.

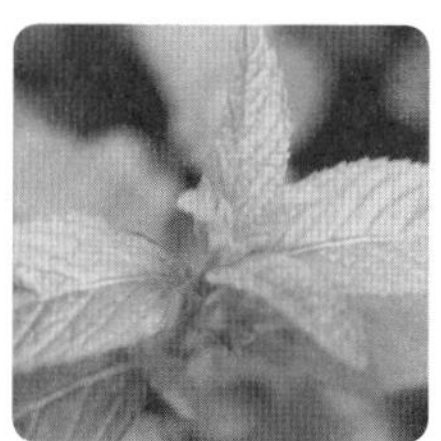

박하

16 구강건조증

구강건조증은 우리 입안의 안정 상태에서 정상적으로 분비되는 침의 양이 1분 당 0.1㎖ 이하로 감소하는 질환입니다. 환자들은 "목이 마르다", "입이 마른다", "목이 탄다" 등으로 표현하며 입안의 텁텁함과 갈증을 호소합니다.

이런 분들은 꼭 보세요

자주 입안이나 목이 마르다 | 입안이 쓰고 텁텁하다 | 입안이 타는 느낌이다

실제 환자 케이스

이름 : 박주영   나이(성별) : 58세 남성   직업 : **활동량이 많은 농부**

증상 : 많은 땅을 가진 부농으로 비싼 농작물을 재배하고 있다. 신경 쓸 것이 많고 무리한 신체 활동을 하고 있다. 달고 기름진 음식을 좋아한다.

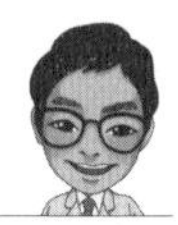

1. 욕심이 입의 침을 마르게 한다

"아이고, 선생님 나 목이 말라 죽겠어요!"

진료실을 찾은 환자의 호소입니다. 목이 마르면 물을 드시라면 될 것 같지만 그렇게 간단히 끝나는 상담이 아니었습니다.

"물을 좀 드시고 오시지 그러셨어요?"

"아니, 물 마시고 괜찮으면 말을 안 하죠. 물을 마셔도 돌아서면 또 침이 말라 죽겄당께."

"물을 마셔도요? 그럼 입안이 텁텁하거나 끈적거리기도 하나요?"

"응, 그렇지. 뜨뜻한 입김이 나오는 것도 같고 입냄새도 나는 거 같고."

제가 한의사 진료를 시작한지 얼마 안 되어 상담한 환자이다 보니 환자가 호소하는 증상을 단순히 목이 말라 시원한 물 한 잔 마시고 싶다는 말씀으로 알아들었던 것입니다. 환자는 나름대로 오랫동안 괴로워하면서 답답했을 텐데 말이죠.

주위에서 이런 증상을 겪는 분들을 쉽게 만날 수 있습니다. 통계에 따르면 65

세 이상 노인 인구 중 30%가 구강 건조증이 있다고 합니다.

우리 몸에서 꽤 다양한 역할을 하는 침의 분비 부족은 상당한 불편을 가져옵니다. 소화액의 역할이 안 되니 소화도 잘 안 되고 침의 살균작용이 부족하니 충치나 구내염, 잇몸질환이 생기기도 합니다. 입냄새가 나는 것은 물론 여러 모로 괴로운 증상을 유발할 수 있습니다. 입에서 침이 마르는 증상, 도대체 왜 생기는 걸까요?

《동의보감》에서는 사람이 욕심으로 인해 몸의 진액을 불태우기 때문에 입이 마르게 된다고 합니다. 즉, 절제하지 못하고 과도한 성생활을 하거나 짜고 기름진 음식을 과식해 몸의 진액을 자꾸 짜내고 깎아내니 침이 부족해진다는 것입니다.

消者燒也, 如火烹燒物理者也

소자소야, 여화팽소물리자야

소(消)라는 것은 불사른다는 뜻으로 불로 삶거나 태우는 것과 같은 이치이다.

《동의보감》 소갈문

특히 이런 법도에서 벗어난 생활로 심화心火가 생기거나 위열胃熱, 또는 신허腎虛, 신장이 허한 상태한 상태가 되어 병이 생긴다고 합니다. 심화가 있으면 답답하고 조급증이 생기고 입술과 혀가 붉어지며 심한 갈증을 느끼게 됩니다. 신허한 경우에는 다리가 가늘어지고 무릎이 쑤시면서 소변은 기름이 낀 것처럼 됩니다. 《흥부전》에서 욕심 많은 놀부가 자기 멋대로 멀쩡한 제비의 다리를 일부러 부러뜨린 다음 고쳐 이듬해 둥지를 찾아 돌아오기를 기다리는 모습을 상상해보면 위의 증상들과 묘하게 겹칩니다. 놀부와 놀부 마누라의 입에서는 심술궂은 말을 할 때마다 끈적끈적한 침 소리가 새어나와 듣는 사람의 귀를 괴롭혔을 생각을 하니 어휴, 끔찍합니다. 조선시대에는 절제된 생활과 법도에 맞는 생활을 건강을 지키기 위한 우선 원칙으로 삼았기에 침을 매우 중요한 것으로 인식했습니다. 오죽하면

《동의보감》에 건강을 지키는 8가지 양생법 중에 "침을 뱉지 말고 삼켜라."라는 내용이 나오겠습니까?

한편, 이렇게 중요한 침이 범인을 색출하는 탐문 도구로 사용했다는 기록이 있습니다. 현대인들이 듣기에는 참 우스운 이야기지만 거짓말 탐지기가 없었던 조선시대에는 침이 유용한 탐지도구였나 봅니다. 용의자에게 생쌀을 머금게 하고 뱉은 침의 양을 보고 범인을 색출했던 것입니다. 조상들의 지혜로운(?) 탐문 방법에 웃음이 나옵니다. 하지만 범인이 자신의 범행이 발각될까봐 노심초사하는 동안 진액이 소모되었을 것이라는 전제를 생각해보면 꽤 과학적인 수사법이라는 생각도 듭니다.

침의 분비량은 하루 1.5ℓ

소화기관의 최전방을 맡고 있는 입에서 맨 먼저 분비되는 소화액, 바로 침입니다. 입에서 나와봐야 얼마나 되겠냐 하겠지만 정상인의 경우, 하루 침 분비량은 약 1.5ℓ 입니다. 침은 입의 소화 기능, 면역 기능, 내분비 기능까지 다양한 역할을 수행하느라 꽤 많은 양이 필요합니다. 이 중 대부분은 음식물을 씹을 때 분비되고 수면기나 안정기에는 분비량이 줄어듭니다.

이렇게 정상적으로 많은 양이 분비되어야 할 침이 안정기에 0.1㎖ 이하로 분비되면 구강건조증으로 진단할 수 있습니다. 개인적인 자각 증상으로는 물을 마셔도 갈증이 남고 입안의 텁텁함이나 입냄새, 혀 갈라짐 등이 나타납니다.

구강건조증의 원인은 다양하지만 지나친 욕심과 무절제한 생활이 치명적인 요인입니다. 조선시대에 몸의 진액을 태워 발생했던 소갈증 외에도 현대에는 전신질환이나 약물 복용으로 인해 발생하는 것이 상당한 부분을 차지합니다. 쇼그렌증후군이나 당뇨와 같은 전신질환은 구강건조증보다 질환에 대한 치료가 중요하므로 병원 진찰이 필요합니다. 또한 구강건조증을 일으키는 약재로 항고혈압제, 항히스타민제, 항우울제 등이 있는데 이런 경우, 가능한 한 빨리 약을 끊는 것이 좋습니다. 끊을 수 없는 약이라면(예를 들어, 항고혈압제) 비슷한 용도의 다른 약으로 바꿀 필요가 있습니다. 이런 질환이나 약재의 문제가 없다면 나머지는 생활 습관 개선으로 충분합니다.

《동의보감》에서는 소갈消渴병의 세 가지 금기禁忌라고 해 소갈병이 있는 사람은 음주, 과도한 성생활, 짠 음식과 밀가루, 이 세 가지를 반드시 멀리하라고 나와 있습니다. 세 가지 금기를 한 단어로 줄인다면 '욕심慾心'이 아닐까요?

2. 욕심으로 없어지는 진액, 오미자로 다시 모으자

오미자五味子는 이름 그대로 다섯 가지 맛을 가진 씨앗입니다. 단맛, 짠맛, 쓴맛, 신맛, 매운맛까지 다섯 가지 맛이 모두 느껴집니다. 사실 오미자는 신맛이 매우 강한 약재입니다. 수많은 약재들이 들어간 탕약을 먹어도 그 신맛을 느낄 정도이니 말입니다. 한의학에서는 약재의 신맛을 거둬들이고 모으는, 즉 수렴하는 작용을 한다고 합니다. 그 중에서도 오미자는 진액을 수렴하는 작용이 탁월한 약재입니다. 예로부터 여름철 뜨거운 땡볕에서 땀을 뻘뻘 흘리며 일했던 농부들의 갈증을 해소시켜주고 진액을 보충해주는 중요한 약재로 쓰였습니다. 《동의보감》에서는 "소갈을 멈추는 데 가장 좋다"라고 극찬할 만큼 진액 보충에 탁월한 약재입니다. 그 신맛을 생각만 해도 입에 침이 돕니다. 오미자차로 진액을 보충하며 절제된 생활을 한다면 항상 입안에 침이 가득한 생활을 할 수 있습니다.

침은 뱉지 말고 삼키면서 오미자차로 갈증을 해소하고 진액을 보충하세요.

☞ 차 만드는 법은 125쪽에 있습니다.

新동의보감 **상담실**

문 : 입이 자꾸 마르는데 설마 구강암은 아니겠죠?

답 : 입이 마르는 증상으로 구강암을 의심할 필요는 없습니다. 구강암의 경우, 입이 마르는 증상이 있을 수는 있지만 그보다 구강 내 점막의 변성, 지속적이고 반복적인 궤양, 통증과 함께 연하곤란 등 상당히 심각한 증상들이 나타나게 됩니다.

《동의보감》의 회진법迴津法

《동의보감》에는 회진법迴津法이라는, 입속에 침을 돌려 삼키는 양생법이 나옵니다. 혀로 입천장부터 양쪽 볼까지 구석구석 닦아냅니다. 이때 침이 고이면 세 번 삼킵니다. 혀를 움직여 입안을 닦을 때 힘이 들거나 얼굴과 목에 통증이 있다면 피로가 쌓였다는 증거입니다. 매일 이것을 반복하면 노화도 방지되고 피부도 고와진다고 말하고 있습니다. 하루 3회 이상 한 달가량 반복하면 입안에 침이 돌게 됩니다.

新동의보감 **건강용어**

심화心火란?

장이 항진된 상태로 열적인 증상이 나타나기도 하고 두근거림, 조급증 등이 나타납니다. 얼굴이 붉어지거나 입술과 혀가 건조해지면서 붉어지는 증상이 발생합니다.

신허腎虛란?

신장이 허한 상태로 신장의 기운이 약해져 소변 줄기가 가늘어지거나 소변을 자주 보게 되고 허리와 무릎이 쑤시고 잠이 잘 안 오는 증상들이 나타나기도 합니다. 과도한 성생활이나 노동이 원인입니다.

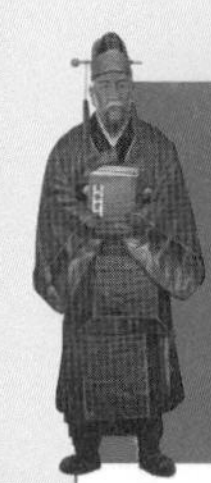

구강건조증 처방전 진액 보호와 성기능을 위한 오미자차 끓이기

증상 입의 침이 자꾸 말라요 **진단** 욕심과 무절제한 생활 **처방** 진액 보충의 대표 주자, 오미자차

오미자차의 효능 : 유정 치료, 정력 감퇴, 당뇨, 기침 치료

오미자는 성신경을 활성화시켜 유정, 정력 감퇴 등을 치료하고 당뇨환자의 갈증을 해소시켜 주며 여름철 손상된 진액을 보충해주고 오래된 기침환자의 폐를 보호해 치료하는 효능이 있습니다. 3개월 이상 발효시키면 효능이 증가됩니다. 오미자청을 담그는 과정에서 쇠숟가락이 닿으면 안 됩니다. 요즘은 오미자 생산농가에서 운영하는 사이트를 통해서도 구입하실 수 있습니다.

제조법

1. 깨끗이 씻은 오미자를 준비합니다.
2. 오미자 5㎏을 설탕과 1:1 비율로 골고루 섞어 병에 넣고 밀폐시킵니다.
3. 100일 동안 숙성시킨 후, 선명한 붉은색의 오미자청을 옮겨담아 따뜻한 물이나 차가운 물에 타 마십니다.
4. 하루 두 번씩 3개월가량 마시면 몸에 진액이 충만해지는 것을 느낄 수 있습니다.

Tip

오미자는 우리나라 중북부 고지대에서 많이 재배합니다. 국산이 좋으며 특히 경북 문경에서 많이 재배됩니다. 가을 서리가 내리고 과실이 완전히 익은 후에 채취해 햇볕에 말립니다. 색이 선명하고 굵은 것을 상품으로 칩니다.

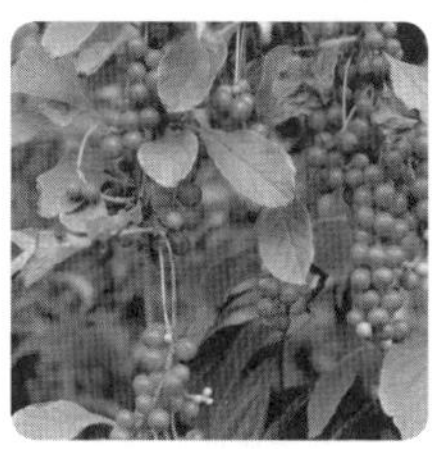

오미자 열매

17 구고증

특별히 쓴 음식도 안 먹었는데 입에서 자꾸 쓴맛이 느껴지는 증상입니다. 대부분 과로, 스트레스, 감기 후 또는 노화와 함께 나타나며 드물게 담즙의 역류 증상으로 나타나기도 합니다.

이런 분들은 꼭 보세요

입이 텁텁하다 | 입맛이 쓰다 | 음식을 먹을 때마다 쓴맛이 난다 | 음식 맛을 잘 모르겠다

실제 환자 케이스

이름 : 박희경 나이(성별) : 43세 여성 직업 : **민원부서 공무원**

증상 : 민원인들을 자주 상대하는 공무원으로 약간 예민한 성격에 스트레스를 잘 받는 여성이다. 민원인들을 맞아 말을 많이 하고 서비스를 제공해야 하는 감정 노동자로서 스트레스가 많은 상태다.

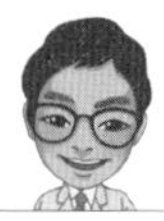

1. 입이 쓴 것은 심열心熱과 간담열肝膽熱 때문이다

"좋은 약은 입에 쓰다"라는 속담이 있습니다. 저도 한약이 써서 못 먹겠다는 환자분들에게 자주 하는 말입니다. 몸에 좋은 약이라도 쓴맛은 견디기 힘든 법인데 입에서 항상 쓴맛이 느껴진다는 사람들이 있습니다. 진료실에도 가끔 이런 분들이 있습니다. 치료받기에는 좀 애매하다며 다른 증상으로 치료받으러 와 한 마디씩 물어보는 겁니다.

"그런데 선생님, 이런 것도 치료가 되나요?"

"뭔데 그러세요?"

"아, 요즘 입이 자꾸 써요. 음식을 먹을 때마다 쓴맛이 나 죽겠네요. 음식 맛을 모르는 건 아닌데 혀 깊숙이 쓴맛이 느껴져요."

음식을 먹을 때뿐만 아니라 물이나 차를 마실 때도 쓴맛 때문에 괴롭다는 겁니

다. 맛이 쓰다보니 자연스레 입맛도 떨어지고 식사량도 줄어 체중도 좀 감소했다고 합니다. 사탕이나 초콜릿을 먹으면 잠깐 단맛을 느낄 뿐 그마저도 계속 먹고 싶지 않습니다. 음식의 다양한 맛을 음미하는 기쁨이 삶의 행복인데 입에서 항상 쓴맛이 난다니 정말 괴롭겠죠. 왜 입에서 쓴맛이 나는 걸까요?

《동의보감》〈구설문〉에 보면 입에서 느껴지는 맛을 통해 질환이 있는 장부를 가려내거나 질환의 진행 양상을 알 수 있다고 합니다.

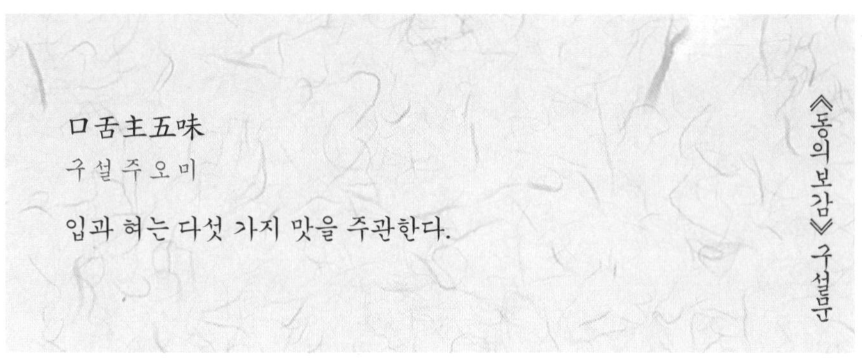

그 중에서도 입이 쓴 것은 심열心熱이나 간담열肝膽熱 때문이라고 밝혔습니다. 심열은 심장 기능의 이상으로 실제 심장 상태의 이상이 아니더라도 가슴이 두근거리거나 답답한 증상이 있으면서 위로 열이 오르는 듯한 증상이 나타나는 것입니다. 간담열은 간과 쓸개의 이상 상태로 누가 쫓아올 것 같은 불안이나 불면증, 눈 충혈 등의 증상을 보입니다. 속상하거나 일이 마음대로 풀리지 않을 때 간담열이 생기게 됩니다. 또한 지속적으로 피로가 쌓이거나 과음하면 간이 상해 이런 증상이 발생할 수 있습니다. 특히 간은 우리 몸에 들어온 독소를 해독하고 혈액의 항상성 유지에 매우 중요한 장기입니다. 국가로 치면 장군 역할을 하는 것이죠. 입이 쓴 것은 변방에서 적을 막고 있는 장군의 병력 지원 요청과 같습니다.

정조 임금님도 입이 써 괴로웠다

《조선왕조실록》에 보면 정조 18년 내의원 제조가 가미소요산加味逍遙散을 올렸다는 기록이 있습니다. 가미소요산은 간의 열을 치료하는 대표적인 처방입니다. 정조는 학술, 무예, 서화 등 다방면의 뛰어난 군주였습니다. 특히 의학에도 밝아 유의儒醫, 유학을 공부한 선비이면서 의술을 익힌 사람라고 불릴 정도였습니다. 하지만 어린 시절, 아버지인 사도세자의 죽음을 목격한 트라우마trauma에 정적政敵까지 많아 신경이 예민하고 심적으로 많은 부담을 가진 채 생활했습니다. 따라서 가슴이 답답하고 입이 쓰고 목이 마르며 눈이 어지러운 증상에 쓰는 가미소요산을 자주 복용한 것으로 보입니다. 불안한 왕권을 유지하고 자신을 부정하는 신하들과 싸우느라 두통과 불면증에 시달린 정조의 모습은 어쩌면 우리 시대 중년들의 모습과 크게 다르지 않습니다.

양의학적으로는 입이 쓴 것을 나타내는 진단명이 따로 존재하지 않습니다. 단, 입이 쓰다면 특정 질환이 있을 수 있다는 보조적인 진단 수단이 될 수 있을 것 같습니다. 당연히 치료의 목표는 아닙니다. 대체로 극심한 피로가 지속되거나 심한 스트레스, 심한 감기 후에 증상이 나타나는 것으로 보입니다. 과도한 업무와 스트레스가 발생 원인이니 산업재해에 포함시켜야 하지 않을까요? 아직까지 입이 쓴 증상의 기전이 명확히 밝혀지진 않았으나 과도한 업무와 스트레스가 원인인 것은 분명하니 자신 있게 하루 병가라도 신청하시면 좋겠습니다.

담즙의 역류

입이 쓴 원인으로 명확히 꼽는 질환 하나가 있습니다. 비율은 낮지만 바로 담즙의 역류입니다. 담즙은 간에서 생성되어 관을 통해 담낭으로 들어가 일시적으로 저장되었다가 십이지장으로 배출되는 소화 보조 역할을 하는 소화액입니다. 직접적으로 소화를 시키는 소화 효소는 없지만 지방을 부드럽게 해 지방 소화와 흡수를 돕고 노폐물의 배설을 돕는 역할을 합니다. 이는 한의학에서 보는 간의 역할과 어느 정도 일치합니다. 이렇게 장에서는 지방 분해와 독소 제거에 중요한 역할을 하는 담즙이 위를 통해 식도까지 역류하면 장 점막을 손상시키고 입에서 쓴맛을 느끼게 할 수 있습니다. 담즙 역류 증상의 특징은 보통 아침에 발생하고 가슴 쓰림이나 통증을 동반하는 것입니다. 증상을 보면 한의학에서 말하는 담열 증상의 내용과 비슷합니다. 간에 무리가 가는 상황, 즉 스트레스, 음주, 피로 등이 원인이니 간을 보호하기 위한 노력이 절실히 요구됩니다.

2. 결명자로 구고증을 다스릴 수 있다

눈을 맑고 밝게 해주는 씨앗이라는 결명자, 모두 알고 계실 겁니다. 한의학에서 눈은 간의 창窓, 창문이라고 해 눈을 통해 간의 건강을 진단한다고 합니다. 즉 눈을 치료하려면 간을 치료해야 하는 것입니다. 그 중에서도 결명자는 간의 열독을 내려 상한 눈을 치료하는 약재입니다. 《동의보감》에서는 결명자가 간화肝火를 내려줘 눈이 충혈되고 붓고 아픈 증상을 치료한다고 합니다. 간의 열을 다스리는 결명자는 간의 기능 이상으로 얼굴에 나타나는 다양한 증상을 치료해줍니다. 결명자는 쓰고 구수한 맛을 가진 약재로서 예로부터 차로 끓여 마신 재료였습니다. 쓴맛을 가진 약재로 쓴맛이 느껴지는 것을 치료하는 오묘함이 엿보입니다.

침은 뱉지 말고 삼키면서 오미자차로 갈증을 해소하고 진액을 보충하세요.

☞ 차 만드는 법은 131쪽에 있습니다.

新동의보감 **상담실**

문 : 입이 쓴 것이 역류성 식도염과 관련 있다는데 사실인가요?

답 : 역류성 식도염으로도 쓴맛이 느껴질 수 있습니다. 하지만 별다른 증상 없이 쓴맛만 느껴진다면 역류성 식도염으로 보기 힘듭니다. 가슴이 타는 듯한 증상이나 목에 뭔가 걸린 듯한 느낌, 신물이 올라오는 것 같은 증상들이 함께 있다면 역류성 식도염을 의심해볼 수 있습니다.

임신과 구고증

여성들의 경우에는 임신 중에도 특별한 원인 없이 입이 쓴 증상이 나타날 수 있습니다. 임신하게 되면 에스트로겐의 양이 줄면서 침의 양이 줄어 입냄새가 나거나 입이 쓴 증상이 나타날 수 있습니다. 입덧과 함께 생겼다가 사라지는 경우가 많아 걱정할 필요는 없습니다. 입맛이 없고 구역감이 있더라도 먹고 싶은 음식을 찾아 먹어야 출산 때까지 아기와 산모 모두 건강을 유지할 수 있습니다.

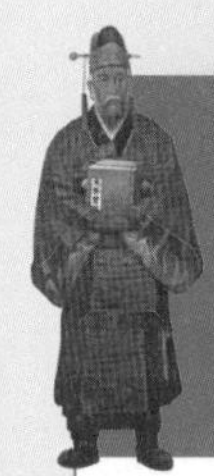

구고증 처방전 극심한 피로와 스트레스를 풀어주는 결명자차 만들기

증상 입에서 쓴맛이 나요 **진단** 피로와 스트레스로 인한 간 손상 **처방** 간의 열을 풀어주는 결명자차

결명자차의 효능 : **변비, 숙취 해소, 간의 열 저하**

결명자는 간의 열을 내려주어 간의 이상으로 얼굴에 나타나는 증상들을 제거해주는 효능이 있습니다. 또한 변비와 음주 다음 날의 숙취를 제거해주는 효능도 있습니다. 단, 성질이 차기 때문에 평소 몸이 차고 설사를 자주 하거나 기력이 약한 저혈압 환자들은 장기 복용을 금하시고 조심하셔야 합니다. 결명자는 마트에서도 쉽게 구할 수 있습니다. 물 대신 자주 마셔도 좋습니다.

제조법

1. 결명자를 깨끗이 씻은 후, 프라이팬에 올려 약한 불에 볶아줍니다.
2. 결명자 20g과 물 1ℓ를 주전자에 넣고 갈색보다 진한 밤색에 가깝게 되도록 20분가량 끓여줍니다.
3. 보통 차를 끓일 때와 달리 간 건강을 위해 더 진하게 끓일 필요가 있습니다.

Tip

결명자는 우리나라 전 지역 특히 중부지방에서 많이 나며 약간 노랗게 볶아 사용합니다.

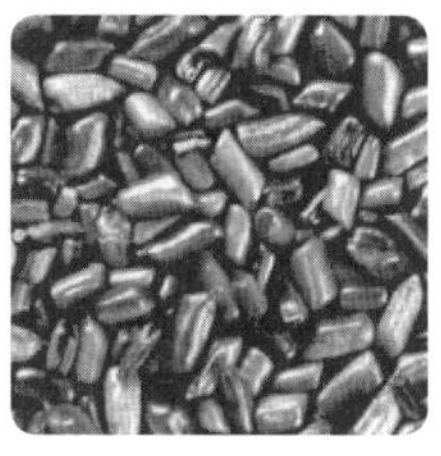

결명자

18 기침

공기가 차가워지는 겨울철에 심하게 나타나는 증상입니다. 겨울철이 아니더라도 공기가 차가워지는 가을철에 나타나기도 합니다. 한랭성 자극에 대한 과민 반응으로 차갑고 건조한 공기가 예민한 기관지를 자극해 나타나는 것입니다.

이런 분들은 꼭 보세요

기침을 자주 한다 | 감기에 자주 걸린다 | 겨울만 되면 감기를 달고 산다 | 찬바람만 불면 기침이 난다 | 겨울만 되면 기침이 심해진다 | 겨울에만 기침이 난다

실제 환자 케이스

이름 : 이민철　나이(성별) : 30세 남성　직업 : 대기업 회사원

증상 : 평소 추위를 많이 타고 손발에 땀이 많은 편이다. 기관지가 약해 기침이나 가래 증상을 자주 겪는다. 감기에 잘 걸리고 한 번 감기에 걸리면 오래 간다.

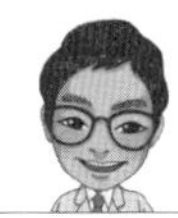

1. 기침은 시간과 계절에 따라 다르다

"에취! 에취! 에에엣취!"

저의 오랜 친구 A군은 만나기로 한 식당에 들어오면서 연신 나오는 기침을 주체하지 못합니다.

"나, 이 기침 좀 어떻게 해줘. 겨울만 되면 아주 죽겠다."

"병원에는 가봤어?"

"응, 몇 번 가봤는데 검사해도 별 이상 없대. 그냥 감기라면서 약만 주는데 처음에는 효과가 있는 것 같더니 겨울만 되면 똑같아. 이젠 효과도 없네."

"기침만 나는 거야?"

"음, 콧물이 좀 나기도 하고 찬바람이 불기 시작하면 목이 건조해지면서 간질간질해. 한 번 기침이 나기 시작하면 멈추기도 힘들어."

증상에 대해 잠시 얘기를 나누는 동안에도 A군은 계속 나오는 기침을 어쩌지

못하고 괴로워하며 말을 이어갔습니다. 겨울만 되면 기침 때문에 외출하기도 싫다는 A군, 친구로서 그 자리에서 바로 어찌해주지 못해 안타까웠습니다.

겨울이 시작되는 11월 말부터 12월 초면 찬바람이 불면서 여기저기서 기침 소리가 들려옵니다. 그 중에서도 감기가 아닌 것 같은데 발작성 기침이 지속되는 겨울 기침들이 많이 늘어난 것 같습니다. 기침이 너무 심해 병원을 찾아가도 폐나 기관지에 특별한 이상은 없다고 하고 감기약을 처방받아 복용하지만 별 효과도 없다고 하소연하는 분들을 주위에서 한 번쯤 보셨을 겁니다. 기침, 도대체 어떻게 해결해야 할까요?

《동의보감》에서는 사계절과 아침, 저녁에 따라 나오는 기침을 보고 병의 원인을 유추하고 있습니다.

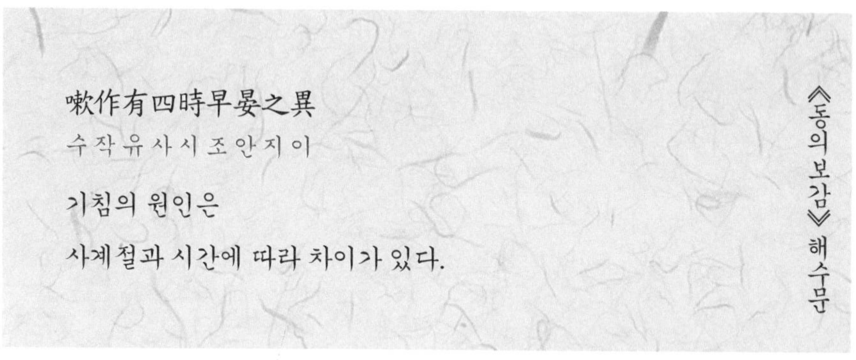

위 글은 주로 기침이 나오는 시간에 따라 진단에 차이가 있음을 알려줍니다. 즉 여름에는 화火, 가을에는 습열濕熱 등 계절의 특성에 따라 기침이 나오고 새벽 기침은 음식이 상해, 오후 기침은 몸에 진액이 부족해 발생할 수 있다는 것입니다. 그 중에서도 겨울 기침은 풍한風寒, 찬바람과 찬 기운이 원인으로 찬바람과 추위에 몸이 상하면 발생한다고 합니다. 추위에 상하는 대표 질환으로 감기를 들 수 있습니다. 《동의보감》은 몸이 약해진 와중에 추위나 나쁜 기운이 몸에 침입하면 병이 생긴다고 했습니다. 이에 비추어 볼 때 찬바람과 추위로 발생하는 기침도 평소 몸의 기운이 약해져 생기는 증상입니다. 이것이 같은 추위에도 누구는 병들고 누구는 건강하게 지내는 이유입니다. 어쨌든 《동의보감》에서는 겨울 기침은 찬바람과 추위가 원인이므로 몸 안에 열을 내 땀을 밖으로 몰아내고 피부와 밖으로 통하는 관문들을 튼튼히 하는 치료를 중시하고 있습니다.

《조선왕조실록》을 보면 선조 34년, 선조가 기침이 심해 대전에 들지 못하자 당시 영의정이던 오성 이항복이 찾아와 걱정하는 내용이 나옵니다.

"삼가 듣건대 왕께서 해수咳嗽, 기침의 증후가 계시다 하니 놀랍고 근심되어 감히 문안드립니다."

"날씨가 추워 기침이 좀 나는 것뿐인데 이처럼 문안하니 지극히 미안하다. 평안하니 문안하지 말라."

이것이 왕의 기침을 두고 주고받은 대화입니다. 서로 염려하고 걱정하는 모습이 드러나 있습니다. 선조 외에도 왕이나 왕세자들이 풍한에 상해 감기에 걸리거나 기침을 했다는 내용이 여러 군데 보입니다. 좋은 것만 먹고 편히 지냈을 것 같은 왕들도 건강은 그리 좋지 못했나 봅니다. 정사를 돌보고 자식을 생산하고 신경 쓸 일이 많다보니 체력이 약해져 겨울 풍한에 상하기 쉬웠을 겁니다.

한랭성 기관지염? 한랭성 알레르기?

겨울철 공기가 차가워지고 건조해지면서 나타나는 겨울 기침, 병원에서는 뭐라고 할까요? 감기라고도 하고 한랭성 기관지염 또는 한랭성 알레르기 천식 등 다양하게 부릅니다. 그러나 결국 차갑고 건조한 공기가 예민한 기관지를 자극해 기침이 발생하는 것입니다. 즉 이렇게 기침이 발생하는 사람들은 폐나 기관지가 특정 원인에 의해 약해져 있거나 민감하게 변화되어 있어 기온와 습도 변화에 과민반응을 일으키는 것입니다. 이것이 감기나 기침에 대해 《동의보감》에서 말하는 내부적인 원인을 현대적으로 해석한 내용입니다. 기침은 결국 밖으로부터 안으로 들어오는 이물질이나 안에서 생긴 노폐물을 밖으로 내보내려는 방어 작용입니다. 민감해 발작성 기침이 나오는 사람들은 몸이 약하기 때문에 최대한 방어 노력을 하는 것인지도 모르겠습니다. 독일 속담에 "오래 기침하는 사람이 오래 살 것이다."라는 말이 있습니다. 그러고 보면 사실 기침은 우리 몸을 지키기 위한 수단이니 위험할 정도가 아니라면 너무 두려워할 필요는 없을 것 같습니다.

2. 외출할 때 목도리와 마스크를 챙겨라

생강은 특유의 향과 매운 맛 때문에 양념으로 많이 쓰입니다. 감기에 걸리면 집에서 손쉽게 끓여 먹는 생강차로도 친숙합니다. 그러나 한의사들에게는 음식보다 약재로 더 친숙합니다. 《동의보감》에 나오는 처방 재료에 자주 들어가는데 약방의 감초라는 감초보다 오히려 더 많이 쓰이기 때문입니다. 생강은 비위를 따뜻이 해주고 소화 기능을 도와주며 구토를 진정시켜주는 효능이 있습니다. 또한 폐를 데우고 한사寒邪를 몰아내는 중요한 약재입니다. 따라서 찬바람과 추위로 생기는 많은 질환에 쓰입니다. 체온건강법으로 유명한 일본의 이시하라 유미 박사는 《먹기만 해도 만병통치, 생강의 힘》이라는 책을 냈을 정도입니다. 그녀가 늘 주장하는 대로 생강은 체온을 올려 건강을 되찾는 데 매우 중요한 약재입니다. 생강을 먹으면 체온이 올라 면역력도 강해지기 때문에 어떤 병이든 나을 수 있는 것입니다. 생강, 작지만 강한 녀석입니다.

겨울철 기침의 원인은 내부적인 요소가 작용하기는 하지만 차고 건조한 공기가 주원인입니다. 따라서 온도와 습도를 잘 관리해주는 것이 매우 중요합니다. 실내 온도가 너무 높으면 바깥온도와 차이가 커 온도 변화에 민감한 사람은 기침이 더 심할 수 있습니다. 습도는 상대습도 40~60%를 유지해주는 것이 좋습니다. 외출할 때 목도리와 마스크는 추위를 막아주고 입을 통해 나오는 따뜻한 공기로 입 주위의 공기를 따뜻이 유지할 수 있어 찬 기운이 몸 안으로 들어오는 것을 막아줄 수 있습니다. 또한 입에서 배출된 공기에는 수분이 일부 포함되어 있어 습도도 유지시킬 수 있습니다. 따라서 외출할 때는 반드시 목도리와 마스크를 챙겨야 합니다. 또 한 가지 중요한 것은 냉장고에서 꺼낸 찬 음료나 물을 가능한 한 삼가야 한다는 것입니다. 《동의보감》에서는 내적으로 차가워지는 것을 반드시 경계하라고 일렀습니다.

기침과 가래를 없애주는 생강차로 겨울을 거뜬하게 보내세요.

☞ 차 만드는 법은 138쪽에 있습니다.

新동의보감 **건강용어**

기침

기침은 우리 몸에 들어온 이물질이나 체내에서 발생한 노폐물을 제거하는 중요한 방어 반응입니다. 이물질을 내보내기 위해 가장 강력한 힘으로 내뿜는 것, 그것이 바로 기침입니다. 따라서 이 기침을 참거나 억제하면 안 됩니다. 하지만 강력히 뿜는 만큼 힘이 많이 들어 체력이 소모되고 내부에 상처나 염증이 생길 수도 있습니다. 때때로 기침할 때 생기는 강력한 복압腹壓, 배 내부에서 생기는 압력으로 갈비뼈가 부러지기도 합니다. 따라서 환경과 내부적인 건강을 되찾아 기침이 발생하는 원인을 줄이는 노력이 필요합니다.

新동의보감 **건강용어**

풍한風寒이란?

바람과 찬 기운, 즉 성질이 찬 기운이 몸의 체표를 통해 들어와 병을 일으키는 원인이 됩니다. 한방에서는 대부분 감기 초기의 원인으로 풍한을 꼽습니다. 이것을 물리치기 위해 체온을 올려주는 따뜻한 약재를 쓰고 땀을 내도록 합니다..

기침! 이럴 때는 병원으로!

- 기침할 때 피가 나올 때
- 발열과 함께 농이 든 가래가 나올 때
- 가슴에 통증이 느껴질 때
- 과도하게 많은 가래가 나올 때
- 호흡 곤란과 하지부종이 있을 때

기침의 원인은 다양합니다. 폐나 심장질환의 위험 징후일 수 있으니 위의 증상이 있을 때는 바로 병원에 가 검사받아야 합니다. 폐렴이나 천식, 결핵, 폐농양의 폐질환과 심울혈의 심장질환이 원인일 수 있습니다.

폐렴 | 세균이나 바이러스 감염으로 발생하는 폐의 염증으로 기침, 가래와 이로 인한 호흡곤란 등의 폐 증상 외에도 소화 장애나 구토, 관절 통증 등이 나타납니다.

결핵 | 결핵균의 감염에 의해 발생하며 기침, 가래가 지속되고 가래에 피가 섞여 나오거나 가슴 통증을 호소하기도 합니다. 발열, 발한, 신경과민, 식욕부진 등의 전신증상이 나타나기도 합니다.

폐농양 | 폐렴의 합병증으로 많이 발생하며 폐에 주머니 모양의 농이 차는 질환입니다.

심울혈 | 심장의 구조적 또는 기능적 이상으로 조직이나 기관에 혈액이 정체되는 상태로 특히 움직이거나 누울 때 숨이 차고 가래를 동반한 기침을 하며 복부, 다리, 발목 등이 붓습니다.

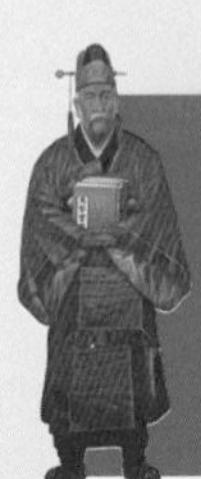

新 동의보감

기침 처방전 겨울철 만병통치약, 생강차

증상 겨울에 기침이 심해요 **진단** 찬바람과 추위에 민감한 기관지 **처방** 찬 기운을 몰아내는 생강차

생강차의 효능 : 감기, 비위 보호, 소화 기능과 면역력 강화

생강은 성질이 따뜻하고 매워 몸에 열과 땀을 내주는 효능이 있습니다. 또한 가래를 없애주고 소화기를 따뜻하고 좋게 만들어주어 겨울철에 매우 좋은 약재입니다. 계피와 대추 등을 함께 넣어 차로 끓여 마시면 맛도 좋고 효능도 증가합니다.

제조법

1. 물에 불린 생강 5~6톨을 깨끗이 씻어 얇게 썰어줍니다.
2. 물 2ℓ에 생강 절편을 넣고 1시간가량 끓여줍니다. 이 과정에 대추나 계피를 생강의 2/3 정도 넣어줍니다.
3. 끓인 생강차에 꿀을 조금 넣어 마시면 좋습니다.
4. 하루 한 번씩 자기 전에 마시면 감기를 예방할 수 있습니다. 더불어 땀을 내주면 걸린 감기도 몰아낼 수 있습니다.

Tip

생강은 국산이 상품으로 전북 완주와 충남 서산이 산지로 유명합니다. 얇은 껍질이 붙어 있고 쭈글쭈글하며 지저분해 보이는 국산은 향이 강하고 매우 맵습니다.

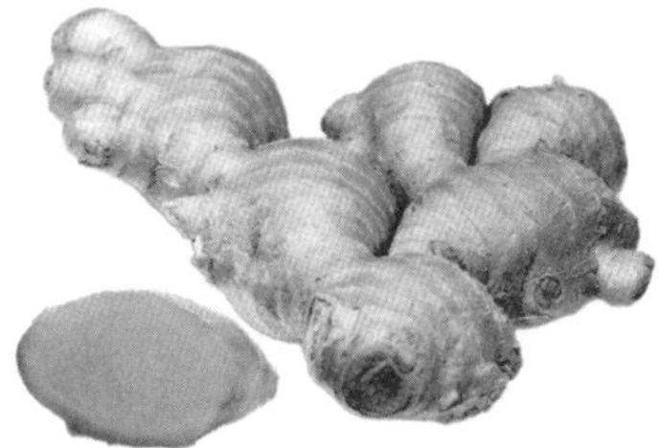

생강

19 역류성 식도염

역류성 식도염은 위장의 위산과 음식물이 식도로 역류하면서 나타나는 식도의 염증입니다. 위장 내 세균을 억제하고 소화를 돕는 위산이 소화벽에 직접 닿으면 염증에 손상되는데 이것이 식도에서 쓰린 증상과 함께 목에 뭔가 걸린 듯한 증상으로 나타납니다.

이런 분들은 꼭 보세요

종종 목에 신물이 올라오는 느낌이 있다 | 목에 뭔가 걸린 느낌이다 | 뱉어도 안 나오고 삼키려고 해도 안 삼켜진다 | 가슴이 타는 것 같다 | 가래가 걸려 있는 것 같다

실제 환자 케이스

이름 : 심현섭 나이(성별) : 67세 남성 직업 : 사업 실패 후 무직

증상 : 최근 자식의 사업 실패로 스트레스가 심하다. 평소 소화불량을 호소하는 빈도가 높은 편이다. 소화기가 약하고 약간 예민한 편이다.

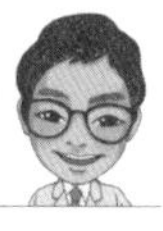

1. 인후에 생기는 병은 스트레스가 원인이다

제가 보건소에 근무할 때 항상 같은 시간에 진료실을 찾아오던 환자 한 분이 계셨습니다. 단정한 복장에 영국 신사처럼 중절모를 쓰신 할아버지는 보건소에 오는 다른 환자들과 달리 근사한 분위기가 물씬 풍겼습니다. 교감선생님으로 퇴직하신 할아버지께서는 남을 배려하는 습관이 몸에 밴 진짜 신사였습니다. 하지만 그런 할아버지에게 단 한 가지 단점이 있었습니다. '어흠, 큼, 흠흠' 또 좀 있다가 '큼큼, 켁~ 으흐흐흠! 어험' 하시며 어느 날부터인지 남들 눈을 찌푸리게 할 만큼 괴로운 헛기침을 계속 하는 것이었습니다.

"아이고, 목에 가래인지 뭔지 씨 같은 것이 꽉 끼어 뱉어도 안 나오고 삼키려고 해도 안 넘어가고 괴로워 죽겠네. 어떻게 좀 해주세요."

"많이 괴로우시죠? 요즘 뭐 안 좋은 일 있으셨어요?"

이게 한두 번이면 몰라도 진료하고 침대에 누워 침을 맞는 동안에도 잠잠할 틈

없이 기침하고 가래 끓는 소리가 나니 다른 환자분들이 옆 침대에 누워 있기 불편했습니다. 여쭤보니 이따금 이런 증상이 생기는데 약을 먹어도 그때뿐이고 최근 더 심해져 목과 가슴이 답답하다고 하시더군요. 그래서 혹시 최근 마음상한 일이 있었는지 여쭤보니 역시 자식이 사업에서 손해를 보았다고 합니다. 이런 어르신들뿐만 아니라 전날 과음하고 찾아오는 환자분들 중에도 이런 증상을 호소하는 분들이 가끔 계십니다. 아침에 일어나면 목이 답답한 것이 목에 뭔가 걸린 것 같다고요. 이렇게 목에 뭔가 낀 것 같은 증상, 왜 그럴까요?

《동의보감》에 보면 인후의 병은 모두 화火가 원인이라고 하고 있습니다. 여기서 말하는 인후는 식도를 포함한 용어입니다.

咽喉之病皆屬火
인 후 지 병 개 속 화
인후에 생기는 병은
모두 화(火)로 인해 생긴다.
《동의보감》 인후문

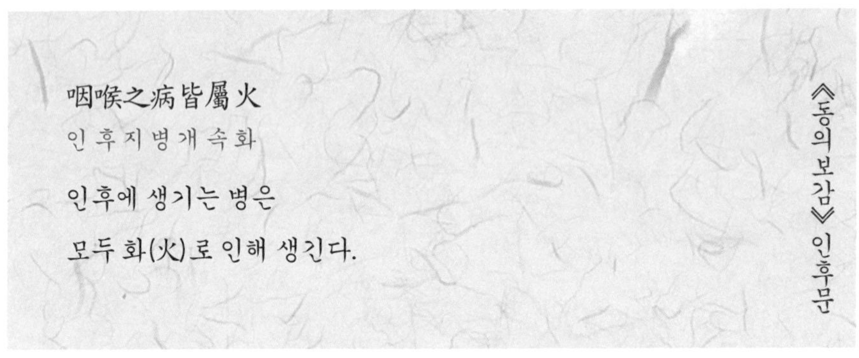

이미 조선시대에도 역류성 식도염의 원인으로 화火, 즉 스트레스를 분명히 인식하고 있었던 겁니다. 이런 증상을 매핵기梅核氣, 매실 씨앗이 목에 걸려 괴로운 증상라고 불렀는데 매핵기란 담화병痰火病이며 칠정이라는 7가지 감정 상태가 지나쳐 기가 막혀 담음痰飮이 인후를 막는 것이라고 설명하고 있습니다. 담음이란 정상적인 체액이 변화된 노폐물로 한방에서는 신체 군데군데서 다양한 증상을 일으키는 원인 물질입니다. 목에서 나오는 가래가 쉽게 볼 수 있는 담음의 한 형태입니다. 스트레스로 기의 흐름이 막히면 담음이 생겨 신체 여기저기에 문제를 일으킵니다.

이것이 인후에서는 매핵기가 되어 매화 씨나 흰 솜뭉치가 목에 걸린 것처럼 뱉어도 안 나오고 삼키려고 해도 내려가지 않는다고 말하고 있습니다.

2천 년 전 의서에도 나오는 증상, '매핵기'

중국에서 유비, 관우, 장비가 활약하던 삼국지의 시대로 유명한 후한 말에 쓰인 의서《금궤요략》에도 이 증상에 대한 설명이 나와 있습니다.

"여인의 목에 고기 한 점이 걸린 것 같다."

이에 대해 당대에 쓰인《천금방》이라는 의학서에도 "목 한가운데 고기가 붙어 있는 것 같으면서 뱉으려고 해도 뱉어지지 않고 삼키려고 해도 삼켜지지 않는다."라는 증상과 그에 대한 치료법이 나와 있습니다. 가래처럼 목에 있는 것이 느껴지지만 뱉거나 삼켜지지 않아 고기라고 표현한 것이 재미있습니다. 실제로 식도에서는 역류로 인해 점막 손상이 일어나는 경우가 빈번합니다. 현대의 역류성 식도염과 차이가 있지만 그 증상에 대해 비교적 정확히 인식하고 있었으며 치료 대상으로 삼았다는 사실이 놀랍습니다.

목에 뭔가 걸린 듯한 증상은 현대의학에서 말하는 역류성 식도염의 여러 증상 중 하나입니다. 역류성 식도염이란 위장의 내용물이 식도로 거꾸로 올라와 식도가 손상받는 위장질환입니다. 위산은 위장에 있을 때는 소화액을 분비시키고 살균 효과가 있지만 식도나 위 점막에 직접 접촉하게 되면 강한 산성으로 점막 세포들을 자극하거나 손상시키게 됩니다. 위내시경을 통해 식도 점막에 염증 소견이 있는지 여부를 통해 진단하지만 실제로는 식도 점막은 정상인 경우가 많습니다. 이런 경우에도 위와 같이 목에 뭔가 걸린 듯한 증상이 나타날 수 있으니 이때는 치료하지 않아도 생활습관 개선으로 증상을 완화시킬 수 있습니다.

2. 진피모과차로 온몸의 스트레스를 풀어라

역류성 식도염은 스트레스와 식습관, 비만의 영향을 많이 받는다고 합니다. 너무 바쁘게 돌아가고 끊임없이 성과를 내야 하는 현대사회에서 발생하는 스트레스, 그로 인한 불규칙한 식습관과 폭식으로 발생하는 비만, 이 모든 것이 연결되어 있습니다. 또 최근 밝혀진 연구 결과에 의하면, 남성의 역류성 식도염 발생 비율이 여성의 그것보다 5배 높다고 합니다.

과다한 업무, 스트레스, 음주, 폭식이 늘어 비만과 함께 역류성 식도염에 걸리는 우리 아버지들의 슬픈 모습이 떠올라 마음 한구석이 짠해집니다.

얼마 전 TV 가상 결혼 프로그램에 출연한 정인 씨는 조정치 씨와 함께 받은 건강검진에서 역류성 식도염 진단을 받았습니다. 그 장면에서 의사는 원인을 한마디로 정의 내렸습니다. 스트레스가 너무 심해 생긴 것이라고 말입니다. 이 방송에서 정인 씨가 "만약 내가 죽을 병에 걸린다면 어떻게 할 것이냐?"라고 조정치씨에게 질문하자 "그럴수록 결혼할 것이다. 옆에서 지킬 것"이라고 말해 스트레스로 병이 생긴 정인 씨의 마음을 녹여주었습니다. 아마도 정인 씨의 역류성 식도염의 일부는 이미 그때 치료되지 않았을까요?

역류성 식도염은 스트레스를 줄이고 식생활 조절을 통해 어느 정도 치료가 가능한 질환입니다. 양약은 위산을 중화시키는 작용을 하므로 생활습관 조절을 함께 하는 것이 원칙입니다. 몸을 이완시키는 명상이나 스트레칭, 족욕을 하고 지나치게 차거나 뜨거운 음식, 자극적인 음식은 피하고 식사량을 줄이는 절제가 필요합니다. 또 스트레스를 풀어주고 기를 소통시켜주는 차 한 잔이 도움이 됩니다. 막힌 기氣를 풀어주고 담음을 삭이는 진피모과차를 추천합니다.

불규칙한 식습관을 개선하시고
진피모과차로 막힌 기를 뚫어주세요.

☞ 차 만드는 법은 144쪽에 있습니다.

新동의보감 **상담실**

문 : 운동이 해로울 수도 있다고 들었어요.

답 : 증상이 있는 동안 복압을 상승시키는 운동, 즉 윗몸일으키기나 무거운 것을 들어 올리는 운동은 독이 될 수 있습니다. 복압이 상승하면 횡경막을 압박하고 식도와 위를 구분해주는 조임근을 이완시키는 등의 부작용이 있을 수 있습니다. 달리기도 역류 증상을 악화시킬 수 있으므로 삼가야 합니다. 헬스클럽의 사이클 운동은 역류성 식도염의 증상 완화에 도움이 됩니다.

문 : 식도암으로 발전하는 것은 아닌가요?

답 : 식도염 환자들 중 일부는 나중에 식도암으로 진행될 수 있는 바렛 식도라는 합병증으로 진행되기도 하지만 극히 드문 경우이므로 크게 걱정할 필요는 없습니다. 현재의 증상을 조절하고 완화시키려는 노력만 있다면 말입니다.

新동의보감 **건강용어**

천돌天突혈과 전중膻中혈

천돌혈양쪽 쇄골뼈 사이의 오목하게 들어간 부분, 목과 가슴의 구분점과 전중혈양쪽 젖꼭지를 이은 선의 중앙점을 지압해주면 기를 소통시켜주고 스트레스를 줄여줘 증상을 완화시키는 데 도움이 됩니다.

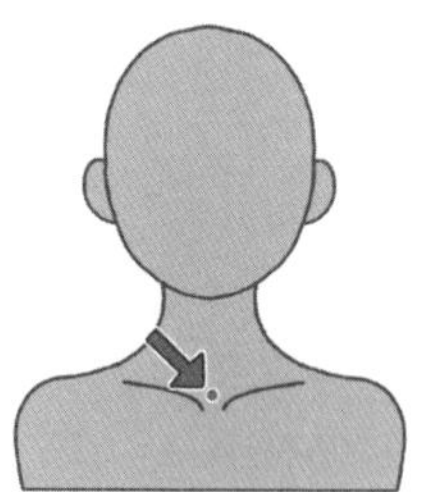

천돌天突혈

목과 가슴의 구분점

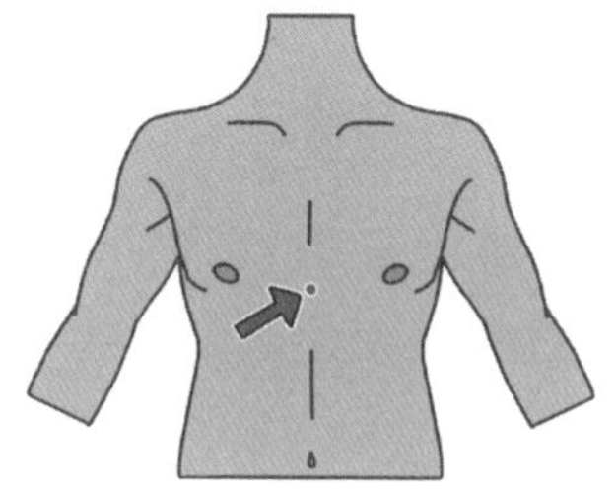

전중膻中혈

양쪽 젖꼭지를 이은 선의 중앙점

칠정七情이란?

한의학에서 말하는, 사람에게 질병을 일으킬 수 있는 7가지 감정 상태인 희노우사비공경喜怒憂思悲恐驚, 즉 기쁨, 화남, 근심, 깊은 생각, 슬픔, 두려움, 놀람을 말한다.

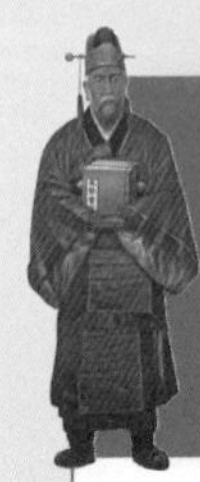

新 동의보감

역류성 식도염 처방전 기를 뚫어 화를 가라앉히는 진피모과차

증상 목에 뭔가 걸린 것 같아요 **진단** 스트레스와 잘못된 식습관 **처방** 기를 소통시켜 담을 삭여주는 진피모과차

진피모과차의 효능 : 기 순환, 담 제거, 스트레스 해소

진피는 흔히 볼 수 있는 귤껍질을 말린 약재입니다. 요즘은 마트에서 썰어 팔기도 합니다. 진피는 예로부터 기를 소통시켜 막힌 곳을 풀어주고 화를 가라앉혀주는 약재로 쓰였습니다. 모과는 진피와 함께 스트레스 때문에 생긴 담을 제거해줍니다. 목 안에 뭔가 걸린 것 같은 매핵기에 딱 좋은 것이 모과차입니다.

제조법

1. 진피는 좋은 귤을 깨끗이 씻은 후, 껍질을 벗겨 채를 썰어 햇볕에 말리거나 프라이팬을 이용해 준비합니다.
2. 모과는 깨끗이 씻어 껍질째 채를 썰어 말린 것을 준비합니다.
3. 이렇게 준비된 모과 20g과 진피 20g을 그릇에 넣고 뜨거운 물 1ℓ를 부어주면 차가 노랗게 우러납니다. 30분가량 우려내 드시면 됩니다. 식힌 후, 냉장고에 넣어두고 시원하게 드셔도 됩니다.

Tip

국산 진피(귤 껍질)는 제주도에서 많이 나며 예로부터 중국 광동산이 유명해 좋은 것을 광귤이라고도 불렀습니다. 껍질이 얇고 황갈색이고 향기가 강한 것을 상품으로 칩니다.
모과는 전국 각지에서 나며 10월에 나는 햇모과를 씁니다. 육질이 밝은 색을 띠고 향이 강한 것을 상품으로 칩니다.

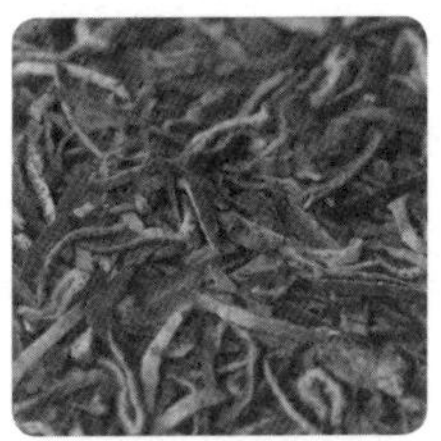

진피(말린 귤 껍질)

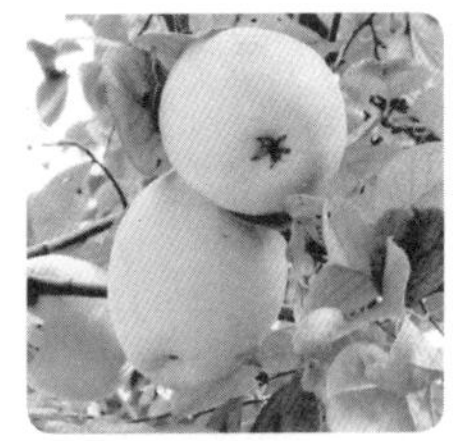

모과

20 쉰 목소리

목소리를 내는 기관인 성대가 붓고 염증이 생겨 거칠고 갈라지는 소리가 나는 증상입니다. 심해지면 목소리가 안 나오는 성대결절이 발생하기도 합니다. 성대에 무리가 가는 발성이 지속되거나 호흡을 제대로 안 하는 상태로 목소리를 과도하게 사용해 발생합니다.

이런 분들은 꼭 보세요

평소 목이 잘 쉰다 | 허스키한 목소리가 오래 지속된다 | 목소리가 잘 안 나온다 | 쇳소리가 난다 | 목이 막힌 것 같다

실제 환자 케이스

이름 : 이수철　나이(성별) : 45세 남성　직업 : 주로 밤 늦게 끝나는 학원 강사

증상 : 말을 많이 하는 직업이다 보니 목이 자주 쉬고 아플 때가 있다. 밤늦게까지 강의해야 하는 시험 기간에는 본인의 온전한 목소리가 나오지 않는다.

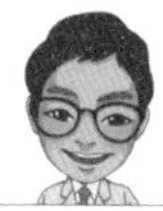

1. 쉰 목소리는 신장의 기운이 약하기 때문이다

소통이 중요한 시대이다 보니 말하는 것을 직업으로 삼는 사람들이 늘고 있습니다. 그만큼 목 관리의 중요성도 커지고 있습니다. 어느 날 진료소에 목이 쉰 40대 남성 환자가 찾아왔습니다. 그 분은 학원에서 중 · 고생들을 가르치는 강사였습니다. 명강사로 소문나 학생들이 수강하기 위해 줄을 서는, 소위 '스타 강사'입니다.

"어디가 불편하세요?"

그 분은 입을 오물거리긴 하는데 목소리가 나오지 않았습니다. 저는 그의 입 가까이 귀를 대고 되물었습니다.

"목소리가 안 나오는데 왜 이런 거죠?"

목이 얼마나 쉬었는지 귀를 더 가까이 대고서야 겨우 알아들을 수 있었습니다. 게다가 목소리는 사진으로 치면 컬러가 모두 빠진 흑백의, 거의 숨소리에 가까운

입 · 목 편

음색이었습니다. 직업이 학원 강사이다 보니 항상 목이 아프긴 했지만 이렇게 심한 건 처음이라고 했습니다. 시험기간이라 밤늦게까지 수업하는 데다 주말에는 보충수업까지 있어 피곤이 겹쳐 더 심해졌다는 겁니다.

모두 이와 같은 경험이 있을 겁니다. 신나 떠들다가 목이 쉬기도 하고 노래방에서 즐겁게 논 다음날 아침 목소리가 안 나오기도 하고 장시간 토론으로 목이 잠기기도 합니다. 그냥 놔두자니 이러다 말 못하는 것은 아닌지 걱정되고 병원에 가자니 목감기도 아니라 난감할 때가 있습니다. 어떻게 해야 잃어버린 목소리를 되찾을 수 있을까요?

《동의보감》의 〈성음聲音, 목소리문〉을 보면 제대로 목소리가 나오지 못하는 것은 신장腎臟의 기운이 약하기 때문이라고 합니다.

聲音出於腎, 肺爲聲音之門戶 腎爲聲音之根
성음출어신, 폐위성음지문호 신위성음지근

목소리는 신장에서 나온다.
폐는 목소리가 나오는 문이고 신장이
목소리의 근본이다.

《동의보감》 성음문

목소리는 목의 구조상 문제만이 아니라 내부 장기의 기능과 밀접한 관련이 있다고 생각한 것입니다. 즉 과로하거나 병을 앓고 나면 폐와 신장의 기혈氣血에 문제가 생겨 목소리를 내는 기능이 떨어지는 것을 말하는 것입니다.

기타에 비유하자면, 떨림으로 목소리를 만들어내는 성대는 현에 해당합니다. 그런데 기타가 이 현만으로 소리를 낼 수 있을까요? 공명을 시켜주는 몸체도 있어야 하고 줄을 단단히 잡아주는 브릿지도 있어야 합니다. 기타의 머리 부분에 있는 줄감개에 줄이 적당히 팽팽히 감겨 있어야 원하는 소리를 낼 수 있습니다. 이때 줄감개에 매인 줄과 손가락으로 정확한 코드를 짚고 줄을 튕기는 힘을 조절하는 역할, 그것이 폐와 신장의 역할입니다. 따라서 목소리가 잘 쉬는 사람들은 폐와 신장의 건강을 살펴볼 필요가 있습니다. 저를 찾아오신 학원 강사 분께 내린 처방 역시 신장의 기운을 채워주는 육미지황탕이라는 약에 폐와 인후를 적셔주는 약을 첨가한 것이었습니다.

《조선왕조실록》에도 목소리가 쉰 임금에 대한 이야기가 있습니다.

"요즘 해소咳嗽로 목소리가 쉬는 증상이 있어 시사視事, 정사를 돌보다하지 못한다. 내가 오래 경연經筵, 대소 신료들과 학문과 정책에 관해 논함에 나가지 못하는 것을 편하지 못하게 여길 뿐만 아니라 군신群臣을 접하지 못하는 것을 미안하게 여긴다. 승지들은 내 뜻을 알아야 한다."

중종 10년, 중종의 목소리가 쉬어 경연에 못 나감을 알리는 내용입니다. 수많은 신하들을 앞에 두고 토론하는 임금에게 목소리는 매우 중요했습니다. 목소리가 쉬어 신하들과 대면하지 못하고 정책을 토론하지 못하는 중종의 안타까운 마음이 드러나 있습니다. 그 후 다시 중종은 도라지가 든 약을 먹은 후에야 경연에 참여할 수 있었습니다. 임금이라도 쉰 목을 쉬지 않을 수 없었던 것입니다.

입을 한 번 움직이면 성대는 100번 진동한다

목소리는 호흡을 통한 성대의 진동으로 만들어집니다. 말을 할 때 남성의 경우는 초 당 100~150회, 여성의 경우는 200~250회 성대 진동이 발생합니다. 음정이 높아지면 진동 횟수도 올라갑니다. 말 한마디를 위해 성대가 수천 번 움직여야 하는 것입니다. 이렇게 빨리 움직이는 성대 사이의 성문을 통해 공기가 나오면서 소리가 만들어집니다. 성대가 떨리고 일부에서는 마찰이 일어나는데 이것이 지속되면 열이 나고 건조해집니다. 이때 영양을 공급하고 촉촉이 만들어주기 위해 조직액이 유입됩니다. 이 과정이 지속되면 성대 조직이 붓고 염증이 생깁니다. 그러면 성대가 원래의 진동수만큼 움직이기 어려워져 낮고 불규칙한 쉰 목소리가 나오게 됩니다. 이 상태에서 무리하게 노래하거나 말을 하면 성대는 기능을 잃어버려 성대결절로 이어집니다. 따라서 목이 쉬었다면 말 수를 줄이고 물을 마셔 성대를 쉬도록 해주는 것이 필요합니다.

2. 바른 발성과 복식 호흡이 가장 중요하다

케이팝(K-Pop) 열풍에 따라 인기를 끄는 오디션 프로그램 중에 케이팝스타를 한 번쯤 보셨을 겁니다. 다양한 오디션 프로그램 중에 특히 케이팝스타가 인기 있는 이유는 실력 있는 친구들이 많이 나오기도 하지만 심사위원들의 독특하고 재치 있는 심사평도 한 몫 한다고 생각합니다. 특히 박진영 심사위원의 '공기 반, 소리 반'은 수많은 패러디가 나올 정도로 화제가 되었죠. 이 '공기 반, 소리 반'은 올바른 발성을 알려주는 좋은 표현이라고 생각합니다.

노래할 때뿐만 아니라 평소 말할 때도 올바른 발성이 매우 중요합니다. 발성은 목소리를 명확히 전달할 뿐만 아니라 무리 없이 목을 사용하는 데 중요한 요소입니다. 목소리를 낼 때 명치 부분에 손을 대고 그 부분이 자연스레 떨리면서 편한 상태로 목소리가 나오는 것이 본인에게 맞는 소리라고 합니다. 이때 폐에서 나온 공기가 후두와 성문聲門, 성대와 성대 사이의 공간, 공기가 지나면서 소리가 나오는 부분, 입과 코를 지나면서 자연스레 공명이 되면서 공기와 소리가 적절히 어울려 나오면 편하게 발성할 수 있는 것입니다.

한 가지 더. 목 건강을 지키고 곧고 좋은 목소리를 가지기 위한 중요한 요소 중 하나가 바로 복식 호흡입니다. 복식 호흡은 내뱉는 호흡량을 마음대로 조절할 수 있고 긴 호흡으로 자신이 원하는 속도로 안정되고 깊은 소리를 낼 수 있게 합니다. 기본적인 것이지만 발성과 함께 가장 중요한 요소로 꼽힙니다. 복식 호흡이란 코로 숨을 들이마시고 배와 횡격막을 이용해 배꼽 밑 단전까지 숨을 깊이 들이마셨다가 내뱉는 것입니다. 아랫배에 힘을 빼고 몸속 가장 깊은 곳까지 들이마시는 호흡은 풍부한 공기를 담을 수 있게 하고 중심을 낮춰줘 몸과 목소리를 안정시킵니다. 전쟁에서 병법가의 다양한 전략이 승리를 가져오듯 호흡을 통해 얻는 풍부한 공기는 좋은 목소리를 내는 원동력입니다.

목에 생긴 염증을 가라앉혀주는 도라지배차는 쉰 목소리를 부드럽게 합니다.

☞ 차 만드는 법은 151쪽에 있습니다.

新동의보감 **상담실**

문 : 말을 못하게 되는 것은 아닌가요?

답 : 목이 자주 쉰다고 말을 못하게 되는 경우는 많지 않습니다. 실어증과 달리 중추신경이나 근육에 문제가 있는 것이 아니므로 성대결절로 진행되지 않도록 조심하고 쉬어줘야 합니다. 목 관리에 신경 쓴다면 말을 못하는 상황은 발생하지 않습니다.

문 : 목이 쉬는 것이 후두암이나 선종으로 진행되는 것은 아닐까요?

답 : 별다른 증상 없이 목이 쉬는 것만으로 후두암이나 선종을 의심하진 않습니다. 단, 음주나 흡연, 역류성 식도염 등 목에 안 좋은 자극을 주는 생활습관이 있거나 목에서 쇳소리가 날 정도의 심한 천명, 호흡 곤란이나 연하 곤란, 잦은 마른기침 등이 있으면 검사받아야 합니다.

新동의보감 **건강용어**

기혈氣血이란?

한의학에서 말하는, 우리 몸을 주관하는 두 가지 중요한 물질이자 기운을 지칭합니다. 몸의 에너지를 뜻하는 대표가 기氣라면 몸을 이루고 영양을 공급하는 대표 물질은 혈血입니다. 기는 혈을 타고 이동하며 혈은 기에 의해 운행됩니다.

쉰 목소리! 이럴 때는 병원으로!

- 쉰 목소리가 2~3주 이상 지속될 때
- 쉰 목소리와 함께 감기 외의 다른 원인에 의한 통증이 동반될 때
- 객혈喀血이 동반될 때
- 침을 삼키기 어려울 때
- 목에 혹이 만져질 때
- 며칠이 지나도 목소리가 전혀 나오지 않거나 목소리에 심한 변화가 있을 때

위의 증상이 있다면 후두염이나 성대결절, 성대낭종, 성대육아종 등일 수 있으니 병원에 가야 합니다.

후두염 | 염증에 의해 후두가 빨갛게 부어오르고 열이 나며 통증을 일으키는 질환입니다. 증상으로 기침이 나고 목소리가 쉬며 심하면 호흡 곤란 증세가 나타납니다.

성대결절 | 목소리를 지나치게 사용하거나 무리하게 발성했을 때 성대 점막이 손상되어 생깁니다.

성대낭종 | 성대 점막 아래에 생기는 주머니 모양의 물혹입니다. 목소리에 변화를 가져오기도 합니다.

성대육아종 | 육아肉芽란 인체의 정상 조직 중 일부가 과다증식해 생긴 덩어리입니다. 양성 종양이라고도 할 수 있는데 이 육아가 성대에 생기면 성대육아종이라고 부릅니다. 성대의 반복적인 손상이나 상처로 생깁니다.

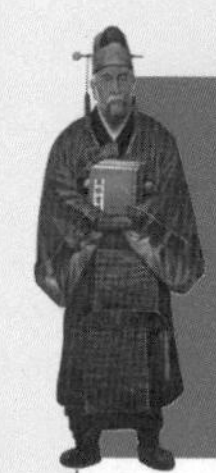

新 동의보감

쉰 목소리 처방전 목 염증을 낮춰주는 도라지배차

증상 목소리가 잘 쉬어요 **진단** 호흡과 발성의 문제 **처방** 쉰 목소리에는 도라지배차

도라지배차의 효능 : 염증 완화, 진액 공급

도라지와 배는 목에 생긴 염증을 완화시켜 주고 진액을 공급해주는 효능이 탁월합니다.

제조법

1. 도라지 5뿌리를 깨끗이 씻어 껍질을 제거한 후, 채를 썰어 준비합니다.
2. 배 1개를 0.5㎜ 두께로 썰어 준비합니다.
3. 도라지와 배를 냄비에 넣고 충분히 잠길 만큼(약 1ℓ) 물을 부은 후, 약한 불에서 1시간가량 끓입니다.
4. 배가 몽글몽글해지면 배와 도라지를 건져내고 끓인 물을 식히면 완성됩니다.

Tip

도라지는 전국에서 나는데 크기가 일정하고 희고 단단하며 쓴맛이 나는 것이 좋습니다. 경남 진주와 마산이 산지로 유명합니다. 중국산은 국산에 비해 머리 부분이 굵고 5~10㎝가량 긴 편입니다.

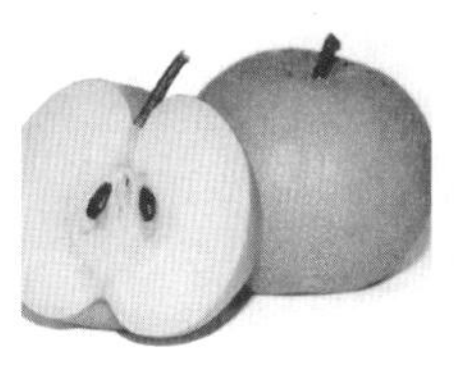

배

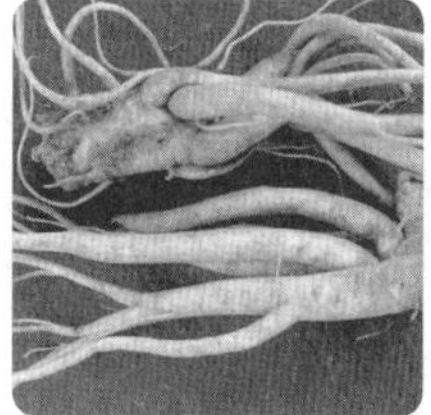

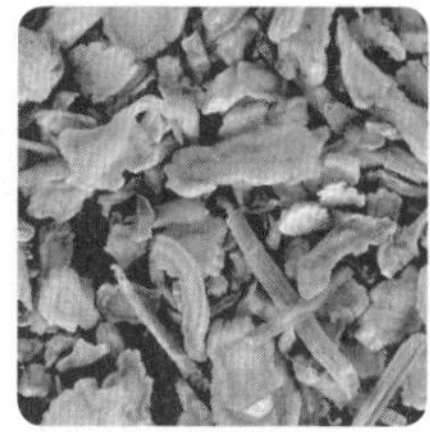

도라지

입 · 목 편

新 동의보감 건강혁명

제 4 부

척추 · 흉복부 편

21 요통

인간은 다른 동물과 달리 직립보행을 합니다. 그에 따라 인체의 가운데서 중심을 잡아주는 허리에는 많은 부담이 가해져 다치기도 쉽고 노화도 빨리 옵니다. 요통은 허리 부위 근육이나 인대가 손상되거나 요추 관절의 퇴행성 변화로 나타나는 증상입니다.

이런 분들은 꼭 보세요

허리가 끊어질 듯 아프다 | 다리가 저리다 | 엉치가 시큰시큰하다 | 조금만 걸어도 다리에 힘이 빠진다

실제 환자 케이스

이름 : 김혜숙　나이(성별) : 69세 여성　직업 : **수십 년 동안 농사를 지은 농부**

증상 : 젊을 때부터 수십 년 동안 농사를 지어왔다. 지금은 나이가 들어 하루에 몇 시간 일을 안 하는데 일만 하면 허리가 끊어질 듯 통증이 생긴다고 한다. 침을 맞으면 통증이 줄어 주기적으로 이웃 한의사를 찾고 있다.

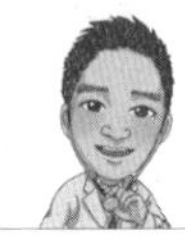

1. 허리 운동 부족이 요통을 부른다

한방 진료실을 찾으시는 분들 중에는 가까운 농촌에서 농사짓는 분들도 계십니다. 그 분들은 대부분 60대 이상의 어르신들입니다. 이 분들이 한방 진료실을 찾아오시는 이유의 대부분은 요통입니다.

"오셨어요, 할머니?"

"아이고, 허리가 끊어지게 아파~."

"지난번에 치료받으시고 좀 나아지셨어요?"

"침 맞고 한참 괜찮았는데 어제 고추를 좀 땄더니 또 아프당께~."

"여기까지 오시느라 힘드셨겠어요."

"잉~ 오느라 힘들었지. 한 5분 걸으니까 허리가 너무 아파 쪼그려 앉아 쉬면서 왔어."

시골 보건소의 진료 풍경입니다. 남의 일이라고 생각하실지도 모르겠습니다.

"나는 아직 팔팔한 40대니까", "나는 농촌에서 뼈빠지게 일하는 사람이 아니니까 괜찮겠지"라고 말입니다. 하지만 이런 생각은 큰 오산입니다. 안타깝게도 일생 동안 대부분은 요통을 겪게 됩니다. 나이가 들어 퇴행성 변화 때문에 허리가 아픈 어르신들뿐만 아니라 직업 특성상 허리를 많이 쓰는 육체노동자들, 하루 종일 앉아 공부하는 학생들까지 요통을 호소하는 경우는 나이와 직업에 상관없이 다양합니다.

그런데 노화로 인해 아픈 것, 육체노동자들처럼 허리를 많이 써 아픈 것은 이해되는데 어린 학생들이나 젊은 직장인들은 도대체 왜 허리가 아픈 걸까요?

답은 허리를 너무 안 쓰기 때문입니다. 전에는 농사와 같이 허리 쓰는 일을 많이 해 아팠습니다. 그런데 요즘 젊은이들은 어떤가요? 학생들은 어릴 때부터 학교, 학원 다니느라 운동할 시간이 없습니다. 직장인도 야근과 잦은 회식으로 시간이 없기는 마찬가지입니다. 운동부족으로 허리를 너무 안 써 약해졌는데 매일 8~9시간 동안 의자에 앉아 공부하고 일하니 허리에 체중이 집중되면서 젊은 요통 환자가 증가하게 되었습니다.

참고로 척추 교과서에서 자세별로 허리에 부담을 주는 정도를 살펴보면 앉은 자세(140) 〉 일어선 자세(100) 〉 똑바로 누운 자세(25) 순입니다. 서 있을 때 허리 디스크에 실리는 압력이 100이라면 누운 자세는 25, 앉은 자세는 140입니다. 앉은 자세에서 허리가 받는 부담이 일어선 자세보다 50% 가까이 많습니다. 서 있을 때는 다리에서 체중을 분담해주지만 앉아 있을 때는 허리와 골반에 부담이 집중되기 때문입니다. 국민건강에 많은 관심을 기울이는 북유럽 국가의 경우, 장시간 앉아 있는 자세가 건강에 치명적이라고 생각해 기업이 앞장서 높낮이 조절 책상을 도입하고 있습니다. 이 책상을 사용하면 선 자세로도 일할 수 있기 때문에 척추가 받는 부담이 줄고 업무효율성도 높아집니다.

허리 안 쓰다 허리 부러진다

《동의보감》에는 다양한 요통이 나옵니다. 그 중 3가지만 살펴보겠습니다.

腎虛腰痛 挫閃腰痛 濕熱腰痛
신허요통 좌섬요통 습열요통

《동의보감》 요문

우선 신 기능이 약해져 나타나는 신허요통이 있습니다. 여기서 신腎은 단순히 콩팥신장만 뜻하진 않습니다. 선천지정先天之精, 즉 선천적으로 가지고 태어난 생명의 근원적인 에너지가 신장에서 비롯된다고 보았습니다. 그리고 인체의 중심인 허리는 신장과 밀접한 관계가 있다고 생각했습니다. 나이가 들면 피부가 탄력을 잃고 몸에서 힘이 빠지듯 신장의 기운도 약해져 허리가 부실해지고 통증을 느끼게 된다고 본 것입니다.

현대인들은 운동부족으로 허리가 약하고 유연성이 떨어지니 허리를 삐끗하는 경우가 많습니다. 《동의보감》에서는 이것을 좌섬요통挫閃腰痛이라고 했습니다. 허리를 구부리거나 물건을 들다가 삐끗하신 경험이 있으실 겁니다. 좌섬꺾을 좌, 번쩍할 섬요통이라는 한자를 풀이해보면 허리를 꺾다가움직이다가 번쩍뜨끔하고 삐는 것입니다. 요통이 발생하는 상황을 잘 표현해주는 말입니다.

비만도 요통의 주원인입니다. 《동의보감》에서는 습열요통濕熱腰痛이라는 말로 소개하고 있습니다. 우리 조상들은 오늘날처럼 풍족한 식사를 하지 못했습니다. 기름진 음식과 술 등 고량진미는 양반이나 부자들의 전유물이었습니다. 이들 중 비만이 있었습니다. 술 때문에 열이 오르는 경향이 있었고 지방덩어리 몸은 마치 물찬 듯 출렁거렸습니다. 이것을 습열이라고 불렀답니다. 요즘은 고칼로리 식사를 하면서 운동이 부족해 이런 습열형, 비만 체형이 매우 많습니다. 체중이 많이 나가니 당연히 허리는 큰 부담을 받아 요통을 겪는 것입니다.

2. 아픈 허리는 바른 자세와 운동으로 치료하라

허리 통증은 지속 기간에 따라 급성과 만성으로 구분할 수 있습니다. 통증과 불편함이 6주 안에 사라지면 급성요통, 12주 이상 지속되면 만성 요통입니다. 급성요통은 주로 근육 문제로 30~40대에 발생하는 경향이 있습니다. 갑자기 무리하거나 피로가 누적되어 허리 부위 근육이나 인대가 손상되거나 일부가 끊어지는 경우가 많습니다. 뼈나 디스크의 문제는 적으므로 통증관리만 잘해주면 됩니다. 며칠 쉬면 좋아지는 경우가 대부분이지만 침이나 뜸 등의 치료를 받으면 더 빨리 호전될 수 있습니다. 만성통증으로 고착화되지 않도록 일상생활에 큰 불편이 없을 때까지 충분히 쉬면서 치료받는 것이 좋습니다.

만성요통은 주로 척추 관절의 퇴행성 변화와 같은 뼈의 이상으로 생기는 통증입니다. 50대 이상에서 겪는 요통이 바로 이것입니다. 기계와 마찬가지로 사람의 몸도 오래 사용하면 고장이 납니다. 자동차 타이어가 마모되듯이 허리뼈도 수십 년 동안의 움직임 과정에서 조금씩 닳습니다. 젊을 때는 연골이 튼튼했는데 나이가 들면 연골이 닳아 몸을 움직일 때마다 마찰이 생기는데 이것이 관절염을 부릅니다. 무릎에 관절염이 생기는 것과 같은 이치입니다. 사실 우리가 흔히 허리통증의 원인으로 생각하는 디스크는 그 비율이 매우 낮습니다.

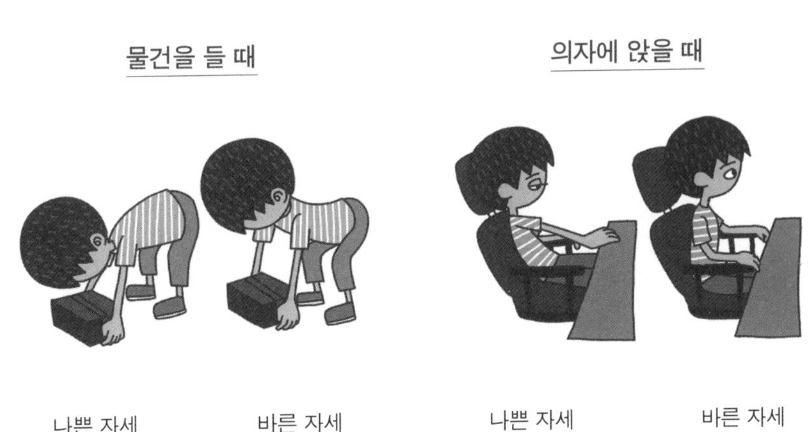

허리통증은 겪어보지 않은 사람은 상상 못할 정도로 고통스럽습니다. 만성화되면 당사자의 직업, 사회생활, 일상생활까지 영향을 미치기 때문에 방치하면 안 됩니다. 또한 허리는 몸의 중심이자 모든 움직임의 시작점이기 때문에 잘 관리해야 합니다.

앉을 때는 허리가 오목하게 들어가도록 꼿꼿이 세우고 가슴을 내밉니다. 서 있을 때는 아랫배가 앞으로 나오지 않도록 복부에 힘을 주고 짝다리를 짚지 않도록 합니다. 무거운 물건을 들 때는 허리를 구부리면 안 됩니다. 허리를 편 상태로 무릎을 구부리고 들어야 허리를 다치지 않습니다.

허리 건강에서 바른 자세와 함께 중요한 것이 운동입니다. 허리통증은 규칙적으로 운동하는 사람에게는 잘 나타나지 않습니다. 요통을 예방하기 위해서는 평소 운동으로 근력을 강화하고 신체를 유연하게 만들어야 합니다. '운동과 스포츠 생리학'이라는 책에 따르면, 45세부터 매년 근육의 4~5%가 감소하므로 근력 운동을 통한 근육 강화가 더욱 필요합니다.

허리는 너무 혹사해도 문제지만 너무 안 써도 병이 되는 법!
몸에 무리가 없는 운동으로 허리근육을 키우세요.

☞ 운동법은 161쪽에 있습니다.

문 : 허리 디스크인 경우, 무조건 수술을 받아야 하나요?

답 : 영상의학이 발달하면서 허리 통증의 주된 원인을 디스크로 생각하는 경향이 생겼습니다. CT나 MRI를 찍어 검사상 이상이 있으면 증상의 원인을 그것으로 보고 수술했지만 디스크에 문제가 있다고 해도 수술 대상이 되는 경우는 전체의 10% 정도에 불과합니다. 디스크 탈출이 처음 발생한 경우, 약 90%는 수술이 아닌 보존적 치료만으로 잘 호전되는 것이죠. 무턱대고 수술을 진행해 증상이 호전되기는커녕 부작용이나 후유증이 생기는 경우가 많았습니다.

Norbert Boos 박사의 연구 결과를 보면, 증상이 전혀 없는 사람들을 대상으로 요추 MRI 검사를 시행한 결과, 76%에서 디스크 돌출, 13%에서 디스크 탈출 소견이 나왔습니다. 이와 반대로 증상은 있는데 검사상 정상인 경우도 있었습니다. 그러므로 디스크 소견을 보이는 환자를 확진하기 위한 수단으로 검사해야지 증상에 대한 정확한 진단도 없이 MRI 소견만으로 진단하면 오류가 발생할 수 있습니다. 병원에서 디스크 초기 증상이라고 하면 현재 디스크에 걸렸다는 말이 아니라 이대로 방치할 경우, 디스크로 악화될 수 있다는 뜻입니다. 그러므로 수술을 받아야 하는 것은 아닌지 지레 겁먹지 않으셔도 됩니다. 휴식, 적당한 운동, 보존적 치료로 잘 관리하면 됩니다.

문 : 허리에 좋은 의자가 있으면 알려주세요.

답 :

1. 등받이는 약간 뒤로 젖혀져 있으면서 하단은 들어가고 바로 위쪽이 나온 형태라면 허리의 S 라인을 살리는 데 도움이 됩니다.

2. 팔걸이는 똑바로 앉았을 때 팔꿈치가 직각이 되는 높이가 좋습니다. 팔걸이는 척추의 부담을 10%가량 덜어줍니다.

3. 의자 높이는 엉덩이를 깊이 넣고 허리를 곧게 펴고 앉아 다리를 90° 로 했을 때 발바닥이 지면에 완전히 닿아야 합니다.

4. 의자 시트는 앞이 둥글게 아래로 경사져야 다리의 혈액순환을 방해하지 않습니다.

요통 체크리스트

1. 같은 자세로 오래 있거나 자고 일어나면 허리가 뻐근하다. □ 근육통
2. 허리를 뒤로 젖힐 때 통증이 있다. □ 척추 후관절 증후군
3. 앉아 있을 때나 허리를 앞으로 숙일 때 허리와 다리가 아프다. □ 허리 디스크
4. 걸을 때나 누워 있을 때 다리가 저리다. □ 척추관 협착증

척추 후관절 증후군 | 척추는 앞쪽 디스크와 뒤쪽 후관절로 연결되어 있습니다. 나이가 들면 무릎 관절처럼 척추 후관절도 닳고 염증이 생깁니다. 정도가 심하면 요통이 발생하고 때로는 다리까지 증상이 나타나기도 합니다.

허리 디스크 | 허리쪽 척추인 요추와 요추 사이에는 몸통 무게를 지탱하기 위해 쿠션 역할을 하는 추간판(디스크)이라는 조직이 있습니다. 노화나 외상으로 추간판이 튀어나오거나 파열되어 안쪽에 있던 '수핵' 이라는 물질이 빠져나오면 신경근이나 척수를 압박하고 염증을 일으켜 하지의 통증, 저림, 근력 저하가 나타날 수 있습니다.

척추관 협착증 | 수도관이 오래 되면 녹슬고 때가 끼어 막히듯이 나이가 들면 척추 중앙의 척수와 신경근이 지나는 통로가 좁아집니다. 손목을 꽉 쥐면 손이 저린 것과 같은 원리로 척추관이 협착되면(좁아지면) 신경이 눌려 다리저림이 발생합니다.

요통! 이럴 때는 병원으로!

다음의 증상이 나타나면 허리 디스크나 척수의 문제일 수 있으므로 정확한 진단이 필요합니다.

- 요통과 함께 다리 통증과 저림이 나타날 때
- 대소변 조절이 안 될 때
- 다리에 마비가 올 때
- 통증이 너무 심해 일상생활이 불가능할 때

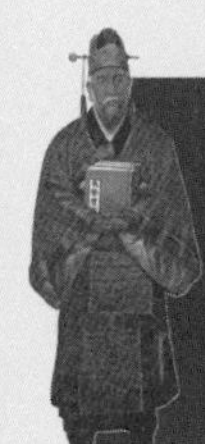

新 동의보감

요통 처방전 요통을 막아주는 척추 기립근 운동하기

증상 허리가 너무 아파요 **진단** 운동 부족 **처방** 3033(30초, 30분, 30번/3회/3일) 운동을 하세요

기립근 운동의 효과 : 요통 치료, 허리 근육 강화

요통의 원인은 운동 부족으로 인한 허리 근육의 약화와 과체중으로 인한 허리 부담의 가중입니다. 그러므로 허리 근육 강화와 체중감량을 위해 반드시 운동해야 합니다. 걷기는 온 몸의 근육과 관절을 동시에 사용하며 몸에 무리가 안 가는 가장 안전한 운동입니다. 물 속에서는 척추가 받는 압력이 줄어들기 때문에 수영도 좋습니다. 1회 30분 이상, 1주일에 3일 이상 해야 효과가 있습니다. 걷기, 수영에서 더 나아가 허리 뒤쪽을 강화시켜 주는 척추 기립근 운동과 앞쪽을 강화시켜 주는 복근 운동이 있습니다.

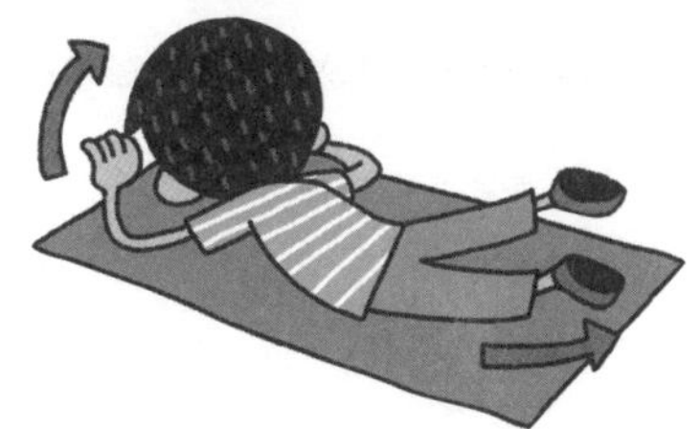

척추 기립근 운동법

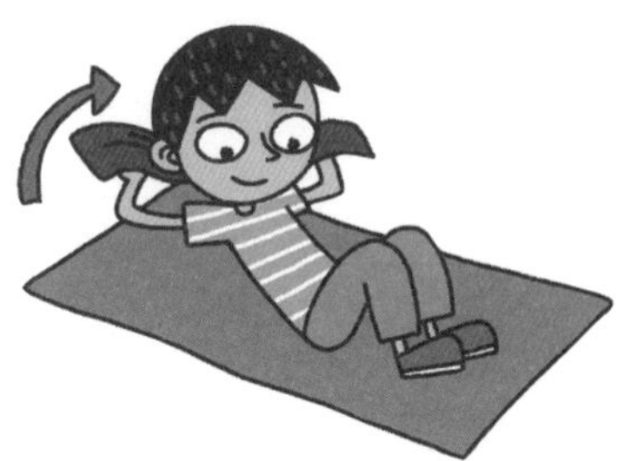

복근 운동법

운동 방법

기립근 운동을 할 때는 엎드린 상태에서 양팔과 다리를 모두 들어줍니다. 허리에 힘이 들어가는지 느끼면서 해야 합니다. 처음에는 힘들지만 하다보면 팔다리가 더 많이 올라가고 지속시간도 길어집니다. 30초씩 하루 3회, 1주일에 3일 이상 해야 효과가 있습니다.

복근 운동을 할 때는 바닥에 허리를 붙이고 등만 떨어지도록 합니다. 목의 힘을 빼 경추에 부담이 가지 않도록 하고 뱃심만으로 운동합니다. 빠른 속도로 반동을 이용하면 아무 소용이 없습니다. 복부에 집중해 천천히 해야 합니다. 30번씩 3회, 1주일에 3일 이상 해야 효과가 있습니다. 운동을 갑자기 시작하면 몸에 무리가 올 수 있으니 컨디션을 천천히 조절해 시간과 횟수를 늘려가시기 바랍니다.

누워 다리를 편 상태로 올리고 내리는 운동은 허리에 많은 부담을 주고 허리와 허벅지를 연결하는 장요근을 짧게 만들 수 있으니 삼가합니다.

22 경추통

과로, 스트레스, 컴퓨터 작업, 스마트폰 사용 등은 목의 근육을 긴장시킵니다. 근육이 긴장하면 혈액순환이 저하되고 신경을 압박해 뒷골이 당기고 목이 뻐근합니다. 이것이 지속되면 목 디스크와 같은 질환을 유발할 수 있기 때문에 하루에도 목을 여러 번 풀어주는 것이 좋습니다.

이런 분들은 꼭 보세요

뒷골이 당긴다 | 어깨가 돌덩이처럼 딱딱하다 | 잠을 자도 몸이 무겁고 개운하지 않다 | 머리가 아프거나 멍하고 집중이 안 된다

실제 환자 케이스

이름 : 신중식　나이(성별) : 26세 남성　직업 : 제대 후 복학한 대학생

증상 : 어릴 때부터 등이 굽은 체형이었다. 군 제대 후, 전공 공부, 자격증 시험 준비, 영어 공부로 책상에 앉아 있는 시간이 많아지면서 뒷목이 뻐근하고 어깨가 묵직한 증상이 점점 악화되었다.

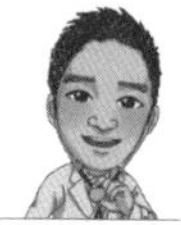

1. 굳은 목과 뻐근해진 어깨 근육을 풀어 경락의 흐름을 돕자

설 연휴를 맞아 가족 친지들이 모였습니다. 오랜만에 만났으니 서로 안부를 묻고 이런저런 이야기를 나누다가 아직 학생인 사촌동생들에게 물었습니다.

"공부는 어때? 할 만해?"

"만만치 않아, 형. 방학에는 계절학기 들어야지 토익 공부해야지 할 게 많아! 그런데 형, 공부할 때 머리가 맑지 않고 집중이 잘 안 되는데 좋은 방법 없을까?"

대학생인 희중이 물었습니다.

아직 고등학생인 막내 유빈은 또 이렇게 얘기하네요.

"나는 공부할 때 뒷목이 뻐근해 책상에 오래 앉아 있기 힘들어!"

"어린 녀석들이 벌써부터 그래서 어째. 이리 와봐, 어디 한 번 보자."

사촌동생들의 뒷목과 어깨를 만져보았습니다. 많은 신경과 혈관이 이 부위를 통과하여 머리로 가기 때문에 공부하는 데 필요한 집중력에 중요한 영향을 미치는 곳입니다. 동생들 나이가 10대 후반부터 기껏해야 20대 중반인데 하나같이 목과 어깨가 굳어 있고 척추가 틀어져 있었습니다. 굳은 부분을 풀어주기 위해 조금만 세게 누르면 '악!' 소리가 나왔습니다. 주부인 고모, 사업하시는 고모부도 목 상태가 좋지 않기는 마찬가지였습니다.

많은 사람이 이와 비슷한 증상을 호소합니다. 장시간의 컴퓨터 작업, 과로, 나쁜 자세, 스트레스, 사고나 충격 등이 원인인데 과연 여기서 자유로운 사람이 얼마나 될까요? 수많은 사무직 종사자, 육체노동자, 학생, 취업준비생, 주부 등 거의 모두 포함된다고 해도 과언이 아닐 겁니다. 지금 이 책을 읽고 계신 독자들도 뒷목이 뻐근하고 어깨가 무거워 몸이 찌뿌듯했던 적이 있었을 겁니다.

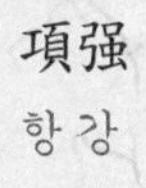

項强
항 강

뒷목이 뻣뻣이 굳어 옆으로 돌리지 못하는 것.

《동의보감》 경항문

《동의보감》에는 뒷목이 뻣뻣이 굳는다는 '항강'이라는 말이 나옵니다. 이와 비슷한 말로 견항통肩項痛, 어깨와 목이 아픈 것, 낙침落枕, 베개에서 머리가 떨어지는 등 잘 때 머리 위치가 편치 못해 기상 후 목이 아파 움직이기 어려운 것 등이 있습니다. 옛날 사람들에게도 목과 어깨의 불편함이 있었습니다. 우리나라 국민이라면 모두 알고 있는 세종대왕이 그랬습니다. 한글 창제의 원동력은 그의 다독多讀이었습니다. 그러나 안타깝게도 책상 앞에 앉아 공부하는 시간이 너무 많아 목 건강은 좋지 못했습니다. 세종대왕께서 후손들에게 남기신 위대한 유산은 본인의 건강을 희생한 결과물입니다.

수맥, 수맥! 괜히 하는 말이 아니다

《동의보감》에는 이런 구절이 있습니다.

諸頸項强 皆屬於濕
제경항강 개속어습
목이 당기고 뻣뻣한 증상은 모두 습에 속한다.

《동의보감》 경항문

습濕은 외부의 6가지 나쁜 기운, 즉 풍風, 한寒, 서暑, 습濕, 조燥, 화火 중 하나로 비를 맞거나 옷이 흠뻑 젖을 정도로 땀을 흘렸을 때 생길 수 있습니다. 습은 조용히 스며들어 서서히 병을 일으킵니다. 이처럼 바깥에서 비롯하는 외습外濕과 반대로 날 것, 찬 것, 술 등을 먹고 체해 몸 안에서 발생하는 내습內濕이 있습니다.

수맥이 흐르는 곳에서 잠을 자면 몸이 뻐근하고 개운치 않은데 선조들은 이것을 습이라고 표현했습니다. 우리 몸에는 기혈이 이동하는 통로인 경락이 있습니다. 습으로 목이나 어깨와 관련된 경락의 흐름이 나빠지면 위의 증상이 발생합니다. 저도 불가피하게 1년 가까이 습한 집에서 살게 되었는데 확실히 잠을 자도 개운치 않고 쉽게 피로를 느꼈습니다.

2. 바른 자세와 꾸준한 운동으로 건강한 목을 되찾자

초슬림, 초고화질 카메라, 대용량 메모리, 터치 가능한 대형 화면, 음악 동영상 및 TV 감상, 내비게이션 기능, 컴퓨터 수준의 게임. 요즘 등장하는 스마트폰 이야기입니다. 그런데 불과 5년 전, 앞으로 이런 휴대폰이 나와야 한다는 글에 달린 댓글들을 보면 웃음이 절로 나옵니다. "이거 하려면 수십 년은 기다려야 할

듯", "이미 휴대폰이 아니잖아!", "이런 거 나오기 전에 우린 다 죽어" 등 5년 전에 불가능하다고 여겼던 일이 지금은 아무렇지 않은 일상이 되었습니다. 이젠 10년이 아니라 5년이면 강산이 변하나 봅니다.

스마트폰과 태블릿 PC 덕분에 우리는 언제 어디서나 인터넷을 이용하고 인기 드라마를 볼 수 있습니다. 그러나 기술의 발전이 긍정적인 영향만 미치는 것은 아닙니다. 항상 자신을 바라봐주길 바라는, 내 손 안의 이 작은 친구(?) 때문에 우리의 목은 망가지고 있습니다. 스마트폰을 보기 위해 장시간 고개를 숙이는 나쁜 자세는 목 주위 근육을 긴장하게 만듭니다. 이런 상태가 지속되면 근육섬유의 일부가 띠처럼 단단해지면서 혈액순환이 저하됩니다. 곧이어 통각신경통증을 감지하는 신경을 자극하는 물질이 분비되어 아픔을 느끼게 됩니다. 이런 일련의 과정과 증상을 근막통증증후군이라고 합니다. 압통눌러 아픈 것이 나타나고 근육이 단축, 약화되는 것이 이 질환의 특징입니다. 근육이 짧아지고 단단해지니 당연히 뒷골이 당기면서 목이 뻐근하고 어깨가 뭉치게 됩니다. 스마트폰뿐만 아니라 장시간의 컴퓨터 작업, 과로, 스트레스, 사고나 충격 등도 근막통증증후군을 일으킬 수 있습니다.

뇌로 가는 모든 신경과 혈관은 목을 통과하지 않을 수 없습니다. 따라서 목에 문제가 생기면 공부든 일이든 무엇을 하든 상쾌하게 효율적으로 할 수 없습니다. 또한 긴장된 근육이 목에서 머리로 올라가는 신경을 압박해 두통이 생길 수 있습니다. 별로 한 것도 없는데 쉽게 피로해진다면 목을 의심해봐야 합니다. 건강한 목에 건강한 정신이 깃듭니다. 바른 자세와 꾸준한 운동으로 건강한 목을 만들 수 있습니다.

뭉친 근육을 풀어주는
정중동 운동으로 목과 어깨를 풀어주세요.

☞ 정중동 운동법은 168쪽에 있습니다.

문 : 거북목증후군은 무엇인가요?

답 : 근막통증증후군과 함께 살펴봐야 할 또 하나의 질환이 거북목증후군입니다. 목이 앞으로 쭉 빠져 마치 거북이처럼 머리가 튀어나온 자세 때문에 이름 붙었습니다. 과거에는 나이가 많거나 근육이 약한 사람에게 다발했지만 컴퓨터와 스마트폰 사용이 증가한 요즘은 남녀노소 관계없이 발생하는 경향이 있습니다.

정상적인 목은 경추가 C형 커브를 이루어 머리 무게가 골고루 분산되지만 머리가 1㎝ 앞으로 나올 때마다 경추의 부담은 2~3㎏씩 증가합니다. 5㎝가량 나온다면 정상인보다 최대 15㎏의 하중을 견뎌야 하니 이 정도 무게라면 당연히 뒷목과 어깨가 뻐근하겠죠?

문 : 목과 어깨가 뻐근할 때 온찜질을 해주면 좋은가요?

답 : 몸의 특정 부위에 통증이 있을 때 가정에서 쉽게 할 수 있는 방법 중 하나가 찜질입니다. 크게 온찜질과 냉찜질이 있는데 일반적으로 염증이나 부기가 심하지 않으면 온찜질이 도움이 됩니다. 온찜질은 혈관을 확장시켜 혈액순환을 촉진하고 손상된 조직에 영양을 공급해 회복을 도와줍니다. 1회 30분씩 하루 3~4회 해주는 것이 좋습니다.

《동의보감》을 보면 등이 아플 때 등의 견갑골 안쪽에 있는 고황膏肓혈에 뜸을 떠 치료했다는 기록이 있습니다. 현대의 온찜질과 비슷한 의미로 볼 수 있습니다.

건강한 목을 위한 바른 자세

1. 책상 앞에 앉을 때 등을 곧게 펴고 턱을 목 쪽으로 당깁니다(서 있을 때도 마찬가지입니다). 허리 뒤쪽에 쿠션을 대주면 좀더 수월하게 이 자세를 유지할 수 있습니다.
2. 책상에 엎드려 자는 습관이 생기지 않도록 합니다. 일자목이나 척추 틀어짐을 유발합니다.
3. 컴퓨터 모니터는 눈높이보다 10~15° 가량 아래로 맞춥니다. 화면이 너무 낮으면 등을 움츠리게 됩니다. 학생의 경우, 높이 조절이 되는 독서대를 사용하거나 책상, 의자의 높이를 조절해 책과 눈높이를 맞추도록 합니다.
4. 스마트폰 사용 시 고개를 아래로 숙이거나 등을 구부리는 자세는 피합니다. 눈높이에 맞춰 사용합니다.
5. 베개는 목의 정상적인 C형 커브를 살려줄 수 있도록 받쳐주면서 너무 높지 않은 것으로 합니다.

경추통! 이럴 때는 병원으로!

다음의 증상이 나타난다면 목 디스크나 척수의 문제일 수 있으니 정확한 진단이 필요합니다.

- 팔, 손가락으로 뻗치는 통증이나 저림 등 이상 감각이 나타날 때
- 손가락의 움직임이 둔해져 단추 끼우기나 젓가락질 등이 어려울 때

목 디스크 | 목 쪽 척추인 경추와 경추 사이에는 머리 무게를 지탱하기 위해 쿠션 역할을 하는 추간판디스크이라는 조직이 있습니다. 노화나 외상으로 추간판이 튀어나오거나 파열되어 안쪽에 있던 수핵이라는 물질이 빠져나오면 신경근이나 척수를 압박하고 염증을 일으켜 팔이나 손의 통증, 저림, 근력 저하가 나타날 수 있습니다.

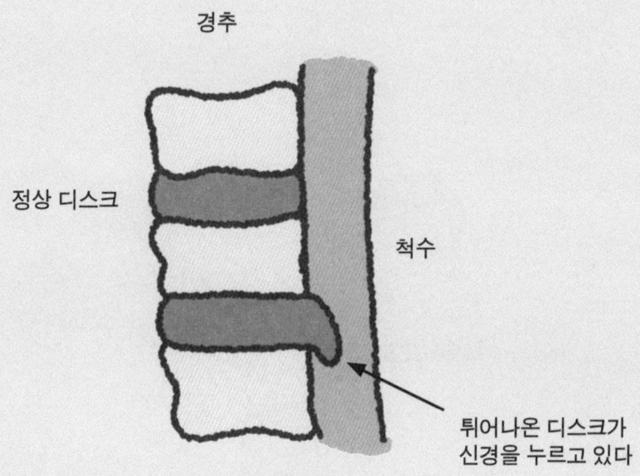

목 디스크

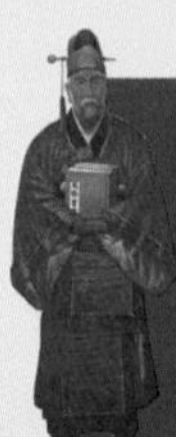

新 동의보감

경추통 처방전 목과 어깨를 풀어주는 정중동 운동법

증상 뒷목이 뻐근하고 어깨가 잘 뭉쳐요 **진단** 목과 어깨 근육의 긴장과 약화 **처방** 정중동靜中動 운동법

정중동 운동(등척성 수축운동)의 효과 : 목과 어깨 근육의 이완과 강화

목과 어깨가 뻐근할 때 스트레칭을 해주면 시원한 느낌이 들면서 뭉친 근육이 풀리는 느낌이 듭니다. 스트레칭! 좋은 방법입니다. 하지만 목 부위는 스트레칭만 능사가 아닙니다. 목을 앞으로 숙이고 뒤로 젖히고 좌우로 구부릴 때 경추가 꺾이면서 특정 부위에 과도한 힘이 집중될 수 있습니다. 이것이 반복되면 그 부분은 마찰과 압박으로 오히려 퇴행이 가속되어 관절염이나 디스크 질환을 유발할 수 있습니다. 그럼 어떻게 하냐고요? 아래에 소개해드릴 '등척성 수축운동(근육 길이에 변화가 없으면서 수축하는 운동)'을 하시면 됩니다. 뼈의 꺾임이 없어 경추 관절에 부담을 주지 않으면서 주위 근육을 강화, 이완시켜 주는 좋은 운동입니다.

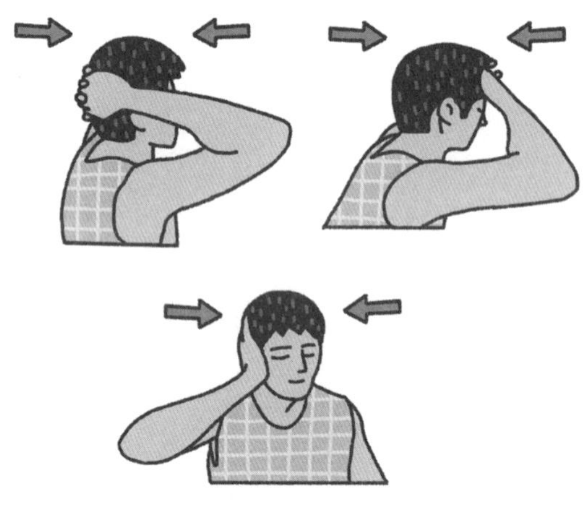

등척성 수축운동

운동 방법

손으로 벽을 밀면 나는 힘을 주고 있지만 벽은 꿈쩍하지도 않죠? 이것이 바로 등척성 수축 운동의 원리입니다. 이 운동의 포인트는 목으로 미는 힘과 손으로 버티는 힘이 균형을 이루어 머리가 움직이지 않는 것입니다. 너무 힘을 줄 필요 없이 최대 힘의 30%가량만 쓰면 됩니다.

1. 머리 뒤로 밀기

양손을 깍지 낀 상태로 양 팔꿈치를 벌려 머리 뒤에 댄다.

머리는 뒤로, 깍지 낀 양손은 앞으로 힘을 준다.

6~10초 동안 힘을 주고 3초 동안 휴식을 취한다.

이 동작을 3~5회 반복한다.

2. 머리 앞으로 밀기

양손을 깍지 낀 상태로 양 팔꿈치를 벌려 이마 위에 대고 위와 반대 방향으로 실행한다.

3. 머리 좌우로 밀기

오른손을 오른쪽 얼굴에 붙이고 머리는 오른쪽으로, 손은 왼쪽으로 힘을 준다. 반대쪽도 같은 방법으로 한다.

· 위와 같이 등척성 운동을 한 후 목을 앞으로, 뒤로, 좌우로 가볍게 스트레칭하고 마무리하면 됩니다.

23 심계항진

심장 박동이 빨라지거나 불규칙한 증상입니다. 부정맥이나 다른 심장질환이 원인이기도 하며 불안감, 두려움, 스트레스와 같은 요인도 가슴 두근거림을 유발합니다. 가슴이 조이는 듯한 통증이나 호흡곤란을 동반한다면 협심증, 심근경색일 수도 있으니 즉시 병원으로 가세요.

이런 분들은 꼭 보세요

갑자기 가슴이 두근거릴 때가 있다 | 두근거리면서 호흡이 가쁘고 어지럽다 | 두근거리면서 무섭고 불안한 감정이 동반된다

실제 환자 케이스

이름 : 허희선　나이(성별) : 43세 여성　직업 : 두 아이를 둔 초등학교 여교사

증상 : 쉽게 피곤하고 두통이 자주 있는 편. 두 아이의 육아와 직장생활을 병행하는 데 상당히 힘들어하고 있었다. 잠을 자도 개운치 않고 잠자리에 누우면 가슴이 두근거리는 증상이 가끔 발생한다. 최근에는 낮에도 그런 증상이 발생하고 있다

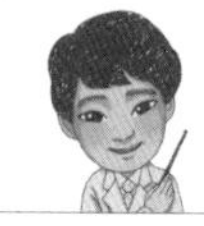

1. 생각이 많거나 크게 놀라면 가슴이 두근거린다

"갑자기 가슴이 두근거려요."

명절을 며칠 앞둔 어느 날 한 40대 여성분이 한의원을 찾아오셨습니다. 초등학교 교사이자 두 아이의 엄마인 이 분은 잠을 잘 못 잤는지 피곤해 보였습니다.

"얼굴이 많이 피곤해 보이세요. 천천히 증상을 말씀해 보세요."

"아… 네, 사실 전부터 불면증이 좀 있었는데 최근부터 잠자리에 누우면 가슴이 뛰어 잠을 자기 더 힘들어요."

"잠을 잘 못 자니 참 힘들 것 같아요. 잠잘 때만 두근거리나요?"

"아뇨, 직장에서도 느껴질 때가 있어요. 하루에 두세 번은 느끼는 것 같아요. 최근 운동을 시작했는데 그게 무리가 된 걸까요? 혹시 심장에 이상이 있는 건 아닌지 너무 겁나요."

가슴이 두근거리는 현상은 일상생활에서 자주 접할 수 있습니다. 건강한 사람도 긴장하거나 심한 운동을 할 때 또는 커피나 술을 마신 후에도 나타날 수 있습니다. 하지만 비교적 흔한 증상이라고 할지라도 가끔 큰 병을 암시하는 단서가 되기도 합니다. 두근거림도 마찬가지입니다. 일상생활에서 두근거림이 반복적으로 발생한다면 주의해 몸 상태를 살펴야 합니다.

한의학에서는 심장을 군주의 기관이라고 표현합니다. 마치 임금처럼 우리 몸의 생명 활동을 총괄하기 때문입니다. 심장 기능 자체에 문제가 생기거나 과도한 스트레스로 심장에 무리가 가면 가슴이 두근거리는 증상이 발생합니다. 두근거림은 바로 심장에서 보내는 신호입니다.

驚悸 因思慮過度 及大驚恐而作 甚則 心跳欲厥
경계 인사려과도 급대경공이작 심즉 심도욕궐

경계(가슴 두근거림)는 생각이 많거나 크게 놀라 생긴다.
심하면 가슴이 두근거리고 기절할 듯하다.

《동의보감》 신문

가슴이 두근거리고 불안하고 두려워하는 증상을 한의학에서는 경계驚悸라고 표현합니다. 처음에는 간헐적으로 발생해 크게 불편하지 않지만 치료가 되지 않고 증세가 심해지면 지속적으로 자주 발생하게 됩니다. 그 원인은 크게 두 가지로 나눌 수 있습니다. 첫째, 부정맥이나 심장병으로 발생하는 두근거림, 둘째, 불안감이나 스트레스와 같은 심리적 원인으로 나타나는 두근거림입니다. 심장 자체의 문제로 발생하는 두근거림은 병원 검진을 통해 확인할 수 있지만 병원에서 진단되지 않는 경우가 생각보다 많습니다. 그런 경우, 90% 이상 심리적 원인입니다. 직장생활의 압박, 가정 문제, 육아 문제, 건강 문제 등이 마음에 무거운 돌처럼 자리 잡아 심장에 압박을 주는 것입니다.

마음 심心, 마음이 편해야 심장이 건강하다

《동의보감》에 "심장에서 신명神明, 감정, 기억력, 지각력과 같은 인간의 정신적인 활동이 나온다"라는 문구가 있습니다. 즉 한의학에서 말하는 심장은 박동하며 혈액을 전신으로 보내주는 역할뿐만 아니라 정신적인 면과 관련 깊다고 봅니다. 그러므로 가슴 두근거림과 함께 불면증, 불안장애 등의 증상이 함께 동반되는 경우가 많습니다. 앞서 저를 찾아왔던 환자도 마찬가지입니다. 바쁜 워킹 맘의 생활 속에서 다가오는 명절이 큰 부담이었을 것이고 마침내 몸에서 더 이상 버티지 못하고 신호를 보낸 것입니다. 이런 분들은 허약해진 심기心氣를 강화시키고 정서적 안정을 위한 처방이 필요합니다. 또 과식을 피하고 음식을 소량으로 나눠 먹으며 요가나 가벼운 체조로 가슴 부위 근육들을 풀어주는 것도 도움이 됩니다.

건강한 심장은 1분에 60~80회 뜁니다. 하지만 부정맥으로 심장 신호에 문제가 생기면 간헐적으로 심장이 빨리 뛰거나 천천히 뜁니다. 그때 두근거림과 답답함을 함께 느낄 수 있습니다. 증상이 일시적으로 나타나기 때문에 대수롭지 않게 여기기 쉬우나 만약 심장질환이 있거나 가족력이 있다면 먼저 병원을 찾아 검진을 받아보는 것이 안전합니다. 있는지 몰랐던 부정맥이 꼭꼭 숨어 있다가 갑자기 나타나 뇌졸중이나 심부전을 일으킬 위험이 있기 때문입니다.

2. 머리는 맑게, 가슴은 시원하게 해주는 원지차

본초강목의 저자, 이시진李時珍은 원지遠志를 심기心氣를 안정시켜주는 명약이라고 했습니다. 머리를 맑게 해 지혜를 북돋고 기억력을 강하게 해줘 원지遠志, 뜻을 넓히다라는 이름이 붙었다고 합니다. 가슴 두근거림뿐만 아니라 불면증, 불안증, 갱년기 증상에도 두루 사용되는 약재로 그 효능이 뛰어나 현재 한의원에서 많이 사용되고 있습니다. 젊은이들은 취업 걱정, 직장인들은 육아와 내 집 마련, 중년은 노후 대비로 현대인들은 한시도 쉴 틈 없이 바쁜 나날을 보내고 있습니다. 따뜻한 원지차 한 잔으로 마음의 짐들을 조금이나마 덜고 심장을 다시 건강하게 뛰도록 하시기 바랍니다.

본초강목의 저자 이시진 선생은
원지차를 심기를 안정시켜주는 명약이라고 했습니다.

☞ 차 만드는 법은 175쪽에 있습니다.

新동의보감 **상담실**

문 : 갑자기 가슴이 두근거리면서 심한 불안감이 엄습합니다. 가슴도 답답해지고요. 왜 이럴까요?

답 : 비정상적인 공포와 불안으로 일상생활에 지장을 주는 질환을 불안장애라고 합니다. 세부적으로 공황장애, 강박장애, 외상 후 스트레스 장애 등 여러 가지로 나뉩니다. 불안장애가 있는 환자분들은 대부분 공포감과 가슴 두근거림을 호소하지만 병원에 가는 것을 꺼리는 경향이 있습니다. 하지만 그것도 하나의 질병에 해당할 뿐입니다. 망설이지 마시고 전문병원에서 상세한 상담을 받아보시는 것이 좋겠습니다.

두근거림을 동반하는 여러 질환들

가슴 두근거림을 한의학에서는 경계驚悸, 서양의학에서는 심계항진palpitation이라고 합니다. 증상을 일으키는 원인이 많아 정확한 진단이 필요합니다.

심장 관련 : 부정맥(심장 조기 박동, 심실 조기 박동, 심방빈맥, 심방 세동 등)

심장 이외 : 빈혈, 갑상선 문제, 저혈당, 정신과적 문제(불안장애)

심계항진! 이럴 때는 병원으로!

- 가슴이 두근거리면서 조이는 느낌과 통증이 있을 때(부정맥, 협심증, 심근경색 등)
- 호흡 곤란과 쓰러질 것 같은 느낌이 있을 때
- 점점 자주 두근거릴 때
- 심한 불안감과 두려움이 동반될 때(공황장애)

부정맥 | 심장이 뛰는 데 필요한 전기 자극이 잘 만들어지지 않거나 제대로 전달되지 않으면 심장 박동이 비정상적으로 변합니다. 이처럼 심장 박동이 빨라지거나 느려지거나 불규칙한 양상을 보이는 것을 부정맥이라고 합니다. 증상은 가슴 두근거림, 가슴 통증, 실신 등 다양합니다. 하지만 심실 세동이나 심실 빈맥 같은 악성 부정맥이 발생하면 심장마비로 이어져 사망할 수도 있기 때문에 위의 증상들이 있다면 즉시 병원을 방문하는 것이 좋습니다.

공황장애 | 특별한 이유 없이 나타나는 공황발작이 특징입니다. 공황발작은 극도의 공포를 느끼며 맥박이 빨라지고 두근거림, 호흡곤란, 식은 땀 등의 증상을 보입니다. 대부분 20~30분가량 지속되며 청소년기 후기, 초기 성인기에 시작되는 경우가 많습니다. 약물 치료뿐만 아니라 가족의 관심과 지지가 치료에 도움이 됩니다.

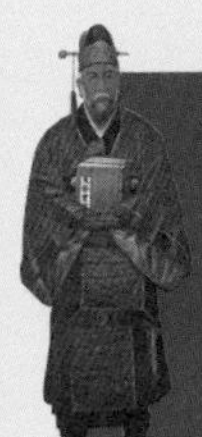

심계항진 처방전 심장을 다스리는 원지차 만들기

증상 가슴이 두근거려요 **진단** 스트레스로 인한 불안 증상 **처방** 심기心氣를 안정시켜 주는 원지차

원지차의 효능 : 심기 안정, 건망증 치료

한의학의 기미론氣味論 약재의 성질과 맛을 통해 약을 분류에 따르면, 음식의 5가지 맛(신맛, 짠맛, 쓴맛, 매운맛, 단맛) 중 쓴맛은 심장에 작용합니다. 원지遠志는 그 성질이 따뜻하고 맛은 약간 쓰기 때문에 심기心氣를 안정시켜 가슴이 두근거리는 것을 멎게 해주는 효능이 있습니다. 또한 그 이름처럼 사람을 지혜롭고 총명하게 해주기 때문에 건망증을 치료해주는 몸과 마음의 강장제라고 할 수 있습니다.

제조법

1. 원지는 거심(미리 심을 뺀 것)된 것으로 준비합니다.
2. 주전자에 물 2ℓ를 넣고 팔팔 끓입니다.
3. 끓는 물에 원지 40g과 감초 10g을 넣고 중불로 줄여 끓입니다.
4. 물이 절반으로 줄 때까지 중불로 달입니다.
5. 식힌 후, 하루 3회 복용합니다.

Tip

원지는 그 뿌리를 약재로 씁니다. 원지는 약재로 사용하기에 앞서 감초물에 달여 원지 뿌리에 있는 심을 빼내야 하기 때문에 약재 구입 시 심이 빠져있는지 확인해야 합니다.(대부분 미리 심을 빼 판매합니다.) 우리나라에서는 경기 북부가 산지이지만 대부분 수입산을 약재로 씁니다. 농특산물 직판장과 인터넷 쇼핑몰에서 구입할 수 있습니다. 약재상을 통해 구입할 때는 거심된 원지를 구입해야 하며 감초와 함께 끓여 드시면 더 좋습니다.

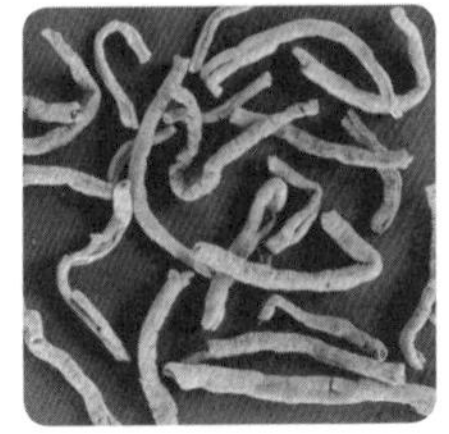

거심된 원지 뿌리

24 소화불량

위장, 췌장, 소장 등의 소화기관에는 기질적인 문제가 없는데도 상복부 불쾌감이나 통증이 반복되면 기능성 소화불량이라고 합니다. 오심, 구역질, 속쓰림, 식욕부진, 복부팽만감 등 여러 증상을 포함하며 스트레스로 악화되기 때문에 신경성 소화불량이라고도 합니다.

이런 분들은 꼭 보세요

식후에 트림이 자주 나온다 | 밥을 먹고나면 거북하고 체한 느낌이 자주 든다 | 밥을 먹고 자주 체한다 | 입맛이 없다

실제 환자 케이스

이름 : 허진성 나이(성별) : 35세 남성 직업 : **학원 강사**

증상 : 스스로 말하길 남들처럼 맘껏 먹고 살쪄보는 것이 소원이라고 한다. 체해 고생한 적이 많기 때문에 평소 밥도 최대한 천천히 먹고 육류도 많이 먹지 않는다. 스트레스 받는 일이 생기면 소화부터 안 된다고 한다. 식후에 트림이 너무 자주 나와 직장에서 신경 쓰인다고 호소한다.

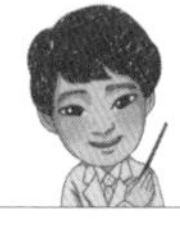

1. 위장 기능이 상하면 소화가 잘 안 된다

"원장님, 저희 남편이 소화기관이 안 좋은 건지 조금만 먹어도 자주 체하네요. 자기 말로는 체질이라고 하는데 한 번 체하면 회복이 너무 느려 걱정이에요."

본인이 아파 진료받으러 와 남편 걱정을 더 많이 합니다. 바쁜 남편을 위해 정성스럽게 음식을 차려놓아도 남편이 잘 먹지 못한다면서 제게 어떻게 해야 할지 물어왔습니다.

"남편 분 건강이 많이 걱정되시겠어요. 그럼 언제부터 그랬는지, 대소변은 잘 보시는지 자세히 말씀해 보세요."

"전부터 소화가 잘 안 된다며 육류는 잘 먹지 않았고요. 최근 그냥 일반적인 식사를 해도 체하는 횟수가 늘었어요. 대소변은 잘 보는 편인데 왜 체하는 건지 정말 모르겠어요."

“치료를 받아본 적은 없으신가요?”

“약도 받아 먹어보고 손도 따주지만 잘 안 들어요. 병원에서도 큰 이상은 없으니 마음을 편히 하라고 하네요.”

우리 주변에는 특별히 과식하지 않아도 만성 소화불량을 호소하는 사람이 생각보다 많습니다. 조금만 먹어도 체하고 무력감, 피로를 호소합니다. 내시경으로 위염이나 궤양이 발견되지 않는 경우가 많아 병원에서 치료받기 난처합니다. 잦은 트림, 구취, 구역감 때문에 사회생활도 불편해집니다. 자주 체하는 사람, 과연 그 원인을 어디서 찾아야 할까요?

사람은 잘 먹고 잘 자고 잘 배출해야 건강하다고 했습니다. 잘 먹으려면 첫째, 소화가 잘 되어야겠죠. 우리가 먹는 음식이 맨 처음 모여 소화되는 곳이 바로 위장입니다. 그래서 《동의보감》에서는 위장을 음식의 바다라고 표현합니다.

胃爲水穀之海
위 위 수 곡 지 해

음식과 물은 모두 위로 흘러 들어가니
위는 음식의 바다다.

《동의보감》 위문

과거와 달리 현대는 적게 먹는 것이 미덕이라는 말이 있습니다. 그만큼 위장에 부담을 주는 음식이 많아졌다는 말입니다. 몸에서 보내는 신호를 무시하고 과도한 음주, 과식, 잦은 야식을 계속한다면 결국 위장은 점점 그 기능을 잃게 됩니다.

“위장이 상하면 음식 생각이 없고 가슴과 배가 불러 오르고 아프며 구역질과 트림을 하고 신물이 넘어오며 나른해 눕기만 좋아한다”, “위병이 들면 양쪽 옆구리가 결리고 가슴이 막히며 목이 메어 음식이 잘 내려가지 않는다."

《동의보감》에 나오는 위상증胃傷證, 위장이 상해 나타나는 증상에 대한 설명입니다. 현대의 만성 소화불량 증상과 거의 일치합니다. 조금만 먹어도 체하거나 음식 생각이 없고 자꾸 트림이 올라오는 사람들은 대부분 위장 기능이 많이 떨어져 있습니다. 소화제나 제산제로 일시적인 편안함을 느낄 수는 있지만 근본적인 치료를 위해서는 소화 기능을 정상화시켜야 합니다.

소화가 잘 안 되는 체질이 있다

사람마다 소화능력은 조금씩 다릅니다. 병원에서 검사를 해도 큰 이상은 발견되지 않지만 별다른 이유 없이 자주 체하고 먹는 것을 힘들어 하는 사람들은 소화 기능이 선천적으로 체질적으로 약한 경우가 많습니다. 대표적으로 소음인입니다. 소음인은 소화만 잘되면 건강한 체질이라는 말이 있습니다. 체격이 작고 마른 편이며 음식 흡수는 약하지만 배설 기능은 강한 편이라 배탈이 자주 납니다. 찬 음식에 약해 닭고기, 추어탕, 갈치, 명태와 같이 속을 따뜻이 하면서 소화가 잘 되는 음식을 섭취하는 것이 좋습니다. 소양인의 소화불량은 소음인과는 조금 다릅니다. 소양인은 원래 소화 기능이 강한 편이지만 스트레스에 즉각 반응해 심리적 원인으로 인한 소화불량이 심하게 나타나는 체질입니다. 워낙 활동적이고 적극적이며 쾌활해 가슴에 담아두는 일이 있으면 그만큼 힘들어지는 것입니다. 사람이 스트레스를 받으면 교감신경이 항진되고 위장관의 움직임이 저하됩니다. 소화가 잘 안되고 위 속의 음식물이 부패하면서 가스가 차 트림이 자주 나옵니다. 한의학에서는 이것을 울증鬱證, 막힐 울이라고 합니다. 이런 체질의 사람들은 먼저 마음을 다스려 막힌 기운을 풀어주고 항진된 교감신경을 안정시키는 것이 중요합니다.

2. 막힌 기운을 뚫어 스트레스를 날려주는 향부자차

사회생활을 하며 살아가다 보면 스트레스는 피할 수 없습니다. 중요한 것은 스트레스를 어떻게 빠른 시간 안에 극복하는가입니다. 향부자는 예로부터 고부 사이의 갈등으로 고통받는 여성들의 화병에 이용되어 왔습니다. 뭉친 기를 흩어주고 화를 내려주는 효능이 있기 때문에 현대의 스트레스성 질환에도 꼭 맞는 약재라고 할 수 있습니다. 우리가 많이 겪는 신경성 소화불량은 꽉 막힌 '기氣'가 문제입니다. 향부자의 매운 맛은 전신의 경락을 소통하게 하고 울체된 기氣를 해소시켜 줍니다. 또한 향부자에 함유된 정유精油, 식물에서 추출된 기름 성분에는 피넨이라는 성분이 있어 자율신경을 안정시켜 떨어진 소화 기능을 정상화시켜 줍니다. 먹는 즐거움은 인생의 큰 행복 중 하나라고 합니다. 이제는 따뜻한 향부자차와 함께 소화불량을 극복하고 매일 행복한 식사 시간을 가지시기 바랍니다.

척추 · 흉복부 편

임금에게 불로장수를 기원하며 바쳤다는
향부자차로 신경을 안정시키세요.

☞ 차 만드는 법은 181쪽에 있습니다.

新동의보감 **상담실**

문 : 소화불량으로 고생하는 20대 남성입니다. 젊은 나이에도 소화불량이 있으면 내시경 검사를 꼭 해봐야 할까요?

답 : 소화불량 증상이 있다고 무조건 내시경 검사를 할 필요는 없습니다. 하지만 위암 가족력이 있거나 약으로 치료해도 증상이 심해진다면 다른 질환을 감별하기 위해 내시경 검사를 시행하는 것이 좋습니다. 일단 단기적으로 약물치료를 받아보시고 호전 여부에 따라 검사를 받아보시는 것이 좋습니다.

소화불량을 고치기 위한 생활습관

1. 전에 먹었다가 소화가 안 되었던 음식은 피한다.
2. 식후에는 바로 눕지 않는다. 약간의 활동 후에 낮잠을 취한다.
3. 국에 밥을 말아먹지 않는다. 식사 중에 물을 너무 많이 마시지 않는다.
4. 한꺼번에 많은 양을 먹지 말고 조금씩 자주 먹는 습관을 갖는다.

소화불량! 이럴 때는 병원으로!

- 상복부나 가슴이 타는 듯한 느낌이 들 때
- 속쓰림, 명치 끝 부위의 통증이 자주 발생할 때(주로 식후)
- 식욕감퇴, 오심, 구토와 함께 체중 감소가 동반될 때

위의 증상이 있다면 내시경 검사를 통해 위궤양, 역류성 식도염, 십이지장궤양 등 다른 질환이 있는지 확인해보는 것이 좋습니다.

역류성 식도염 | 위로 들어간 음식물이나 위산이 역류해 발생하는 식도 염증으로 가슴쓰림, 답답함, 신트림, 목의 이물감을 호소합니다. 비만, 흡연, 음주 등이 원인이며 과식, 취침 전 식사, 기름진 음식 등은 증상을 악화시킵니다. 합병증이 발생하는 경우는 드물지만 오래 지속되는 식도염은 식도암의 위험을 높입니다.

위궤양 | 위 점막의 방어 기능이 약해지면 우리가 먹는 음식물, 약물, 알코올 그리고 몸에서 분비되는 소화 효소위산, 담즙에 의해 위가 직접적인 손상을 받게 됩니다. 점막층보다 깊이 점막근층 이상으로 손상이 진행된 상태를 위궤양이라고 합니다. 복통과 명치 부위 통증을 많이 호소하며 음식을 먹으면 더 악화되는 경우가 많습니다. 가장 흔한 원인은 헬리코박터균 감염이며 흡연, 알코올, 장기간의 진통제 복용에 의해서도 발생합니다.

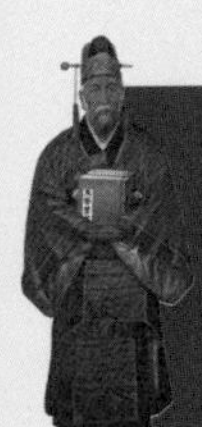

新 동의보감

소화불량 처방전 신경 안정과 소화를 도와주는 향부자차 만들기

증상 자주 체해요 **진단** 스트레스로 인한 기능성 소화불량 **처방** 기를 뚫어 소화를 도와주는 향부자차

향부자차의 효능 : 신경 안정, 체력 강화, 신경성 소화불량 개선

향부자에 대한 재미있는 이야기가 있습니다. 중국 위나라 문제가 사신을 시켜 오나라 임금에게 불로장수를 기원하며 향부자를 선물로 보냈는데 사신이 깜빡 그 이름을 잊고만 것입니다. 임기응변으로 약재의 모양이 참새 머리처럼 생겼고 향기로워 작두향雀頭香이라고 말한 이후로, 작두향이 향부자의 별칭으로 불리고 있습니다. 왕에게 선물로 보낼 정도로 훌륭한 향부자는 신경 안정, 체력 강화, 신경성 소화불량 개선 등에 특효가 있어 현대인의 스트레스성 질환 치료에 자주 이용되고 있습니다. 맵고 약간 달면서 쓴맛이 납니다. 특히 매운맛은 뭉친 기를 풀어 순환시키기 때문에 기氣가 울체되어 나타나는 소화불량 및 여성 생리통, 불면증, 갱년기 장애에도 도움을 줍니다.

제조법

1. 향부자 30g을 흐르는 물에 깨끗이 씻습니다.
2. 찬물에 20~30분 동안 담가둡니다.
3. 물 2ℓ를 주전자에 넣고 끓인 후, 준비한 향부자 30g을 넣습니다.
4. 중불로 줄여 물이 절반으로 줄 때까지 끓입니다.
5. 아침, 점심, 저녁 하루 3회 차로 마십니다.

Tip

향부자의 주산지는 경북 고령과 충남 신탄진입니다. 덩이 뿌리를 약재로 쓰며 가을에 채취해 건조시킨 후, 털을 그슬려 약재로 사용합니다. 농특산물 직판장이나 인터넷 쇼핑몰을 통해 쉽게 구입할 수 있습니다. 기를 흩어내는 작용이 강해 기력이 약한 노인이나 자궁근종 등으로 생리량이 과도한 여성은 무리가 될 수 있으므로 복용을 삼가는 것이 좋습니다. 회갈색을 띠며 작은 콩 크기이며 한쪽에 줄기가 붙어 있는 자국이 특징입니다.

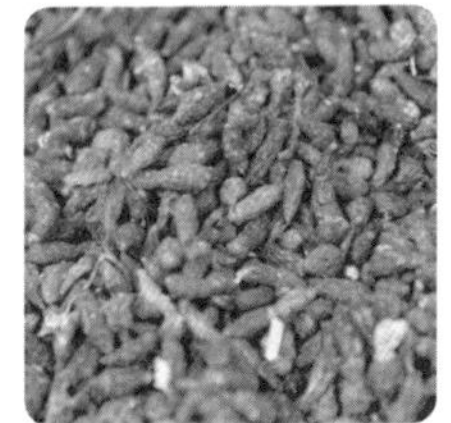

뿌리 줄기를 손질한 향부자

25 복통

검사로 확인되는 특정한 기질적인 원인 없이 복통, 설사, 변비가 반복되는 질환입니다. 식사를 하거나 스트레스 상황에서 배에 가스가 차고 아프며 배변 후에는 통증이 사라지기도 합니다. 일상생활에 불편함이 있지만 오래 가더라도 몸에는 큰 이상을 주지 않습니다.

이런 분들은 꼭 보세요

술 마신 다음 날 꼭 설사를 한다 | 식사 후 바로 화장실에 간다 | 긴장하면 배가 아프다

실제 환자 케이스

이름 : 배우성 나이(성별) : 37세 남성 직업 : 음주가 잦은 영업사원

증상 : 영업사원으로 외식과 음주가 잦은 편. 긴장하면 배가 자주 아프며 식후 화장실에 가는 경우가 많다. 변이 무른 편이고 맥주를 마신 다음 날 증상이 가장 심하다. 최근 복통과 설사가 심해졌다.

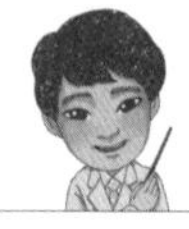

1. 스트레스가 간을 상하게 해 복통을 일으킨다

"잦은 복통과 설사 때문에 바깥생활이 매우 불편합니다."

배가 자주 아파 한의원을 찾은 한 30대 남성분의 말입니다. 목소리에도 힘이 없고 많이 피곤해 보이는 얼굴이었습니다.

"심할 때는 하루에 몇 번 정도 화장실에 가시나요?"

"증세가 심할 때는 음식을 먹을 때마다 가곤 합니다. 물론 술을 많이 마신 다음 날이 가장 심하지만 가끔 원인도 없이 심해지기도 해요."

저도 이런 경험이 있었기 때문에 이 분의 마음을 잘 알고 있었습니다. 저는 웃으며 말했습니다. "일하시면서 많이 힘드시죠? 저도 전에 같은 증상으로 고생한 적이 있어요. 하필이면 진료할 때 배가 아파 어찌나 곤란하던지."

공감대가 형성되어 마음이 편해진 것인지 진료실에 들어와 처음으로 웃음을 띠며 그가 대답합니다.

"원장님이 정확히 아시네요. 제가 영업일을 해 사람들과의 식사나 술자리가

많은 편인데 중요한 이야기가 오가는 와중에 배가 아프다고 내색할 수 없는 것이 정말 괴롭습니다. 빨리 치료가 되었으면 좋겠어요."

최근 이와 같이 복통과 설사를 호소하는 환자들이 한의원에 상당히 늘어나는 추세입니다. 대부분은 30~50대 사이의 직장인들로 음식을 먹은 후 곧바로 가스가 차고 배가 아프다고 호소합니다. 심할 때는 하루에 5~6번 넘게 화장실에 가기 때문에 사회생활을 하는 데 큰 불편함을 느낍니다. 반복되는 복통과 설사, 과연 그 원인은 무엇일까요?

한의학 기초 이론 중에 '간대장상통肝大腸相通, 간과 대장은 서로 통한다'이라는 말이 있습니다. 《동의보감》에도 "대장병을 치료하려거든 먼저 간肝을 다스려야 한다"라고 했습니다. 한때 히트쳤던 광고 카피를 따라하자면 "대장병은 간 때문이야!" 즉 스트레스가 간을 상하게 해 배변에 영향을 미친다는 말입니다.

우리가 스트레스를 받거나 긴장 상태에 놓이면 교감신경이 항진되는데 이 교감신경이 항진되면 위장관으로 가야 할 혈액이 뇌나 근육 등으로 집중되고 소화액이 정상적으로 분비되지 않습니다. 그러다보니 가뜩이나 예민해져 있는 위장관에 혈액이 부족해져 소화가 잘 되지 않고 복통과 설사를 유발하게 됩니다. 더 안타까운 점은 복통이 잦을수록 이 복통은 또 다른 스트레스로 작용하고 다시 증상을 악화시키는 악순환이 반복된다는 것입니다. 저를 찾아온 환자분들께 여쭤보면 대부분 "조금 지나면 괜찮아지겠지"라는 마음으로 있다가 증상이 심해졌다고 말씀하십니다. 증상을 완화시키기 위해서는 스트레스로 인한 악순환의 고리를 빨리 끊어야 합니다.

먹자마자 화장실에 가는 이유

《동의보감》 대변大便문에는 대변의 양상에 따라 구체적인 분류가 되어 있습니다. 이 중 수곡리收穀痢, 비위가 허해 음식을 제대로 소화시키지 못하는 설사와 주설酒泄, 술이 과해 생긴 설사은 현대의 과민성 대장증후군과 매우 유사합니다. 음식을 먹거나 술을 마시면 얼마 지나지 않아 복통이 발생한다는 점입니다. 기름진 음식, 술, 카페인, 유제품은 위장관을 자극하는 음식들입니다. 가뜩이나 스트레스로 예민해진 위장관인데 이런 음식들을 자주 먹는다는 것은 마치 끓는 기름에 물을 붓는 것과 같습니다. 본인의 증상을 악화시키는 음식들을 1주일에 1~2회로 줄이고 섬유질이 풍부한 채소나 과일로 대체하는 구체적인 목표를 세우신다면 훨씬 도움이 됩니다.

1년 중 3개월 이상 아랫배가 아프면서 설사나 변비가 반복된다면 과민성 대장증후군을 의심해볼 수 있습니다. 보통 식후 얼마 지나지 않아 가스가 차고 배가 아프기 시작하며 배변 후에 통증이 완화됩니다. 배변 시에 설사하는 사람, 토끼똥을 싸는 사람 또는 변비가 오는 사람과 같이 몇 가지 유형으로 나뉘지만 스트레스를 받을 때 증상이 심해진다는 공통점이 있습니다. 최근 전체 소화기 질환의 28%를 차지할 만큼 그 발병률이 올라가고 있으며 반복적으로 발생하기 때문에 일상생활에 큰 불편함을 주지만 오래 가더라도 몸에 큰 이상을 일으키지는 않습니다.

2. 마음을 힐링시켜 주는 산조인차

스트레스를 해소하는 데 가장 좋은 차가 무엇인지 묻는다면 저는 자신 있게 산조인酸棗仁, 멧대추나무 씨앗차를 권해드리고 싶습니다. 한의원에서 마음이 복잡하고 잠 못 이루는 환자에게 약을 처방할 때 1순위의 약재로 과민성 대장증후군을 일으키는 가장 큰 원인인 스트레스를 가라앉히는 데 도움이 됩니다. 《동의보감》에서는 "혈을 보충하고 마음을 편안하게 해주는 효능이 있다."라고 나와 있으며 불면증, 신경성 소화불량, 두근거림 등을 치료하는 데 탁월한 효과가 있습니다. 또한 산조인에 함유된 사포닌과 비타민 A, B1, B2, C 등의 성분은 진정효과가 있어 예민해진 위장관을 편안히 해주기도 합니다. 쉽게 구할 수 있고 볶아 차로 마시면 맛도 좋은 장점이 있습니다. 찬 음식을 먹으면 배가 자주 아픈 분들은 몸을 따뜻이 해주는 대추와 함께 끓여 복용하시면 더 좋습니다. 퇴근 후 따뜻한 산조인차 한 잔과 함께 스트레스를 확 풀어보시기 바랍니다.

예민한 위장관을 위한 산조인차로 마음의 안정을 찾으세요.

☞ 차 만드는 법은 187쪽에 있습니다.

新동의보감 **상담실**

과민성 대장증후군의 3가지 유형

설사 우세형 | 복통은 거의 나타나지 않지만 묽은 형태의 변을 자주 봅니다. 아침에 주로 증상이 나타나며 몸 상태가 좋지 않을 때나 술, 유제품을 먹을 때 증상이 더 심해집니다. 기름진 음식이나 카페인 함유 음료는 삼가는 것이 좋습니다.

변비 우세형 | 음식을 적게 먹는 여성에게 많이 나타나는 유형으로 변의는 느끼지만 화장실을 가면 변이 잘 나오지 않습니다. 대개 복통을 함께 호소하지만 휴일에 편안한 상태를 유지하면 증상이 나타나지 않는 것이 특징입니다. 섬유질이 풍부한 음식을 섭취하면 좋습니다.

가스, 복부팽만 우세형 | 가스에 대한 감각의 과민반응으로 배에 가스가 찬 듯한 느낌이 특징입니다. 쾌변을 못 볼 뿐만 아니라 배에서 소리가 나거나 잦은 방귀로 생활에 지장을 줍니다. 장내에 많은 가스를 만드는 콩류 섭취를 가능한 한 피하고 천천히 식사해 공기가 식도로 유입되는 것을 방지하는 것이 좋습니다.

新동의보감 **상담실**

문 : 약의 부작용으로 변비나 설사가 생길 수 있나요?

답 : 네, 그렇습니다. 가끔 약으로 인한 설사나 변비를 과민성 대장증후군으로 착각하는 경우가 많습니다. 당뇨약(메트폴민 계열)의 경우, 복용 후 일정 기간 설사가 지속될 수 있으며 철분제, 항경련제, 항우울제 등은 변비를 유발하기도 합니다. 또한 약 외에도 우울증, 갑상선 기능저하증, 항문 주위 질환으로도 변비가 올 수 있습니다.

문 : 복부에 빵빵한 느낌이 자주 듭니다. 이럴 때는 유산균이 도움이 될까요?

답 : 장내 세균 증식이 복부 팽만감의 원인일 수도 있다는 가능성이 제기되면서 프로바이오틱스와 같은 유산균을 이용한 임상실험들이 보고되고 있습니다. 아직 연구 방법과 정확도에 대한 의견이 분분해 효과의 여부를 말씀드리기 어렵지만 과민성 대장증후군 치료에 보조적으로 도움을 줄 수 있을 것으로 보입니다.

新동의보감 **건강용어**

상통相通이란?

오장과 육부의 상호 관계에는 표리表裏 관계와 상통相通 관계가 있습니다. 이 중 상통 관계는 부부에 비유할 수 있습니다. 서로 성은 다르지만 같은 목적을 향해 나아가기 때문입니다. 남편에 해당하는 장부에 문제가 생기면 부인에 해당하는 장부를 위주로 치료하고 부인에 문제가 생기면 그 반대로 치료합니다. 간과 대장은 서로 상통의 관계입니다. 그러므로 간병에는 대장을 소통시키고 대장병에는 간을 편안히 해주는 것을 위주로 치료합니다.

복통! 이럴 때는 병원으로!

- 흑색변이나 혈변(피가 섞인 변)이 나올 때
- 지방변(악취가 나고 은색을 띤 크림색의 변)이 나올 때

복통과 함께 흑색변, 혈변이 보인다면 위궤양, 십이지장궤양, 궤양성 대장염, 치질 등을 의심해 볼 수 있습니다. 지방변의 경우, 만성췌장염이나 간, 담도질환을 암시합니다. 위 증상들이 있다면 병원에서 정밀 검사를 받아보시는 것이 좋습니다.

십이지장궤양 | 십이지장 점막이 헬리코박터균, 스트레스, 흡연, 종양 등에 의해 손상되어 깊이 패인 상태를 말합니다. 식후 1시간이 지나 발생하는 명치 부위의 통증이 있으며 장출혈, 토혈, 흑색변, 빈혈 등이 나타날 수 있습니다.

만성췌장염 | 만성췌장염의 전형적인 징후는 췌장 석회화, 지방변, 당뇨입니다. 통증이 심할 수도 있으며 체중이 감소하고 소화불량을 호소합니다. 지속적인 음주와 흡연이 원인이며 악화 인자입니다.

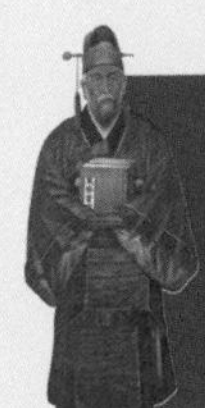

新 동의보감

복통 처방전 마음을 안정시켜 주는 산조인차 끓이기

증상 배가 아프고 설사를 자주 해요 **진단** 과민성 대장증후군 **처방** 마음을 다스려주는 산조인차

산조인차의 효능 : 과민성 대장증후군 개선

스트레스가 쌓여 교감신경이 항진되면 위장관이 예민해지고 복통이 유발됩니다. 과민성 대장증후군에서 가장 중요한 치료 포인트는 마음의 안정입니다. 본인의 증상에서 오는 불편함을 너무 심각하게 받아들일 필요는 없고 자연스럽게 생각하는 것이 좋습니다. 산조인차와 함께 몸과 마음을 힐링하시기 바랍니다.

제조법

1. 산조인을 약한 불에 볶습니다.
2. 주전자에 물 2ℓ가량을 붓고 끓입니다.
3. 볶은 산조인 40g을 주전자에 넣어 함께 끓입니다.
4. 물이 절반으로 줄 때까지 중간불로 달입니다.
5. 달인 물에서 산조인을 걸러내 아침, 저녁으로 마십니다.

Tip

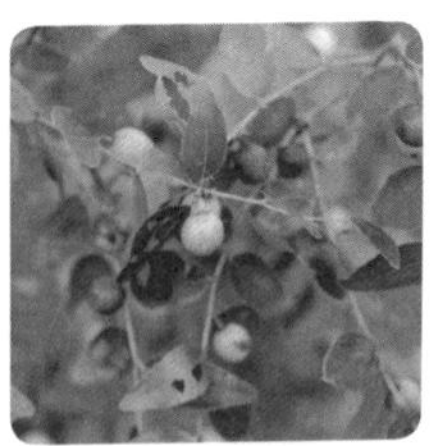

산조인

멧대추나무 씨앗인 산조인은 전국 각지가 산지이지만 현재는 대부분 수입산을 사용하고 있습니다. 인터넷 약초 쇼핑몰이나 경동시장 등의 약재시장에서 쉽게 구할 수 있습니다. 중국산 산조인도 효능이 똑같으므로 굳이 국산만 고집하실 필요는 없습니다. 알이 단단하고 광택이 날수록 상품으로 칩니다. 산조인은 한 번 볶아주는 과정을 거쳐야 그 효능이 제대로 전달되므로 구입하실 때 볶은 상품인지 확인하셔야 합니다. 씨앗 약재는 재탕할 때 잘 우러나지 않으므로 한 번 끓일 때 진하게 우려내 드시는 것이 좋습니다.

26 간질환

간에 문제가 생겨 나타나는 모든 질환입니다. 각종 간염과 지방간부터 간경화, 간암까지 다양합니다. 간은 심한 손상 전까지는 증상이 거의 없으므로 간 기능 저하로 나타나는 피곤이나 식욕부진, 복통과 같은 작은 증상도 무심코 넘기면 안됩니다.

이런 분들은 꼭 보세요

피곤해 항상 누워 있고 싶다 | 오른쪽 배가 아프다 | 입맛이 없다 | 구역질이나 구토 증상이 있다

실제 환자 케이스

이름 : 김동수　나이(성별) : 45세 남성　직업 : 중견회사 영업사원

증상 : 직업 특성상 야근과 회식이 잦고 사내에서 본인 마음대로 일정을 잡지 못하고 일정에 쫓기는 생활을 하다보니 좀처럼 쉴 틈이 없다.

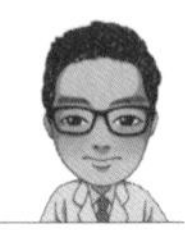

1. 침묵의 장기 '간', 초기 증상이 중요하다

얼마 전 병원 진료실에 있을 때의 일입니다. 40대의 중견회사 과장급이 진료실을 찾아왔습니다. 증상은 만성피로. 축 처진 어깨와 피곤한 말투에서 쉬지 못하고 일해 온 것을 알 수 있었습니다. 그런데 유난히 누렇게 뜬 그의 눈동자가 제 눈에 딱 비쳤습니다.

"원래 이렇게 눈이 누래요?"

"아뇨, 요즘 좀 그런 거 같은데…."

"혹시 근래에 술 많이 드시고 야근도 많이 하셨나봐요?"

"네, 당연하죠. 일이 일이다보니…."

간이 문제였습니다. 당장 같은 병원 양방의사에게 협진을 요청해 피검사를 해보니 간 건강을 나타내는 간수치가 엄청나게 올라가 있었습니다.

"이 수치가 떨어질 때까지는 절대로 술을 드시면 안 됩니다. 아마 지방간도 있으실 겁니다. 술 드시지 말고 2주 후에 다시 오세요."

그리고 2주 후 그 환자가 진료실에 찾아왔습니다. 안색이나 눈빛이 한결 좋아진 것을 바로 알 수 있었습니다. 환자 본인도 몸이 가벼워졌다고 말했습니다. 이렇게 회복도 빠르고 재생하는 장기이지만 모르고 계속 혹사시키면 돌이킬 수 없을 지경까지 가도 모르는 것이 바로 간입니다.

肝熱病者 小便先黃 腹痛 多臥 身熱
간열병자 소변적황 복통 다와 신열

간에 열병이 나면 맨 먼저 소변이 누레지고
배가 아프면서 피곤해 눕게 되고 몸에 열이 난다.

《황제내경》 소문자열편

위의 설명처럼 간에 병이 생기면 쉽게 피로를 느껴 눕고 싶고 입맛이 없어지고 간이 있는 오른쪽 윗배가 아파옵니다. 미열이 나기도 하고 악화되면 원문처럼 홍차색 같은 노란 소변과 함께 황달 증세가 나타나기도 합니다. 이런 증상은 간을 구성하는 세포들이 대량으로 파괴되고나서야 나타나고 황달이 생길 정도라면 증상이 상당히 진행된 것입니다.

간은 웬만큼 아파서는 아픈 티를 내지 않습니다. 그렇기 때문에 간을 침묵의 장기라고 합니다. 다른 장기들이 조금만 염증이 생기거나 손상을 입으면 큰 통증을 나타내는 것과 매우 대조적입니다. 이렇게 간이 무딘 이유는 그만큼 손상이 많이 일어난다는 뜻입니다.

간은 우리 몸에 흡수된 모든 영양소와 물질을 처리하는 몸의 공장입니다. 수많은 물질이 간을 통해 흡수되고 바뀌기 때문에 항상 간에서는 많은 일들이 일어납니다. 그런 것들에 일일이 통증을 느낀다면 아마도 우리는 24시간 내내 간 통증에 시달려야 할 것입니다.

그렇기 때문에 간은 통증에 무디고 간이 많이 아프면 이미 병이 진행된 경우가 많습니다. 그만큼 아프기 전에 예방하고 관리하고 초기 증상을 하나도 안 놓치고 면밀히 관찰하는 것이 중요합니다.

각종 간질환의 시작은 지방간!

가장 흔히 나타나는 간질환은 지방간입니다. 지방간은 워낙 흔해 '한국인이라면 대부분이 가진 질환'으로 여겨 관리에 소홀합니다. 하지만 이 지방간부터 각종 간질환들이 시작되므로 지방간에 대해 자세히 알아 두고 평소 예방하는 것이 중요합니다.

지방간은 간에 지방이 과도하게 낀 상태입니다. 정상인의 간 지방량은 5%가량입니다. 지방이 이 양을 넘어 더 쌓이면 바로 지방간이 됩니다.

간에 지방이 쌓이는 이유는 다른 할 일이 너무 많아 처리해야 할 지방을 처리하지 못하기 때문입니다. 대표적인 원인은 바로 술입니다. 몸에 술이 들어오면 간은 만사 제쳐두고 술을 분해하기 시작합니다. 우리가 소주 한 병을 마시면 간은 우리가 자는 동안 내내 술을 분해해야 합니다. 이렇게 매일 술을 분해하다보면 숙제가 밀리듯이 지방을 처리하지 못하고 간에 차곡차곡 지방이 쌓이며 지방간이 생기는 것입니다.

그런데 '술을 입에 대지도 않는데' 지방간이 오는 경우가 있습니다. 이것을 비알코올성 지방간이라고 합니다. 요즘은 비알코올성 지방간 환자가 알코올성 지방간 환자보다 많다고 합니다. 우리나라 성인 4명 중 1명이 이 비알코올성 지방간이라고 합니다. 비알코올성 지방간의 원인은 과도한 탄수화물입니다. 과자나 빵은 물론이고 각종 밀가루 음식과 설탕이 바로 과도한 탄수화물의 공급원입니다. "나는 술을 안 먹으니 간은 건강할 거야"라고 생각하시는 분들이 많기 때문에 어쩌면 알코올성 지방간보다 더 위험하다고 할 수 있습니다.

지방간은 각종 심각한 간질환으로 가는 첫 번째 단계입니다. 또한 지방간 단계에서 생활습관만 바꾼다면 바로 건강한 간 상태로 돌릴 수 있기 때문에 지방간 예방이 무엇보다 중요합니다.

2. 적절한 휴식과 헛개차만으로도 간은 바로 좋아진다

간은 회복 능력이 굉장히 뛰어난 장기입니다. 무리하지 않고 가만히 쉬기만 하면 바로 건강을 회복하는 것이 간입니다. 간이 쉬는 방법은 먹지 않는 것입니다. 바로 바로 계속되는 영양제 섭취나 약물 복용, 음주 등이 간에 무리를 줄 수 있습니다.

우리가 먹는 모든 것은 간을 통해 흡수된 후 처리됩니다. 그래서 우리가 뭔가를 먹으면 간은 그것을 처리하려고 노력합니다. 특히 음주와 출처를 알 수 없는 건강식품의 장기 복용은 본인도 모르는 사이 간에 큰 무리를 주게 됩니다.

출처를 알 수 없는 '좋다'는 약들의 복용을 피하고 좋은 영양제라도 3개월 이상 매일 복용하는 것은 피하는 것이 좋습니다. 그리고 술 마신 다음 날은 반드시 쉬면서 간이 회복할 시간을 주어야 합니다.

그리고 지방간이나 각종 급성, 만성간염이 발견된 분이라면 절대 음주를 해서는 안 됩니다. 지방간이 있다면 과도한 지방이나 탄수화물 섭취도 지방간을 악화시킬 수 있으므로 섭취를 제한해야 합니다. 탄수화물과 지방 대신 고단백질의 식사가 간의 회복을 도와줍니다.

한의학에서 간에 좋은 대표적인 차는 헛개차입니다. 예로부터 헛개나무가 집에 있으면 술이 물이 된다고 할 정도로 음주 후 간 기능 회복과 간 건강에 매우 좋은 약재입니다. 약재로 쓰는 헛개나무 열매는 한의학에서는 지구자枳椇子라고 부르며 술로 인한 손상인 주상酒傷에 주로 쓰였습니다. 최근 헛개나무 열매와 간 보호 효과에 대한 연구가 매우 진척되어 시중에 제품까지 나올 정도입니다. 단, 헛개차도 꾸준히 마시는 것이 아니라 음주 다음 날이나 간의 피로가 심할 때 하루에서 1주일 정도 복용하시면 충분합니다.

지방간이 있거나 피로가 심하신 분들은
헛개차로 간을 다스리세요.

☞ 차 만드는 법은 194쪽에 있습니다.

척추 · 흉복부편

新동의보감 **상담실**

문 : 한약에 중금속이나 농약은 없나요?

답 : 한의원에서 처방된 한약이라면 간에 문제가 없습니다. 한의원은 한국식품의약안전처에서 잔류 농약과 중금속을 검사해 통과시킨 약재만 쓸 수 있습니다.

문 : 한약이 간에 나쁘다던데 정말인가요?

답 : 그동안 다양한 논문과 연구 결과를 통해 '한의사가 한의 의료기관에서 사용하는 의약품용 한약과 처방' 은 안전한 것으로 밝혀졌습니다. 한약을 복용한 313명의 환자를 분석한 결과, 한약과 양약을 동시에 복용하는 사람들 중 2.3%가량만 미약한 간 손상이 밝혀졌고 나머지는 모두 안전했습니다. 결론적으로 전문적인 처방에 의한 단독 약물의 간 손상은 한 명도 없었고 양약과 한약을 동시에 투여하면 2.3%의 비율로 간 독성이 나타났습니다. 이 연구 외에도 한약과 간 독성과 관련된 국내 · 외 다양한 연구들을 살펴보면 이것은 더 명확해집니다.

지난 1990~2008년 사이 국내에서 연구된 39편을 합친 결과, 한약 복용 후 발생한 간 손상의 비율은 전체의 0.59%(19/3,232건)로 나타났으며 국제적으로 1,000명 이상을 다룬 한약의 간 독성 연구에서 한약 복용 후 간 손상 0.97%(독일), 0.6%(일본), 한약 약인성 간 손상 0.23%(일본), 기타 영국 또는 일본의 연구에서는 0~0.33% 정도의 낮은 수치 결과만 보고되고 있습니다.

新동의보감 **건강용어**

간의 역할

영양소 대사 | 우리 몸에 들어온 탄수화물, 지방, 단백질은 모두 간을 거쳐 우리 몸에 필요한 적절한 형태로 바뀝니다. 또한 각종 비타민과 무기질을 저장하고 있다가 필요할 때 공급하는 역할도 합니다.

해독 작용 | 몸 안에 들어오는 각종 독소나 알코올(술)을 흡수해 분해하고 배설합니다.

담즙 분비 | 하루에 1 ℓ 가량의 담즙(쓸개즙)을 생산합니다. 쓸개즙은 지방의 소화를 돕고 장운동을 촉진시킵니다.

호르몬 대사 | 각 기관에서 분비된 호르몬을 분해합니다. 그래서 간 기능이 저하되면 여성 호르몬이나 남성 호르몬 기능이 떨어져 여러 문제가 발생할 수 있습니다.

나도 혹시 지방간?

아래 증상이 반복된다면 지방간을 의심해봐야 합니다. 만약 지방간이라면 충분한 휴식이 필요합니다.

1. 평소 술과 육류를 즐긴다. 2. 식사 외에도 과자나 빵과 같은 고탄수화물 음식을 즐겨 먹는다. 3. 이유 없이 피곤하고 눕고 싶다. 4. 가끔 오른쪽 윗배가 아프다. 5. 비만이다.

간질환! 이럴 때는 병원으로!

간으로 인한 증상이 나타난다면 거의 중한 증상이니 즉시 병원에 가는 것이 중요합니다. 주로 급성은 각종 간염과 간경화가 있습니다.

간염의 대표적인 증상 | 아래와 같은 증상이 지속된다면 간염을 의심해봐야 합니다. 간염 중에서도 B형 간염이 가장 흔합니다. 대부분 호전되지만 제대로 관리하지 않으면 만성간염으로 넘어가 평생 고생하거나 드물지만 사망에 이를 수도 있습니다.

- 피로감
- 식욕부진
- 구역질, 구토, 메스꺼움
- 오른쪽 윗배 통증
- 발열
- 황달

간경화의 대표적인 증상 | 아래와 같은 증상이 있다면 간경화가 의심됩니다. 간경화는 정상적인 간 조직이 딱딱해지는 것으로 딱딱해진 간 조직은 정상적인 활동을 못해 간 기능이 저하됩니다. 만성간염에서 발생하거나 과음, 지방간 등에서 발전할 수도 있습니다. 일단 진행되면 돌이킬 수 없으므로 사전 예방이 중요합니다.

- 거미 혈관종(거미 모양의 붉은 반점)
- 양하지 부종
- 복부의 정맥 확장(배에 푸른 정맥이 비침)
- 흑변, 혈변

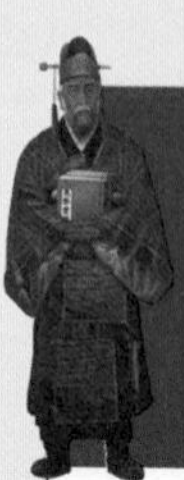

新 동의보감

간질환 처방전 손상된 간을 위한 헛개차 만들기

증상 이유 없이 피곤하고 오른쪽 윗배가 아파요 **진단** 지방간 **처방** 간 건강을 위해 이것만은 꼭 지켜라

헛개차의 효능 : **숙취 해소, 간 보호**

1. 지방이 많은 음식은 피한다.

2. 간염이 있다면 절대로 술을 피한다.

3. 피곤하고 아프다면 바로 쉬어라. 황달이 오면 늦다.

4. 평소 술을 많이 마신다면 절대로 1주일 연속으로 마시지 마라.
간은 가만히 놔두면 스스로 회복한다.

5. 이것저것 챙겨먹지 말고 이상한 것은 안 먹는 것이 간에 가장 좋다.

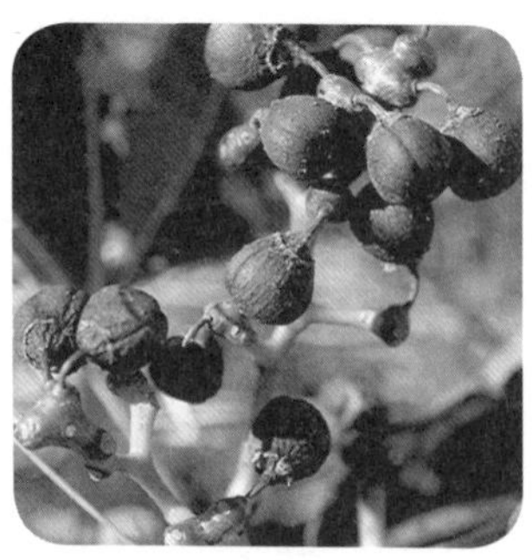

헛개 열매

제조법

재료 : 헛개나무 열매 50g, 물 2ℓ, 대추 1~2개

1. 말린 헛개나무 열매를 깨끗이 씻은 후, 적당한 크기로 잘라줍니다.
2. 헛개를 물에 넣은 후, 센 불로 끓이고 끓기 시작하면 약한 불로 줄여 2시간가량 달여줍니다.
3. 이때 뚜껑을 닫지 말고 열어두어 헛개 열매의 독성이 빠져나가도록 해줍니다. 2시간가량 달이는 동안 물이 줄면 물을 계속 보충해 처음의 양을 유지시켜 줍니다.
4. 하루 2번씩, 하루부터 1주일가량 복용합니다.

Tip

생 헛개 열매의 씨앗은 독성이 있으므로 헛개 열매 안의 씨앗은 제거하고 과육만 남겨 건조시켜 끓여 먹는 것이 좋습니다. 헛개나무 열매는 씨앗보다 과육이 중요하기 때문에 과육이 토실토실한 것을 선택합니다. 이미 건조한 헛개를 구입한 경우, 깨끗이 씻어 통째로 끓여 드시면 됩니다.
헛개나무 열매는 중부 이남의 산지에서 재배됩니다. 국내에서 헛개나무가 가장 많은 곳은 전남 장흥으로 상품의 헛개 열매 재배를 위해 노력하고 있습니다.

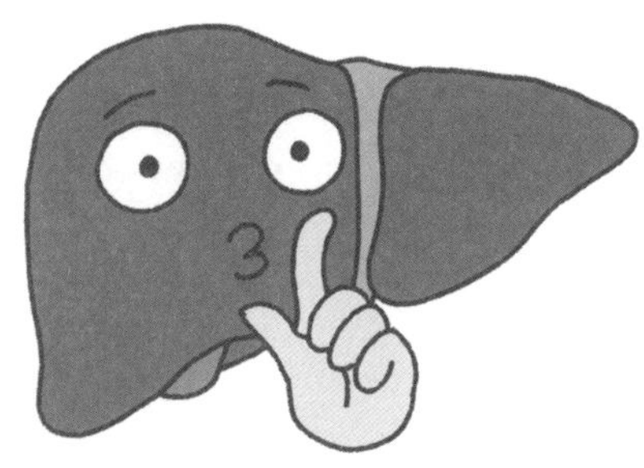

27 변비

대변이 딱딱하고 배변 후 시원하지 않고, 배가 빵빵하면서 배변이 힘들 때, 대변 횟수가 1주일 3회 미만이면 변비라고 합니다. 남성보다는 여성과 노인들에게 많으며 먹는 음식이나 수분 함량이 부족할 때, 혹은 심리적인 원인으로 대장 운동이 저하될 때 주로 발생합니다.

이런 분들은 꼭 보세요

1주일에 화장실을 가는 횟수가 두 번 미만이다 | 대변을 봐도 시원하지 않다 | 아랫배가 빵빵하다 | 피부 트러블이 자주 일어난다 | 대변을 볼 때 아프다

실제 환자 케이스

이름 : 강순희　나이(성별) : 42세 여성　직업 : 피부 트러블이 많은 공무원

증상 : 20년 이상 만성변비로 고생했다. 1주일에 많아야 두 번 화장실에 가고 그마저도 시원하지 않다. 아랫배가 빵빵하고 자주 답답하고 변비가 심할 때는 피부 트러블이 얼굴로 올라와 스트레스가 많다.

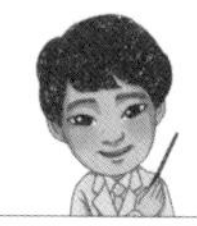

1. 멈춰버린 장을 다시 뛰게 하자

"원장님, 제가 살면서 가장 골치 아픈 것이 바로 변비에요."

어릴 때부터 20년 이상 변비로 고생해온 한 단골 환자의 말입니다. 발목이 심하게 접질려 한 달 이상 제대로 걷지 못하던 때에도 치료받으면서 불평 한 번 없던 분인데 변비 얘기를 할 때만큼은 표정이 어두워집니다.

"1주일에 많아야 한두 번 화장실에 가는데 기를 써도 토끼똥 몇 개만 나오고 말아요. 항상 아랫배가 빵빵하고 답답한 느낌이 들어 음식을 먹을 때도 전처럼 잘 안 들어가고요. 특히 피부 트러블도 심해진 것 같아요. 정말 변비 없이 살아보는 것이 소원이에요."

화장실은 다른 말로 근심을 해소하는 공간, 즉 '해우소解憂所'라고 합니다. 하지만 해마다 병원을 찾는 60만 명의 변비 환자들에게는 전혀 그렇지 못합니다. 변

비는 남녀노소를 가리지 않습니다. 귀엽고 애교 넘쳐 많은 사랑을 받고 있는 추성훈의 딸, 추사랑도 변비로 고생하고 있습니다. 항상 웃는 사랑이지만 화장실 앞에서는 심하게 투정부리고 울곤 합니다.

변비가 심해지면 일상생활이 무기력해지고 식욕도 떨어집니다. 딱딱한 변 때문에 항문에 상처를 입기도 하고 피부 트러블도 잦아집니다. 여러분의 아침을 피곤하고 지치게 만드는 숨은 범인이 바로 변비입니다.

변비에 좋은 음식, 민간요법, 관장요법, 장세척과 같이 변비 해소를 위한 다양한 방법들이 나와 있지만 변비 환자 수는 여전히 증가하고 있습니다. 사람마다 다른 변비의 원인들이 있는데 그 원인에 맞는 맞춤치료가 정확히 시행되지 않기 때문입니다. 《동의보감》에서는 변비를 크게 허虛와 실實, 두 가지로 보고 있습니다.

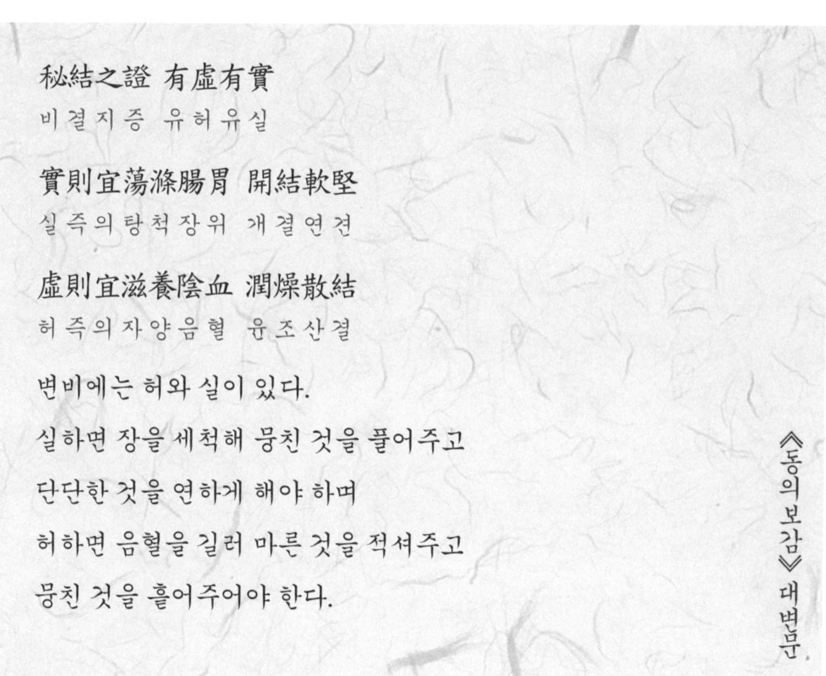

秘結之證 有虛有實
비결지증 유허유실

實則宜蕩滌腸胃 開結軟堅
실즉의탕척장위 개결연견

虛則宜滋養陰血 潤燥散結
허즉의자양음혈 윤조산결

변비에는 허와 실이 있다.
실하면 장을 세척해 뭉친 것을 풀어주고
단단한 것을 연하게 해야 하며
허하면 음혈을 길러 마른 것을 적셔주고
뭉친 것을 흩어주어야 한다.

《동의보감》 대변문.

척추 · 흉복부 편

먼저 실한 변비는 젊은이들에게 많이 나타납니다. 음식을 잘 먹는 편이고 복부가 팽팽해 흔히 똥배가 나왔다고 합니다. 오랫동안 변을 못 보면 복통까지 있습니다. 현대의학에서 말하는 과민성 대장증후군의 변비형에 가깝습니다. 대부분 대장 자체에는 문제가 없으며 심리적인 영향을 많이 받습니다. 대변이 빠져나가는 통로인 대장에서 그 속도가 느려져 수분이 많이 빠져나가기 때문에 변이 단단해지고 배출하기 어려워집니다. 심하면 약물 치료가 필요합니다.

다음으로 허한 변비는 노인과 다이어트 중인 여성에게 많이 나타납니다. 노인은 몸의 진액이 적어 입이 마르고 눈도 건조해지며 대변도 단단해집니다. 단단해진 대변은 잘 배출되지 않습니다. 그러므로 진액을 보충해주는 견과류와 수분 섭취가 도움이 됩니다. 다이어트 중인 여성은 일단 먹는 양이 적기 때문에 문제가 됩니다. 우리 몸은 입으로 먹고 밑으로 빠져나가는 일방통행이기 때문에 먹는 양이 줄면 당연히 변비가 옵니다. 다이어트를 포기하지 않고 변비를 해결하기 위해서는 살찌지 않는 섬유소를 많이 먹어 대변량을 늘려야 합니다.

배변을 위해 바람직한 준비 동작 – 스키 자세

화장실에서 얼굴이 빨개질 정도로 힘을 줘도 잘 안 나올 때가 있습니다. 그럴 때는 답답하고 짜증도 납니다. 하지만 자세를 조금만 바꿔도 그 힘을 더 효율적으로 전달할 수 있습니다. 일명 스키 자세입니다. 변기에 앉은 자세로 허리를 앞으로 숙이고 까치발로 무릎이 높이 올라오게 합니다. 스키 타는 자세와 비슷합니다. 이 자세는 직장과 항문 사이의 근육을 이완시키고 대변이 배출되는 통로를 일직선으로 만들어주기 때문에 배출을 쉽게 해줍니다. 여기에 복식 호흡까지 더 해준다면 더 좋습니다. 대변을 배출하기 위해서는 복압을 상승시켜 수축된 항문 괄약근을 극복해야 합니다. 복식 호흡은 복압을 올릴 뿐만 아니라 신경을 안정시키고 심폐 기능을 향상시키는 효과까지 있는 좋은 호흡법입니다. 어렵지 않습니다. 잠자기 전 편하게 누운 상태에서 10분가량 복식 호흡 습관을 가져보시기 바랍니다.

2. 숙변도 빼주고 살도 빼주는 다시마

변비에 좋다는 음식이 너무나 많습니다. 가장 일반적인 것이 식이섬유이고 이 외에도 야콘즙, 알로에, 삼백초 등 다양한 기능성 식품이 판매되고 있습니다. 하지만 제가 그 중 하나를 고른다면 바로 다시마입니다.

다시마는 《동의보감》에 곤포昆布라는 이름으로 기록되어 있습니다. 하기下氣, 즉 뭉친 변을 내려주며 살을 빼주는 효과가 있습니다. "국을 끓이거나 무쳐 항상 먹는 것이 좋다"라고 쓰여 있을 정도로 우리 생활에 가깝고 좋은 식품입니다. 다시마는 다른 채소와 달리 표면에 미끌미끌한 물질이 있습니다. 바로 알긴산이라는 물질로 유익한 균을 증식시키고 변비 예방 및 다이어트에 탁월한 효능을 가진 식이섬유입니다. 대변의 부피를 크고 부드럽게 해주며 콜레스테롤과 노폐물을 몸 밖으로 빼주는 역할을 합니다. 다이어트와 변비 해소가 동시에 가능한, 현대인에게 적합한 음식이 바로 다시마입니다.

다시마의 미끌미끌한 성분이 변을 부드럽게 내려줍니다

☞ 차 만드는 법은 201쪽에 있습니다.

新동의보감 **상담실**

문 : 변비가 심하면 대장암에 걸릴 확률도 높아지나요?

답 : 대장암이나 직장암은 유전적인 요인이 가장 큽니다. 변비가 대장암에 미치는 직접적인 영향은 명확히 밝혀지지 않았지만 통계적으로 대장암 환자들 중 변비가 많은 것은 사실입니다. 조기에 대장암을 예방하기 위해서는 50세가 되면 내시경 검사를 받아보는 것이 좋습니다. 대장에 용종이 발견된다면 3년마다 다시 검사받으시고 증상이 없다면 5년마다 검사받으실 것을 권합니다.

성공적인 배변의 3요소

1. 충분한 대변량
2. 활발한 대장 운동(변을 항문 쪽으로 잘 보내주기)
3. 정상적인 배출 능력(변을 항문 밖으로 잘 배출하기)

변비! 이럴 때는 병원으로!

- 대변이 회색이나 흰색일 때
- 대변이 검은색이거나 피가 섞여 나올 때
- 변비와 함께 자다가 깰 정도로 복통이 있을 때
- 변비와 함께 체중 감소가 동반될 때

조선시대에는 임금의 대변 상태를 매일 기록하는 의사가 따로 있었습니다. 대변을 관찰해 건강을 살피기 위해서입니다. 대변은 우리 몸의 상태를 알려주는 거울과 같습니다. 대변이 흰색을 띤다면 담도암, 췌장암, 담석 등으로 담도가 막혀 담즙이 간에서 소장으로 빠져나가지 못한 것입니다. 검은색 변은 위장이나 십이지장의 출혈을 의심해볼 수 있습니다. 혈액이 장을 통과하면서 위산과 반응해 변을 검게 만들기 때문입니다. 대변색이 변하거나 위의 증상들이 있다면 병원을 방문해 검사받아보는 것이 좋습니다.

담석증 | 담즙이 빠져나가는 통로인 담관을 담석이 막아 염증이나 폐쇄를 일으키는 것입니다. 흔히 오심, 구토가 동반되고 막히는 부위에 따라 황달과 흰색 대변을 관찰할 수 있습니다.

지방흡수장애 | 음식이 장을 통과하는 시간이 빠르거나 지방이 잘 분해되지 않으면 변이 물 위에 뜨면서 기름방울이 발견되곤 합니다.

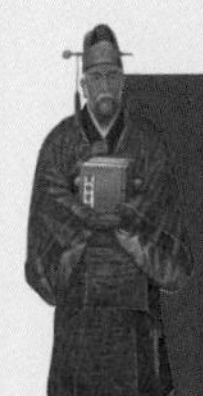

新 동의보감

변비 처방전 원활한 장 활동을 위한 다시마차 만들기

증상 변비가 심해요 **진단** 장 운동과 대변량의 문제 **처방** 변비 탈출과 다이어트에 도움이 되는 다시마

다시마차의 효능 : 콜레스테롤 저하, 다이어트 효과

다시마는 《동의보감》에 곤포昆布라는 이름으로 기록되어 있습니다. 맛이 좋아 음식으로도 많이 먹지만 변을 내려주는 효능이 있어 약이라고 할 수도 있습니다. 다시마 표면의 미끌미끌한 성분인 알긴산은 대변의 부피를 크고 부드럽게 해주며 콜레스테롤을 낮춰주는 몸에 좋은 식이섬유입니다. 다시마를 차로 끓여 마셔도 효능이 있습니다. 단, 살을 빼주는 차이기 때문에 허약한 분이나 노인 분들은 장기간 마시지 않는 것이 좋습니다.

제조법

1. 마른 다시마 5g가량을 소금기를 닦아낸 후, 잘게 썹니다.
2. 물 200㎖를 끓인 후, 조금 식힙니다.(약 80℃)
3. 잘게 썬 다시마를 컵에 담고 준비한 물을 부어 우려냅니다.
4. 마실 때 우려낸 다시마 건더기도 함께 먹습니다.

Tip

다시마는 전남 완도와 그 인근 해역이 주산지입니다. 검은 빛이 나고 반듯하고 표면에 흰 가루가 골고루 뿌려져 있는 것을 상품으로 칩니다. 건조가 잘 되어 있는지 확인하고 구입하시는 것이 좋습니다.

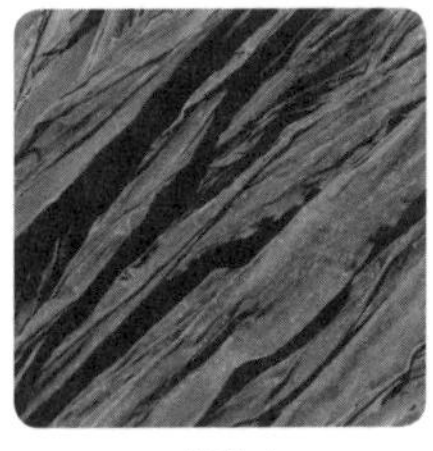

다시마

28 치질

흔히 치질이라고 부르지만 항문에서 피가 나면서 일부가 돌출되는 치핵을 말합니다. 치핵은 배변으로 인한 압력을 견디기 위해 점막 하조직에 지속적인 압박이나 강한 압력으로 정맥이 팽창해 발생합니다. 오랫동안 서있는 자세나 잘못된 배변 습관, 변비, 임신 등이 원인일 수 있습니다.

이런 분들은 꼭 보세요

항문에서 피가 난다 | 항문이 돌출된다 | 배변할 때 통증이 있다 | 변에 피가 묻어 나온다

실제 환자 케이스

이름 : 허영옥　나이(성별) : 46세 여성　직업 : **대형마트 판매사원**

증상 : 직장에서 서서 하는 일을 오랫동안 해왔다. 바쁠 때는 화장실도 못 가 적절한 배변을 못했고 그로 인해 평소 변비가 있었다. 음주도 잦은 편인데 어느 날 배변 중에 피가 나왔다.

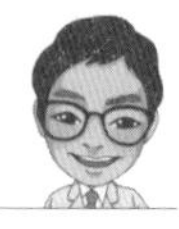

1. 치질은 평소 생활에 절제가 없기 때문에 생긴다

"선생님, 저기요…."

"네?"

"아… 말씀드리기 좀 부끄러운데요."

"왜 그러시는데요?"

"제가 요즘 변을 볼 때 피가 섞여 나와요."

"그래요? 붉은색인가요?"

"네, 완전히 붉은색인데 아프진 않아요. 그런데 항문이 좀 빠질 것 같은 느낌이 들어요."

"흠, 검사를 한 번 해봐야 알겠지만 크게 걱정은 안하셔도 될 거 같네요."

인근 대형마트에서 근무하며 가끔 진료받으러 오시는 마트 직원분이었는데 그날따라 어디가 아픈지 말하지 않고 우물쭈물했습니다. 하지만 일단 입을 열자 본인의 식습관, 일할 때 느끼는 불편함, 변비, 배변 시 자세 등 모든 얘기를 상세히

해주었습니다. 매장에서 하루 종일 서있는 일을 하는 데다 화장실을 제대로 못 가니 계속 변비에 시달려왔다며 혹시 큰 병에 걸린 것은 아닌지 걱정되었나 봅니다. 하지만 바쁘기도 하고 부끄럽기도 해 병원을 찾지 못 했는데 어렵게 용기를 내 찾아온 겁니다.

"그동안 걱정 많으셨겠네요."

"네, 진짜 어디 가서 말도 못하고…."

이처럼 부끄러움과 바쁜 사회생활로 조기에 치료받지 못하고 병을 키우는 경우가 바로 항문이나 대장질환입니다. 조기에 치료만 해도 굳이 약이나 수술이 필요없는 간단한 병인데 말입니다. 대변에 섞여 나오는 피와 항문의 불편함, 왜 그런 것일까요?

《동의보감》에서는 치질의 원인으로 외부 문제가 아닌 내적인 문제를 보았습니다. 대표적으로 과식 후 성생활을 했을 때 치질이 생긴다고 해 평소 생활이 문란해지는 것을 경계하라고 했습니다.

凡痔因酒色風氣食五事過度而變成

범치인주색풍기식오사과도이변성

무릇 치질이란 음주, 성생활, 바람 쐬기, 기의 소모, 음식 이 5가지가 과해 변고가 생긴 것이다.

《동의보감》 대변문

우리가 평소 생활에 절제해야 할 부분들을 강조해 내장에 독이 생기거나 장애가 생기지 않도록 하는 것이 치질의 중요한 치료의 핵심이 된다고 여겼습니다. 최근 밝혀진 원인에 따르면, 항문 주위의 정맥이 있는 두툼한 조직이 혈액순환 저하로 인한 팽창이 치질을 일으킨다고 하는 것을 보면 성생활과 과식이 항문으로 가는 혈액순환 저해를 일으켰을 가능성을 확인할 수 있습니다. 음주는 현대에서도 치질을 일으키는 주요인으로 밝혀졌습니다. 예절과 법도를 지키고 올바른 생활이 몸에 배었던 과거와 달리 망가진 식습관과 음주, 성문화가 우리의 항문을 병들게 하는 것은 아닐까요?

세종 때 편찬된 의서인 의방유취에는 이런 내용이 실려 있습니다. "나라 고조 유방의 아내였던 여황후의 이름이 치痔이니 그 글자를 병명으로 사용하지 말고 야계병夜鷄病이라고 부르도록 했다."

중국을 통일한 황제의 아내 이름이 항문에 돋은 군살 덩어리라니 지체 높은 황후의 귀에 얼마나 거슬렸겠습니까. 당연히 무슨 수를 써서라도 그 병명을 쓰지 못하게 하고 싶었겠죠. 하지만 지금까지 치질이라는 병명이 남아 있는 것을 보면 무시무시한 황후의 절대 권력으로도 수많은 백성들의 입과 붓을 당해내진 못했나 봅니다. 어쩌면 측천무후, 서태후와 함께 중국의 3대 악녀로 불리며 자신과 자신의 아들의 권력을 지키기 위해 수많은 악행을 저질렀던 여황후에게 딱 어울리는 이름 같습니다.

치핵은 오래 서있기 때문에 생긴다

우리가 흔히 치질이라고 부르는 혈변과 함께 항문 주위 조직의 돌출을 보이는 질환은 실제로는 치핵입니다. 치질은 항문 주위에 생기는 치루와 치열과 같은 질환을 아울러 부르는 용어입니다.

치핵의 원인은 아직 정확히 밝혀지지 않았지만 대장에서 항문으로 나가는 부분의 점막 하조직항문 주위에서 배변할 때 생기는 강한 압력을 견디기 위해 쿠션 역할을 하는 조직이 지속적인 압박을 받거나 강한 압력을 받아 생기는 것으로 알려져 있습니다. 인간의 직립 자세가 항문 주위의 정맥에 압력을 가해 팽창시키거나 변비 때문에 배변할 때 강한 힘을 주는 것이 원인일 수 있다는 주장이 유력한 설로 인정받고 있습니다. 실제로 치질 환자들을 추적해보면 장시간 서있는 직업, 변비, 화장실에 오래 머무는 배변 습관, 배변할 때 과도한 힘을 주는 행위, 임신, 식습관 등과 연관

많았습니다.

치핵은 발생 위치에 따라 내치핵과 외치핵으로 구분하며 항문 조직의 돌출 정도에 따라 1~4기로 나뉩니다. 그 구분은 다음과 같습니다.

1기 – 통증은 없지만 대변볼 때 대변에 피가 보이거나 화장지에 피가 묻어 나온다.

2기 – 배변할 때 항문 조직이 나왔다가 배변 후에는 저절로 다시 들어간다.

3기 – 배변할 때 항문 조직이 밖으로 나왔다가 저절로 들어가지 않고 밀어 넣어야 들어간다.

4기 – 배변할 때 밖으로 나온 항문 조직이 손으로 밀어 넣어도 들어가지 않는다.

많은 분들이 자신이 치핵 증상이 있다는 것을 알게 되면 부끄럽고 두려워 빨리 수술해버리길 바라지만 사실 2~3기 정도에도 생활습관을 바꾸고 간단한 치료만으로도 회복을 기대할 수 있습니다. 단, 상태에 따라 수술이나 검사가 반드시 필요한 경우가 있으니 정밀검사를 해보시는 것이 중요하겠습니다.

2. 올바른 배변 습관과 좌욕으로 치핵 극복

항문에 있는 정맥의 혈액순환 장애로 발생하는 질환이므로 그쪽으로 생기는 압력을 줄여주면 치핵은 예방과 치료가 간단한 질환입니다. 치핵의 예방과 치료는 올바른 배변 습관 노력에 달려 있습니다. 먼저 변비를 막기 위해 규칙적인 운동을 하고 수분과 섬유질을 많이 함유한 음식물을 섭취하는 식습관을 가져야 합니다. 화장실에서의 배변 습관이 항문 조직에 무리를 줄 수 있으니 올바른 배변 습관을 가지는 것도 중요합니다. 화장실에서는 5분 이상 머물지 않도록 하고 책이나 신문 등 재미있는 읽을거리를 비치하지 않도록 합니다. 양변기에서 바른 자세로 변을 보되 무리하게 힘을 주면 안 됩니다. 이 정도 습관은 어렵지 않게 가질 수 있을 것으로 생각합니다. 마지막으로 치핵을 극복하는 좋은 생활치료법은 좌욕입니다. 좌욕은 항문 주위의 혈액순환을 좋게 하고 청결을 유지해주는 최고의 항문 관리법입니다. 오늘부터라도 당장 대야에 따뜻한 물을 담아놓고 엉덩이를 담가보시는 것은 어떨까요?

하루 세 번 좌욕으로 치핵을 예방하세요.

新동의보감 **상담실**

문 : 치핵이 대장암으로 진행되는 것은 아닐까요?

답 : 그렇지 않습니다. 치핵이 대장암으로 진행되는 가능성은 매우 희박합니다. 대장암은 보통 대장 내의 용종에서 암으로 진행됩니다. 다만 치핵과 대장암의 증상은 비슷하므로 배변할 때 출혈이 있다면 대장내시경을 통해 확인해볼 필요는 있습니다.

문 : 비데를 사용하는 것이 도움이 될까요?

답 : 비데 사용으로 항문 주위를 청결히 유지할 수 있으니 어느 정도 도움은 됩니다. 하지만 너무 강한 압력으로 사용하면 오히려 항문을 수축시키고 압력을 증가시킬 수 있으니 조심하셔야 합니다. 따뜻한 온도로 약하게 사용해야 합니다.

치질! 이럴 때는 병원으로!

다음의 증상이 있는 경우에는 항문질환이 아닌 대장이나 소장, 위 등의 출혈질환이나 대장암과 같은 중증질환일 수 있으니 반드시 병원을 찾아 검사받아보셔야 합니다.

- 항문에서 많은 양의 지속적인 출혈이 있을 때
- 흑변을 볼 때
- 돌출된 치핵의 회복이 안 될 때
- 항문 주위에 고름이나 농양과 같은 분비물이 생겼을 때
- 항문 주위에 지속적으로 종괴와 궤양이 생길 때

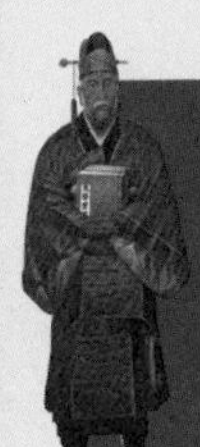

新 동의보감

치질 처방전 시원한 배변을 위한 좌욕하기

증상 항문에서 피가 나고 뭔가 튀어나와요 **진단** 선 자세로 배변할 때의 압력 **처방** 좌욕

좌욕의 효과 : **치핵 완화**

하루 3번 온수에 좌욕하는 것만으로도 치핵 예방 효과가 있고 진행 중인 치핵을 완화시켜 주는 효과가 있습니다. 배변 후나 자기 전에 실행하는 것이 좋습니다.

좌욕법

1. 37~38℃(체온에 가까운 온도) 정도의 따뜻한 물을 대야에 받습니다.

2. 편안한 자세로 엉덩이를 담급니다.

3. 5~10분가량 담그고 괄약근을 조였다가 풀어주는 괄약근 운동을 해줍니다.

4. 좌욕한 후에는 잘 건조시켜 줍니다. 선풍기나 드라이기를 사용하는 것이 좋습니다.

* 치질환자의 경우, 자전거 타기처럼 엉덩이 부위가 맞닿는 운동보다 줄넘기나 걷기 같은 운동이 좋습니다.

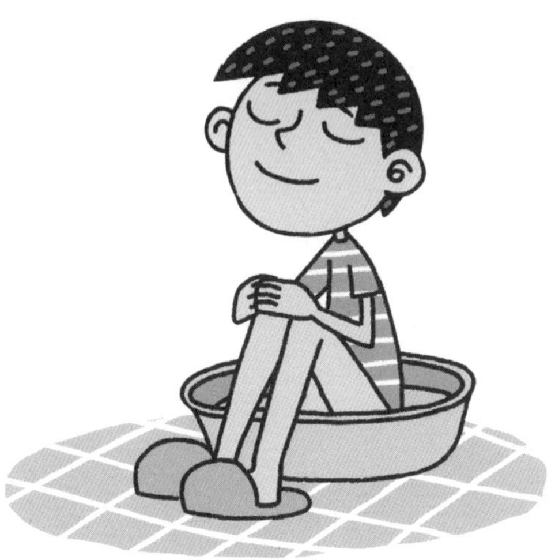

좌욕

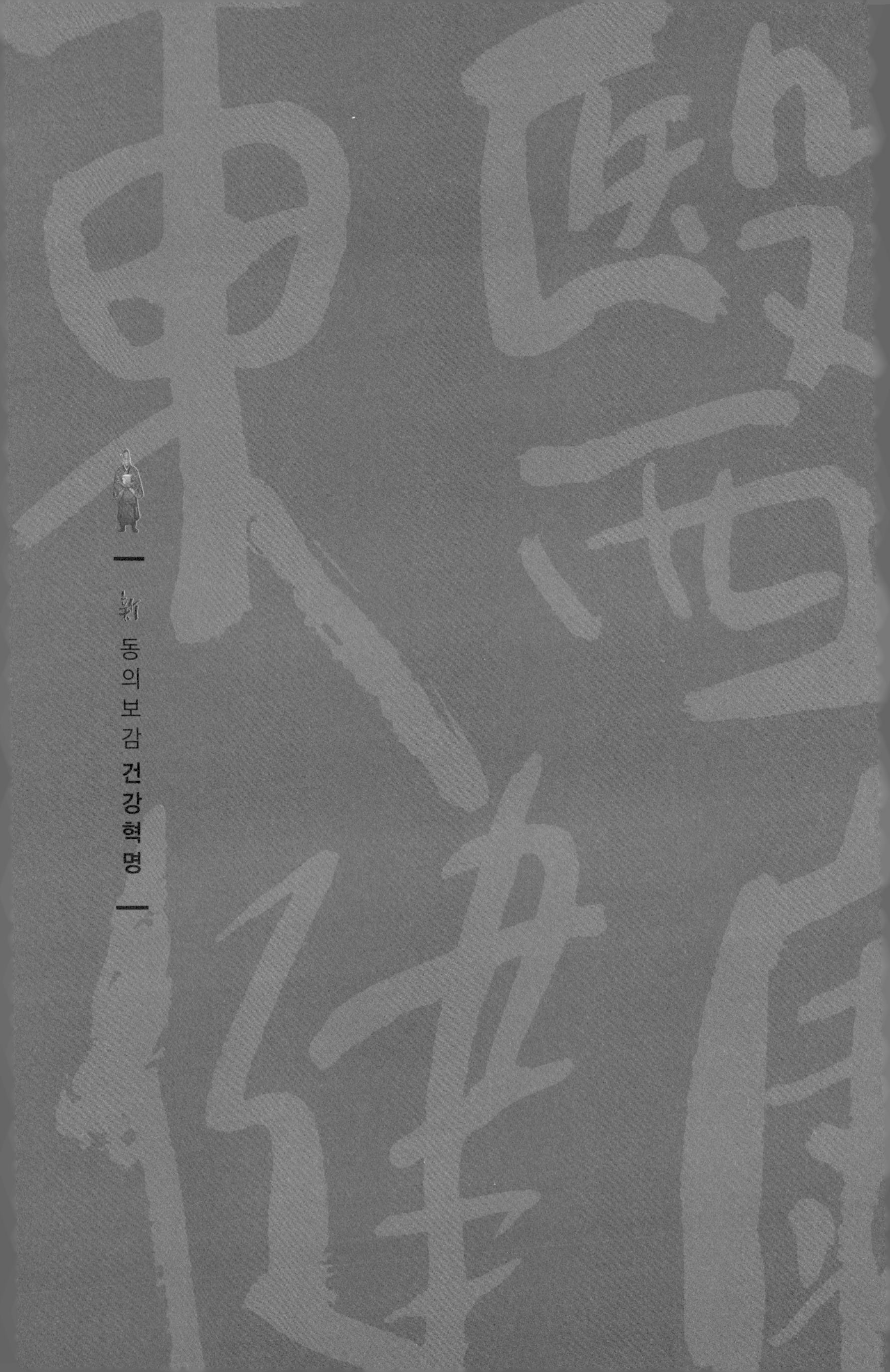
新 동의보감 건강혁명

제 5 부

비뇨생식·부인 편

29 생리통

월경에 맞춰 주기적으로 발생하는 통증입니다. 10~20대 여성에게 흔하지만 40대까지 지속되기도 합니다. 보통 아랫배를 쥐어짜고 찌르는 듯하다고 표현하며 골반 통증, 허리 통증이 동반되기도 합니다. 월경 수 시간 전이나 직전부터 2~3일 간 통증이 지속됩니다.

이런 분들은 꼭 보세요

생리 주기 때마다 허리 통증 때문에 일상생활이 힘들다 | 복통, 골반통 때문에 진통제를 먹는다 | 짜증이 난다 | 누군가 아랫배를 찌르는 것 같다

실제 환자 케이스

이름 : 양유정　나이(성별) : 25세 여성　직업 : 생리통으로 우울해하는 간호사

증상 : 고등학생 때부터 생리통으로 고생해왔다. 전에는 진통제를 먹고 통증이 좀 줄어들었는데 이젠 생리통이 시작되면 진통주사를 맞고 쉬어야 한다. 매달 찾아오는 통증 때문에 우울해질 때도 있다고 한다.

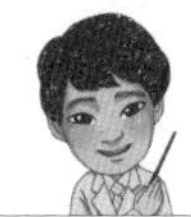

1. 생리통의 원인은 골반 내 혈액순환 저하 때문이다

바로 얼마 전 일입니다. 함께 근무하는 간호사 선생님이 일찍 퇴근하는 모습을 보고 의아한 생각이 들어 물었습니다.

"선생님, 어디 가세요? 많이 피곤해 보여요."

"아… 지금 병원 가는 길이에요. 제가 한 달에 한 번씩 골반이 너무 아파 진통주사를 맞아요. 아파서 일하기가 힘들어서요."

다음날 만나 자세히 물어보니 그 간호사 선생님은 고등학교 때부터 생리통으로 고생해왔다고 했습니다. 생리를 앞두고 갑자기 식욕이 당기고 예민해지며 첫 출혈 2~3시간 후부터는 극심한 통증이 시작된다는 것입니다.

"먹는 진통제는 드셔보셨어요?"

"저는 진통제를 먹어도 효과가 없더라고요. 그냥 주사맞고 하루 정도 쉬는 것

밖엔 방법이 없는 것 같아요."

워낙 밝은 선생님이라 아픈 얘기를 하면서도 웃음을 보였지만 그동안 생리통으로 스트레스가 엄청났을 겁니다. 생리통은 일상생활에 큰 지장을 줍니다. '누군가 계속 골반을 때리는 느낌', '배를 쥐어짜는 기분', '아래쪽이 완전히 빠지는 느낌'이라고 합니다. "여자로 사는 게 정말 힘들다"라고 호소하는 분들도 계시고 "왜 나만 이렇게 아플까?"라는 생각에 우울증을 보이는 환자도 있습니다. 이렇게 아파도 대부분 진통제나 피임약에만 의존합니다. 하지만 생리통은 참는 것이 능사가 아닙니다. 여성의 신체적, 정신적 건강을 지키는 매우 중요한 요소임을 자각하고 적극적으로 치료해 나가셔야 합니다.

《동의보감》에서 여성의 병은 경經, 대帶, 태胎, 산産 4가지가 가장 중요하다고 여깁니다. 경은 월경병, 대는 대하병냉. 질 분비물, 태는 임신, 산은 출산과 관련된 것입니다. 생리통은 여기서 첫 번째인 경經병에 해당합니다.

經帶胎産

경 대 태 산

여성의 병은 경(經), 대(帶), 태(胎), 산(産)이 중요하다.

《동의보감》

생리통이 심한 원인은 주로 혈허血虛, 자궁으로 가는 혈류량이 감소, 월경량이 적으면서 색이 옅은 경향나 어혈瘀血, 골반강 내 혈액순환 장애, 피가 덩어리로 나오기도 함로 볼 수 있습니다. 막힌 곳이 있기 때문에 혈류량이 부족하거나 순환장애가 생기고 결국 생리 때 자궁이 강하게 수축되어 통증을 유발합니다. 반대로 어혈이 없고 자궁을 비롯한 골반 내 장기의 혈액순환이 원활하다면 어떨까요? 풍부한 물을 머금은 수건은 조금만 힘을 주어 짜도 물이 나오듯이 강하게 수축할 필요가 없기 때문에 프로스타글란딘생리통 유발 물질의 분비도 줄고 생리통도 자연히 줄어들 수 있습니다.

그렇다면 원활한 혈액순환을 위해 집에서 쉽게 할 수 있는 방법들은 어떤 것들이 있을까요? 한의원에서는 뜸을 많이 활용하지만 그게 어렵다면 시중에 파는 핫팩이나 돌뜸을 이용하시면 매우 좋습니다. 하복부가 따뜻해야 합니다. 또한 여성의 부족한 혈을 보충해주는 당귀와 천궁을 차로 달여 마시는 것도 매우 효과적입니다.

생리통 유발 물질, 프로스타글란딘

생리는 여성의 몸에서 매달 일어나는 자연적인 현상입니다. 생리 주기 동안 배란이 일어나고 이때 수정이 이루어지지 않으면 매달 증식되었던 자궁의 표면 점막이 피와 함께 떨어져 나가는데 이 현상이 바로 월경생리입니다. 이때 표면 점막층을 떨어뜨리고 피가 배출되기 위해서는 뿌리를 이루는 자궁 근막층과 혈관이 강하게 수축해야 합니다. 쉽게 여드름 짤 때를 생각해보시면 됩니다. 여드름이 있는 주위 피부를 강하게 쥐어짜면 농이 배출되죠? 마찬가지 원리입니다. 자궁을 쥐어짜 표면 점막을 배출시키는 동시에 생리통을 유발하는 물질이 바로 프로스타글란딘PG, prostaglandin입니다. 몸을 아프게 하지만 없어서는 안 될 물질인 셈입니다.

하지만 당장 아프다고 약으로 억제하기만 한다면 장기적으로 몸에 어떤 영향을 미칠까요? 여드름의 농이 쌓여 곪으면 통증이 더 심해지듯이 빠져나가야 할 노폐물이 자꾸 쌓이게 되고 통증은 더 심해지는 악순환이 반복됩니다. 이것은 근본적인 치료가 아닙니다. 프로스타글란딘의 분비를 막는 것보다 프로스타글란딘이 분비되더라도 몸이 덜 아플 환경을 만들어주는 것이 중요합니다.

2. 생리통의 특효약은 당귀천궁차다

'약방의 감초'처럼 여성질환에 빠질 수 없는 약재가 바로 당귀입니다. 《동의보감》에서는 '치부인백병治婦人百病'이라고 해 여성의 만병을 치료할 수 있다고 할 정도로 응용 범위가 넓고 효과가 좋습니다. 저도 환자를 보면서 자주 사용하는 약재이며 주로 어혈로 인한 생리통, 산후 복통에 많이 씁니다. 재미있는 사실은 우리가 결혼할 때 궁합을 보는 것처럼 약재에도 궁합이 있다는 것입니다. 여성에게 이렇게 좋은 당귀와 궁합이 잘 맞는 약재가 또 있습니다. 바로 천궁입니다. 여성에게 많이 쓰이는 보약인 사물탕四物湯에도 함께 들어가는 이 커플은 어혈을 풀어주는 데 탁월한 효능을 보이며 자궁으로 혈액순환을 원활히 해줍니다. 더구나 함께 끓였을 때 당귀의 쓴맛을 천궁이 중화시켜주므로 마시기에도 수월합니다. 이 정도면 정말 천생연분이라고 할 수 있겠죠?

생리통은 혈을 보충해주는 당귀천궁차로 날려버리세요.

☞ 차 만드는 법은 215쪽에 있습니다.

新동의보감 **상담실**

문 : 생리통 때문에 매달 진통제나 피임약을 먹고 있습니다. 괜찮을까요?

답 : 사람들이 진통제나 피임약을 찾는 이유는 빠른 진통 효과 때문입니다. 하지만 분명히 한계도 있습니다. 심한 생리통 환자의 경우, 효과가 없을 수도 있으며 장기 복용한다면 의존도가 높아져 진통제를 끊었을 때 훨씬 심한 통증이 오기도 합니다. 또 부작용도 있습니다. 월경은 자연스런 생리 현상이므로 진통제로 억제하기보다 몸에서 빠져나가야 할 노폐물이 원활히 배출되도록 도와줘야 합니다. 생리통 치료를 위해서는 최대한 먹지 않는 것이 좋습니다.

新동의보감 **건강용어**

경대태산經帶胎産**이란?**

《동의보감》에서는 여성의 병이 남성의 병보다 10배는 더 치료하기 힘들다고 합니다. 그 이유는 여성은 남성과 달리 월경, 대하, 임신, 출산 등과 관련된 질환이 있기 때문입니다. 또 칠정七情, 사람의 7가지 감정에 쉽게 상해 스트레스성 질환도 많습니다. 이 중에서 월경은 특히 중요합니다. 월경이 고르게 나와야 월경통도 없어지고 임신도 잘 되기 때문입니다.

생리통! 이럴 때는 병원으로!

- 월경이 끝난 후에도 생리통이 오래 지속될 때
- 월경 1~2주 전부터 생리통이 시작될 때

월경 주기와 안 맞는 통증이 반복되면 자궁내막증, 자궁근종, 자궁 내 장치, 골반 울혈증후군 등을 의심해볼 필요가 있습니다. 가까운 병원에서 검사받아보는 것이 좋습니다.

자궁내막증 | 자궁 내막이 자궁이 아닌 다른 부위의 조직에 부착해 증식하는 것입니다. 가장 흔한 증상은 골반통으로 원래 월경통이 없던 여성이 갑자기 월경통이 생긴다면 의심해볼 필요가 있습니다. 골반 내 장기끼리 서로 붙어버리거나 불임으로 진행될 가능성이 있으므로 약물치료나 때에 따라 수술 치료도 고려해야 합니다.

골반 울혈증후군 | 골반 정맥의 확장 및 울혈로 만성적인 골반 통증과 회음부 통증 및 불편감을 나타내는 질환입니다. 요통, 월경통, 성교통과 함께 우울증, 불안증을 동반할 수도 있습니다.

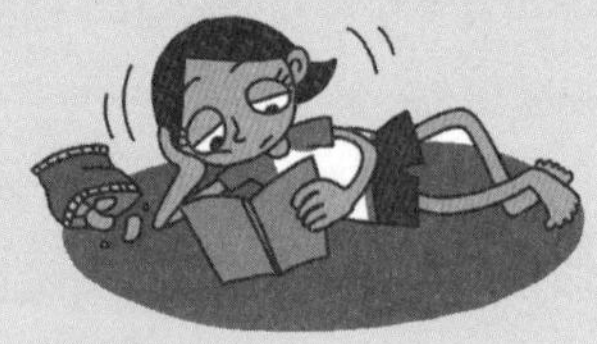

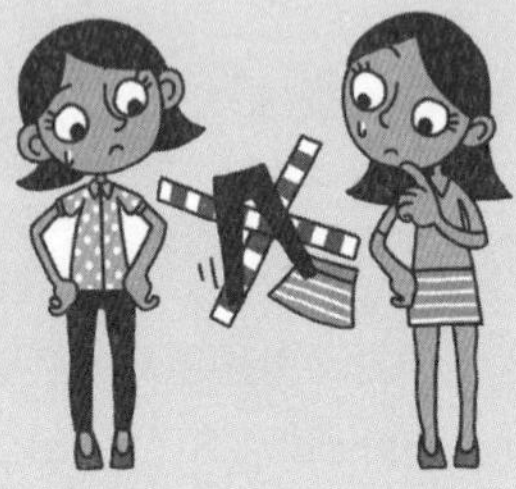

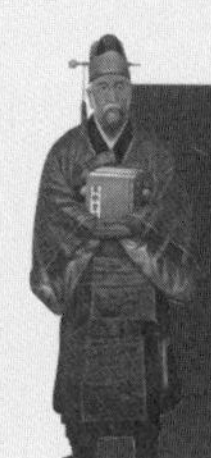

新 동의보감

생리통 처방전 혈액순환을 위한 당귀천궁차 만들기

증상 심한 생리통 **진단** 골반 내 혈액순환 저하 **처방** 생리통의 특효약, 당귀천궁차

당귀천궁차의 효능 : 혈액순환, 생리통 개선

여성질환에 최고의 궁합을 자랑하는 당귀와 천궁! 부족한 혈을 보충해주고 어혈을 풀어주며 골반 내 혈액순환을 원활히 해줍니다. 두 가지 약재 모두 구하기 쉽고 함께 끓여 마시면 맛도 좋습니다. 생리통이 심한 분들은 아침, 저녁으로 꾸준히 드시면 효능을 보실 수 있습니다.

제조법

1. 당귀와 천궁을 흐르는 물에 씻고 5분가량 물에 담가 잡질을 완전히 제거합니다.
2. 물 2ℓ를 주전자에 넣어 끓입니다.
3. 물이 끓으면 당귀 30g, 천궁 10g(3:1 비율)을 넣고 5분가량 팔팔 끓입니다.
4. 중불로 줄여 물이 절반으로 줄 때까지 충분히 끓인 후, 건더기는 체로 걸러냅니다.
5. 당귀천궁차를 아침, 저녁으로 마십니다. 쓴맛이 나면 꿀을 넣어도 좋습니다.

Tip

당귀와 천궁 모두 그 뿌리를 약재로 사용합니다. 당귀는 강원도 진부나 경북 춘양에서 재배된 것의 품질이 좋습니다. 잔털이 적고 몸통이 굵은 것을 상품으로 칩니다. 천궁은 경북 지역이 주산지이며 알이 굵은 것이 좋습니다. 붉은 것은 상하기 시작한 것이므로 주의하셔야 합니다.

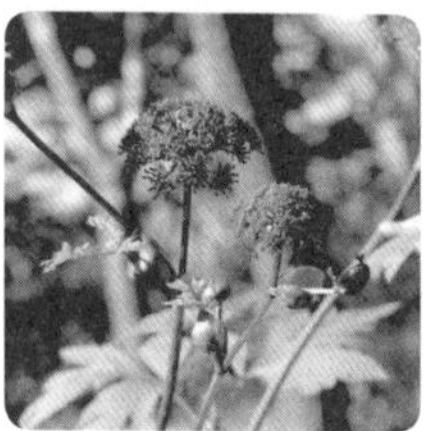

당귀

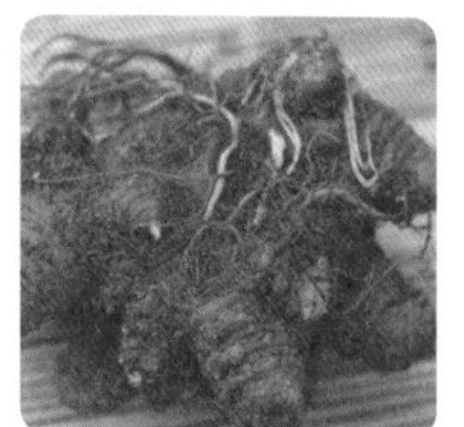

천궁 뿌리

30 정력 감퇴

정력은 흔히 '성 기능'을 뜻하는 말로 사용되지만 실제로는 '심신의 활동력'을 뜻하는 넓은 의미입니다. 정력이 떨어지면 그래서 발기가 잘 안 되고 허리도 아프고 다리가 시큰거리며 눈이 침침하고 활동력이 떨어지는 등 전형적인 노화 증상을 보이게 됩니다.

이런 분들은 꼭 보세요

아침에 일어나면 항상 몸이 개운치 않다 | 발기부전 등의 이유로 3개월 이상 부부관계에 어려움이 있다 | 성욕이 급격히 줄어들었다.

실제 환자 케이스

이름 : 고창태 나이(성별) : 50세 남성 직업 : 20년 차 이상의 회사원

증상 : 평소 운동은 거의 안 하고 복부 비만이 심하며 땀이 많다. 건강에 자신 있는 편은 아니었지만 처음에는 설마 했다고 한다. 하지만 점차 발기부전 빈도가 잦고 부부관계에 어려움이 생기자 덜컥 두려움이 생겼다. 이제 막 50대에 접어든 그는 최근 삶의 의욕까지 떨어졌다고 한다.

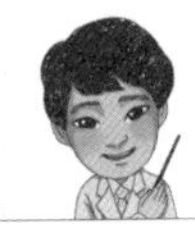

1. 정精은 몸의 근본이다

"원장님, 남자한테 좋은 거 뭐 없을까요?"

슬쩍 미소띠며 물어오는 모습을 보면 어느 정도 감이 옵니다. 그럼 제가 모른 척 하며 "어디에 좋은 걸 물어보는지 알아야 대답해드리죠"라고 하면 "아, 원장님, 알면서 그래"라며 웃으십니다.

진료하다보면 중년 남성 환자들로부터 참 많이 듣는 질문입니다. 사실 이렇게 웃으며 물어보시는 분은 대부분 큰 문제가 없습니다. 하지만 진짜 말 못할 고민으로 한의원을 찾아오시는 분들도 많습니다.

"제가 30대 중반인데 벌써부터 전 같지 않습니다. 시작은 괜찮은데 금방 힘이 빠집니다. 몇 번 반복되다보니 이제 와이프 눈도 피하게 됩니다."

"50으로 넘어가면서 이제 거의 개점휴업 상태입니다. 회사 스트레스에 발기부

전까지… 온갖 스트레스를 모두 받는 기분입니다. 방법이 없을까요?”

남성에게 ‘정력’이란 단순히 건강만 의미하진 않습니다. 자신이 아직 살아있음을 알려주는 상징입니다. 젊을 때 아침마다 보이던 신호가 점점 줄고 휴업 상태에 접어드는 시기가 되면 노화를 몸으로 확인하는 것 같아 울적해지고 위축됩니다. 심지어 그 시기가 남들보다 훨씬 빠르다면? 그 스트레스는 이루 말할 수 없습니다.

젊은 시기에 남들보다 정력 감퇴가 빨리 온다는 것은 본인의 책임이 가장 큽니다. 무절제한 생활습관과 운동 부족, 제때 해소하지 못한 스트레스가 원인입니다. 지금부터 다시 시작하셔야 합니다. 본인이 노력하면 노화는 늦출 수 있고 왕성한 정력도 유지할 수 있습니다.

정력精力은 흔히 ‘성 기능’을 뜻하는 말로 사용되지만 실제로는 ‘심신의 활동력’을 뜻하는 훨씬 넓은 의미입니다. 즉 정력精力의 정精은 인간 활동력의 근원이 되는 물질입니다.

精爲身本 精宜秘密
정위신본 정의비밀

정은 몸의 근본이다. 고로 굳게 지켜져야 한다.

《동의보감》 정문

《동의보감》에서는 정을 ‘지극한 보배’라고 표현했습니다. 정액, 정자의 근본으로 생식 기능에 관여하기도 하고 골수와 뇌수를 채워 신체, 두뇌 활동의 기본이 되기 때문입니다. 특히 무한히 생겨나는 것이 아니기 때문에 스스로 지키고 잘 길러야 함을 강조했습니다.

정精이 충만한 사람은 피부가 윤택하고 얼굴에서 빛이 나며 눈과 귀가 밝습니다. 반대로 정精이 부족해지면? 머리가 어지럽고 귀에서 소리가 나고 눈앞이 캄캄하고 뒷목이 당기고 허리가 아프고 다리가 시큰거리고 발기가 잘 안 된다고 했습니다. 전형적인 노화 증상입니다. 특히 남성들이 이런 정精 부족 증세를 많이 호소합니다.

《동의보감》에 이런 구절이 있습니다. "사람이 40살이 되기 전에는 제멋대로 굴다가 40살이 넘으면 문득 기력이 쇠한 것을 깨닫는 경우가 많다." 무절제하게 정精을 소비하면 40이라는 젊은 나이부터 몸이 쇠하기 시작하니 이를 경계하라는 뜻입니다.

정력을 기르는 방법

전통적인 동양의 양생법에 따르면, 정력을 강화시키는 방법으로 크게 5가지가 있습니다. 첫째 절도 있게 음식 먹기, 둘째 물마시듯이 술 마시지 않기, 셋째 과음한 상태에서 성관계 안 하기, 넷째 무절제한 성생활 안 하기, 다섯째 과로와 스트레스 피하기입니다. 특히 첫째에 해당하는 음식이 가장 중요한데 이것은 정력에 좋다는 음식을 무작정 찾아 먹으라는 뜻이 아닙니다. 먹지 않아야 될 음식은 피하고 몸에 좋은 음식들을 꾸준히 먹으라는 뜻입니다. 《동의보감》에서는 "담담한 음식만 정을 보할 수 있다但能淡食穀味 最能養精"라는 말이 있습니다. 기름진 음식, 맵고 짠 음식이 아닌 단백질과 잡곡 위주의 담백한 식사가 정력에 좋습니다. 정력에 좋은 음식으로 알려진 굴, 검은콩, 장어는 모두 흡수가 잘 되는 단백질 식품이며 아연, 아르기닌과 같은 무기질 성분이 테스토스테론 생성에 도움을 주는 것으로 알려져 있습니다.

2. 잃어버린 양기를 되찾아주는 부추

정력에 좋은 음식을 물을 때 제가 첫째로 꼽는 음식이 바로 부추입니다. 부추는 흔히 향기만 맡아도 힘이 나는 채소라고 합니다. 한 번 심으면 오랫동안 살며 1년에 여러 번 잎을 따도 죽지 않으며 봄이 되면 다시 살아나는, 생명력이 강한 식물입니다. 특히 남성의 정력에 좋다고 알려져 '양기초'라는 별명도 있을 정도입니다.

부추韭菜는 맵고 달고 따뜻한 성질이 있습니다. 무릎이나 허리가 차고 아프거나 소변이 잦고 정력이 약해지는 것을 다스립니다. 부족해진 몸의 정精을 보해주기 때문에 생식 능력뿐만 아니라 노화도 늦춰주는 효능이 있습니다. 또한 한약재인 구자韭子, 부추 씨앗는 정자의 수와 활동력을 증강시켜주는 효능이 있어 현재 남성 불임 치료 연구에 자주 응용되고 있습니다. 이처럼 정력에 좋다고 알려진 그 무엇보다 값싸고 효과 좋은 음식이 바로 부추입니다. 부추와 함께 하는 건강한 밥상을 통해 여러분의 정精을 지키고 활력 있고 자신감 넘치는 남성성을 다시 회복하시기 바랍니다.

우선 절제되고 균형 잡힌 생활과 운동으로 몸을 다스리세요.
그리고 나서 구자차로 정력을 보강하고 노화를 막으세요.

☞ 차 만드는 법은 221쪽에 있습니다.

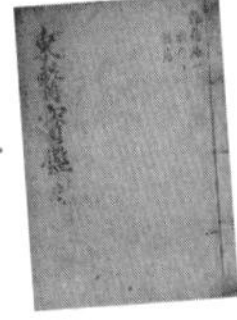

新동의보감 **상담실**

문 : 냉탕과 온탕을 반복하면 정력에 좋다고 하던데 과연 효과가 있나요?

답 : 고환에서 정자가 생성되기 위해서는 체온보다 2~3℃ 낮아야 합니다. 그렇기 때문에 무조건 차게 하면 좋다는 인식이 시작됐는데 그렇다고 찬물로 찜질하는 것이 정력에 좋은 것은 아닙니다. 특히 목욕탕에서 뜨거운 물과 찬물을 오가는 것은 심장에 무리가 가기 때문에 위험합니다. 냉찜질이 정력에 좋다는 말은 근거가 없습니다. 다만, 적당한 냉 · 온욕을 번갈아 하는 것은 혈액순환에 도움을 줄 수 있습니다.

비아그라의 득과 실

대표적인 발기부전 치료제인 비아그라는 인위적인 혈관 확장을 통해 발기를 유도하는 약물입니다. 물론 그 효과가 좋기 때문에 많이 찾고 있지만 그로 인해 감수해야 할 부작용도 분명히 있습니다. 대표적으로 두통, 안면홍조, 시각장애 등입니다. 또한 계속 비아그라에 의존하면 정精이 더욱 고갈되기 때문에 치료가 더 어려워집니다. 가장 좋은 방법은 음식과 운동을 통해 정精을 비축하고 자연적인 발기를 이룰 수 있는 몸 상태를 만드는 것입니다.

정력 감퇴! 이럴 때는 병원으로!

- 특별한 원인 없이 발기부전이 시작되었을 때
- 젊을 때부터 발기부전이 시작되었을 때
- 성 기능 문제로 심리적으로 일상생활에 큰 지장이 있을 때

대한민국 남성들은 성 문제로 병원에 찾는 것을 꺼리는 경향이 있지만 이제는 그 생각을 바꿔야 합니다. 만족스런 삶을 위해서는 병원 진료를 통해 원인을 파악하고 치료를 시작해야 합니다.

발기부전 | 성생활에 충분할 만큼 발기가 되지 않거나 유지되지 않는 상태를 말하며 일반적으로 3개월 이상 지속되면 발기부전으로 정의합니다. 주원인은 고령, 흡연, 음주, 당뇨, 고혈압, 뇌질환 등이 있으며 그 외에 호르몬 약물, 일부 고혈압 치료제, 항정신성 약물 등도 원인이 됩니다.

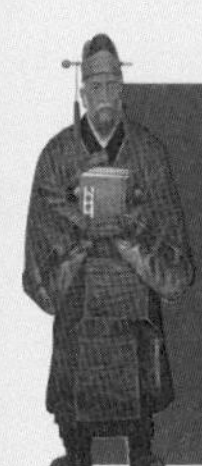

新 동의보감

정력 감퇴 처방전 남성의 양기를 보충해주는 구자차 만들기

증상 정력이 전 같지 않아요 **진단** 정精의 부족 **처방** 남성의 잃어버린 양기를 되찾아주는 부추

구자차의 효능 : 생식 능력 강화, 노화 방지

부추는 몸의 정精을 보해 주어 생식 능력을 강화시켜 주고 노화를 늦춰주는 좋은 음식입니다. 모든 남성에게 좋지만 맵고 따뜻한 성질이 있어 소화기가 약한 소음인에게 특히 좋습니다. 부추겉절이, 부추전, 부추무침 등 집에서 만들어 먹을 수 있는 간편한 요리들이 많은 것도 큰 장점입니다. 한약재로도 쓰이는 구자韭子, 부추 씨앗는 끓여 차로 마시거나 볶아서 가루로 드셔도 됩니다. 구자를 물에 씻어 볶거나 쪄서 볕에 말리고 그 껍질을 벗겨서 볶습니다. 향도 좋고 맛도 좋은 부추로 건강한 밥상을 차려보시기 바랍니다.

제조법

1. 300㎖의 물에 구자 4g을 넣고 끓입니다.

2. 중불에서 20~30분가량 끓이면 한 잔 분량의 구자차가 만들어 집니다.

3. 아침, 저녁으로 한 잔씩 드시면 좋습니다.

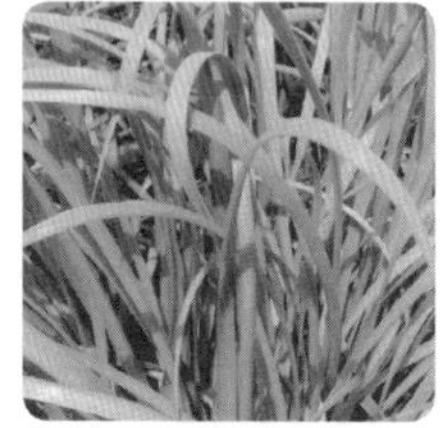

부추

Tip

우리가 즐겨 먹는 부추의 종자가 바로 구자입니다. 구자는 전국 각지에서 재배되며 삼각형이나 타원형 모양입니다. 속이 충실하고 짙은 검정색일수록 좋습니다. 규모가 큰 약재상을 찾아가야 구할 수 있습니다. 씨앗으로 차를 만들어 마실 때 너무 많이 넣으면 설사할 수도 있으므로 주의하셔야 합니다. 부추는 그냥 음식으로 드셔도 좋습니다. 부추는 몸통 줄기가 통통하고 색이 뚜렷하며 특유의 향이 나고 뿌리 절단면이 싱싱한 것이 좋습니다.

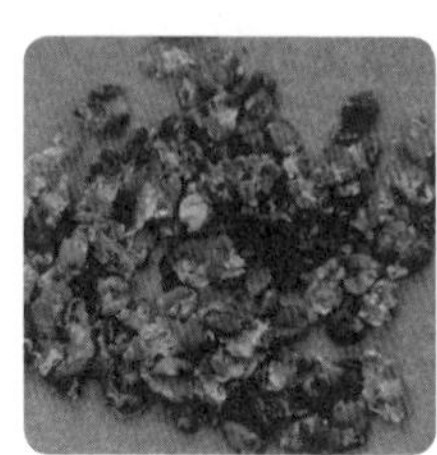

구자(부추 씨앗)

31 불감증

불감증은 성욕이 저하되고 성관계 시 절정감에 이르지 못하며 별 느낌이 없는 증상입니다. 여성 불감증은 폐경과 함께 찾아오거나 악화됩니다. 평균수명이 매년 늘고 있는 상황에서 중 · 노년기 부부관계를 원활히 유지하기 위해서는 만족스런 성생활이 중요합니다.

이런 분들은 꼭 보세요

성욕이 없다 | 오르가즘을 못 느낀다 | 남편이 자극해도 흥분이 안 된다 | 성관계를 가질 때 통증이 있고 질이 건조하다

실제 환자 케이스

이름 : 박정순　나이(성별) : 48세 여성　직업 : 잠자리가 힘겨운 중학교 교사

증상 : 폐경이 오면서 성욕이 없어지고 남편과 관계를 가질 때 흥분되는 느낌도 없어졌다. 그런 영향 때문인지 남편도 잠자리를 피하는 경향이 있다. 이처럼 부부관계도 소원해지고 점점 몸이 다운되는 느낌이 계속되고 있다.

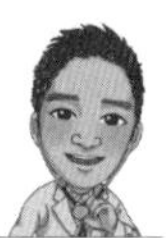

1. 갱년기로 인해 신장이 허해져 성 기능이 떨어진다

"남편이 잠자리를 피해요, 선생님. 다정했던 사람인데 요즘 많이 무뚝뚝해지고…. 가끔 관계를 갖기는 하는데 전과 다르게 흥분되는 느낌도 없고 어떨 때는 아프기도 하고…. 남편이 바람을 피우는 건 아닌지…."

"걱정이 많으시겠네요. 혹시 월경은 끝나셨어요?"

"네, 6개월 정도 된 것 같아요. 생리가 끊기면서 자꾸 몸이 처지고, 정신없이 깜빡깜빡하고…. 남편이랑 관계 가질 때 금방 건조해지고…."

"그러시군요. 지금 갱년기 증상이 오신 것 같습니다. 이때를 잘 넘기셔야 앞으로 건강한 생활을 하실 수 있거든요. 남편분이랑 관계도 마찬가지고요."

평균수명이 매년 길어지고 있습니다. 전에는 환갑이면 노인이었지만 요즘 환

갑은 관리만 잘하면 아직 청춘입니다. 자녀 수도 적은 데다 어느 정도 나이가 들면 모두 독립해 나갑니다. 신혼 때처럼 부부 둘이서만 보내야 하는 시간이 많아진 것입니다.

2002년, 벌써 13년 전에 《죽어도 좋아》라는 영화가 개봉했습니다. 각자의 배우자와 사별한 할아버지와 할머니의 사랑을 다룬, 실화를 바탕으로 한 영화입니다. 두 분 모두 70세가 넘었지만 뜨겁게 사랑해 결혼까지 이르고 행복한 성생활을 하는 모습을 담았습니다. 그렇습니다. 나이가 들어도 인간에게 성은 중요한 문제입니다.

《동의보감》에는 옛날사람들의 성생활에 대한 고민이 담긴 내용이 나옵니다.

陰中生一物 (중략) 牽引腰服膨痛
음중생일물 견인요복팽통

或犯非理房事 兼意淫不遂
혹범비리방사 겸의음불수

음부에 뭔가 생겨…(중략) 허리와 배가 당기고 팽팽하며 아픈 것은 비정상적인 성생활을 했거나 성욕이 동하는데 뜻대로 하지 못한 데 원인이 있다.

《동의보감》 전음문

진화론적으로 보면 인간의 존재 이유는 종족번식입니다. 누구나 성욕을 느낍니다. 그런데 어떤 이유로 그것을 제대로 해소하지 못하면 몸에 문제가 생깁니다. 인용된 《동의보감》 원문은 그런 예를 보여주고 있습니다. 남녀관계에 대한 솔직한 토크를 다루는 TV 프로그램을 보면 연인 사이에 불만족스런 성관계 때문에 이별을 고민하거나 다른 건 다 안 맞는데 속궁합이 너무 잘 맞아 헤어지지 못한다는 내용들이 나옵니다. 사람들이 그만큼 성적 만족을 중시한다는 것이겠죠.

연인 사이에서도 이럴진대 하물며 부부 간에는 오죽하겠습니까. 불륜을 소재로 한 드라마가 화제가 되는 데는 다 이유가 있습니다. 실제로 불륜이 많은 우리 사회의 모습을 보여주면서 격정적인 사랑이라는 내용으로 일탈의 욕구를 자극하는 것입니다. 드라마는 현실을 반영하는 동시에 현실 속 결핍에 대한 대리만족을 주니까요.

열녀비로 위장한 유교 문화의 잔인함

고려시대에는 여름에 남녀 구분 없이 옷을 벗고 시냇물에 들어가 목욕을 했습니다. 뿐만 아니라 귀천에 관계없이 자유롭게 만났다가 헤어지는 풍토였고 여성의 재혼도 별로 흉이 되지 않았습니다. 그러다가 조선시대에 와서 유교 문화 중심이 되면서 분위기가 바뀌었습니다. 신분에 따라 사람 관계의 질서를 따져 차별을 두고 생활 속에서 여성의 사회활동을 엄격히 제한하였습니다. 남성에 비해 여성의 성생활 또한 지조와 순결이라는 틀 안에서 자유롭지 못했습니다. '남녀칠세부동석'이라고 해 어릴 때부터 남녀를 엄격히 구분했고 과부가 정절을 지키다 죽으면 열녀비를 세워주었습니다.

寡婦寡居 獨陰無陽 慾心萌而多不遂
과부과거 독음무양 욕심맹이다불수

是而陰陽交爭 乍寒乍熱
시이음양교쟁 사한사열

과부는 혼자 살기 때문에 음(陰)만 있고 양(陽)은 없으며 성욕은 있으나 흔히 뜻대로 풀지 못하는 관계로 몸에 있는 음기와 양기가 서로 다투기 때문에 잠깐 추웠다 잠깐 열이 났다 한다.

《동의보감》 부인문

과부는 독수공방하니 음여자, 양남자이 조화를 이루지 못해 추웠다 열이 났다 했다는 기록이 있습니다. 스코틀랜드 서부대학교 스튜어트 브로디(Stuart Brody) 교수의 '성적 만족, 관계 만족, 그리고 건강은 성관계의 높은 빈도와 관계가 있다'(2012년 발표)는 논문에서는 성관계가 원활할수록 건강하다고 하였습니다. 즉, 육체적 성관계가 한 사람의 행복은 물론 전반적인 신체 건강과도 관련이 있다는 뜻입니다. 그렇다면 혼자 사는 과부에게 건강상의 문제가 있었다는 것은 어찌 보면 당연한 이야기입니다. 사별 후 평생을 외롭게 살도록 여성의 정절을 강요한 조선시대의 문화가 잔인하게 느껴집니다.

단순한 만족을 넘어 건강, 나아가 장수를 위해서도 성생활은 매우 중요합니다. 그런데 성생활에 어려움을 겪고 있는 부부가 매우 많습니다. 이런 경향은 나이가 들수록 더합니다. 젊을 때는 부부관계가 만족스러웠는데 자식이 생기고 먹고 살기 바쁘고 남편이나 아내나 몸이 전 같지 않고… 만족감도 떨어지고 횟수도 점점 줄어드는 패턴을 많이 보게 됩니다. 여기에 폐경이 결정타입니다. 여성은 보통 40대 중 · 후반 이후 폐경을 경험하게 됩니다. 질이 노화되어 탄력이 떨어지고 건조해지는데 폐경이 이것을 부추깁니다. 여성 호르몬 감소로 분비액이 줄어 질을 더 건조하게 만들고 이것이 성교통, 불감증을 유발합니다. 심할 경우, 섹스리스가 되기도 하고 여성성을 상실했다는 좌절감에 우울증이 찾아오기도 합니다.

남성의 경우, 정력이 떨어지면 온갖 보양식을 먹고 약을 동원해서라도 이것을 극복하려고 합니다. 그러나 여성들은 가부장적인 남성 중심 사회에서 불감증을 당당히 드러내지 못하고 쉬쉬해 왔습니다. 하지만 그래서는 안 됩니다. 행복한 부부관계, 활기찬 중 · 노년기를 보내기 위해서는 이것을 극복하려는 노력이 필요합니다.

여성 평균수명, 85세! 30% 이상을 차지하는 갱년기 이후의 삶

《동의보감》에서는 부인병을 치료하는 것이 매우 어렵다고 말합니다.

婦人 氣血不調 胎姙産生 崩傷之異故也
부인 기혈부조 태임산생 붕상지이고야

婦人之病 與男子十倍難療
부인지병 여남자십배난료

여성은 기혈이 고르지 못하고 임신과 출산, 하혈 등 남성과 다른 병들이 있다. 부인병은 남성보다 10배나 더 치료하기 어렵다.

《동의보감》 부인문

한 달에 한 번 월경을 하고 출산을 하고 그러다가 월경이 끊기고… 아이를 출산하기 위해 힘든 숙명을 받아들여야 하는 여성의 몸은 수없는 변화를 반복합니다. 그래서 단순한 남성보다 여성을 치료하기가 더 어렵습니다. 여성의 평균수명이 85세인 시대입니다. 갱년기 이후의 삶이 30% 이상을 차지합니다. 그러므로 몸이 망가져 되돌릴 수 없는 상태가 되기 전에 잘 관리해야 합니다.

2. 불감증을 해결하는 명약 '구기자'

한의학에서는 갱년기의 몸 상태를 신허腎虛로 봅니다. 신腎은 선천적으로 타고난 생명력과 생식 기능, 성 기능을 포함한 개념입니다. 스트레스와 같은 다른 원인도 고려해야겠지만 근본적으로 신장이 갱년기를 거치며 허해지면서 성 기능이 떨어져 불감증이 나타난다고 볼 수 있습니다. 이런 상황에서 부족해진 신장의 기운을 보충해줄 수 있는 좋은 약재가 바로 구기자입니다.

구기자는 신장을 보해주어 마른 진액을 채워주며 성 신경을 흥분시키는 작용도 해 불감증에 안성맞춤인 약입니다. 진시황이 불로장생을 위해 구기자를 자주 찾았을 정도로 구기자의 효능은 뛰어납니다. 구기자는 가시가 헛개나무구: 枸와 비슷하고 줄기는 버드나무기: 杞와 비슷해 두 글자를 합쳐 구기枸杞라고 불렀다고 합니다. 붉은색을 띠며 쭈글쭈글하고 한쪽이 뾰족합니다.

오붓하고 행복한 밤을 위해
구기자차 한 잔으로 불감증을 해결하세요.

☞ 차 만드는 법은 228쪽에 있습니다.

비뇨생식 · 부인편

新동의보감 **상담실**

문 : 호르몬 치료를 받는 것은 어떨까요?

답 : 의학계에서는 불감증을 포함한 여성 갱년기 증상을 치료하기 위해 호르몬 대체요법을 여러 차례 시도했지만 이 치료가 유방암, 심장병, 뇌졸중 등 생명에 영향을 줄 수 있는 질환의 발생 가능성을 높였다는 연구 결과가 있어 섣부른 호르몬 치료는 위험할 수 있습니다.

불감증을 극복하는 케겔 운동

대부분의 여성은 출산 후 골반 근육이 심각하게 약화됩니다. 임신 기간 배가 점점 부르면서 근육이 늘어난 데다 출산 과정에서 근육이 더 이완되기 때문입니다. 출산 후 특별히 신경 쓰지 않으면 골반 근육은 약해진 상태로 남게 됩니다. 항문을 조였다 풀었다 하는 케겔 운동으로 이 근육들을 강화하면 성생활의 기쁨을 더하고 더 멋진 오르가즘에 도달할 수 있습니다. 성관계 때 여성은 골반 근육을 의식적으로 조여 흥분을 유발하며 오르가즘에 이르면 자신의 의지와 상관없이 골반 근육 스스로 적절한 긴장을 만들어내기 때문입니다.

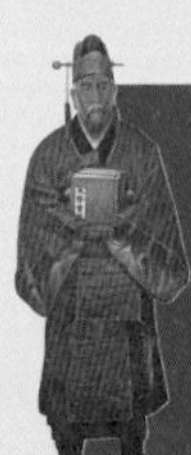

新 동의보감

불감증 처방전 불감증 치료에 탁월한 구기자차 끓이기

증상 제가 불감증 같아요 **진단** 노화로 인한 신허腎虛 **처방** 신장을 북돋워 불감증을 개선시켜 주는 구기자차

구기자차의 효능 : 불감증, 노화 개선

오랜만에 남편과 단둘이 멋진 곳으로 여행을 떠나 와인 대신 구기자차 한 잔으로 오붓한 밤을 보내는 것은 어떨까요? 구기자의 붉은 빛깔이 로맨틱한 분위기를 더해줄 겁니다.

제조법

1. 말린 구기자 열매 80g을 흐르는 물에 깨끗이 씻습니다.

2. 물 2ℓ에 씻은 구기자를 넣고 물이 절반으로 줄 때까지 약한 불로 달입니다.

3. 냉장고에 보관해두고 저녁식사 후, 한 잔씩 마십니다.

Tip

국내 구기자의 80%가 충남 청양에서 재배됩니다. 입자가 크고 바싹 건조되고 색이 고운 것이 좋습니다.

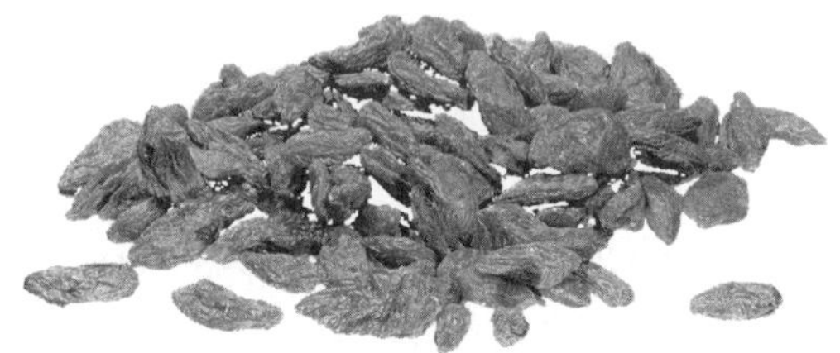

구기자

32 전립선 비대증

남성의 요도를 둘러싸고 있는 전립선은 노화나 남성 호르몬의 불균형으로 점점 커지게 됩니다. 커진 전립선 때문에 소변 줄기가 가늘어지고 소변이 잘 안 나오며 방울져 떨어지거나 잔뇨감, 야간 빈뇨를 보이는 것을 전립선 비대증이라고 합니다.

이런 분들은 꼭 보세요

매일 새벽에 일어나 화장실을 두 번 이상 간다 | 소변이 방울져 나온다 | 소변을 봐도 시원하지 않고 남아 있는 느낌이다 | 힘을 줘도 소변이 잘 안 나온다 | 나도 모르게 소변이 샌다

실제 환자 케이스

이름 : 이창수　나이(성별) : 60세 남성　직업 : 도매사업을 하는 분

증상 : 술을 좋아하고 호방한 성격으로 평소 건강 체질이라고 자부한다. 하지만 최근 말 못할 고민이 생겼다. 새벽에도 여러 차례 소변을 보러 가고 소변을 본 후에도 개운치 않다. 소변도 방울져 내려와 소위 오줌발이 약한 상태다. 새벽에 자주 깨어 매일 피곤한 느낌이다.

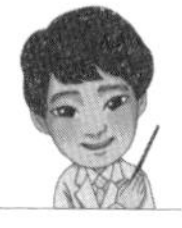

1. 소변 문제는 양기陽氣 부족으로 시작된다

온 가족이 모이는 명절날 저녁, 집에서 가족들과 함께 담소를 나누다 보면 으레 건강에 대한 이야기들이 오가곤 합니다. 한의사 만난 김에 모두 물어보고 가시겠다며 저를 앉혀 놓고 빙 둘러 질문을 시작하는데 이번 설에는 둘째 고모부께서 첫 스타트를 끊었습니다.

"내가 요즘 자다 깨서 화장실을 4~5번은 가는 것 같아. 이게 자꾸 반복되니까 잠도 푹 못자는 것 같고 피곤해 죽겠어."

"고모부, 그건 전립선 문제일 가능성이 높아요. 나이가 들면서 점점 전립선이 커지고 요도를 눌러 소변이 잘 나오지 않거든요."

옆에서 듣던 저희 아버님도 한마디 하십니다.

"우리 나이 되면 다 그렇지, 별 수 있나. 이젠 소변도 쫄쫄쫄 나오잖아. 앉아서 봐야 하나."

저희 아버님을 포함해 고모부들 모두 이구동성으로 소변보는 것이 가장 불편하다고 말씀하십니다. 이렇듯이 중년, 노년기 남성에게 가장 큰 골칫거리가 바로 소변, 즉 전립선 문제입니다. '678 법칙'으로 60대는 60%, 70대는 70%, 80대는 80%의 남성에게 생길 정도로 흔하지만 남들에게 터놓고 말하기 꺼려지는 질환이기도 합니다. 소변은 남성의 삶의 질에 많은 영향을 미칩니다. 초기부터 적극적인 치료와 관리로 노년을 젊고 활기차게 보내기 위한 준비를 하셔야 합니다.

《동의보감》에서는 중 · 장년층 남성들이 소변을 보기 힘든 이유는 양기陽氣 부족이라고 말하고 있습니다. 남성은 원래 양陽의 속성이라 발산하는 성질이 있으므로 몸을 제대로 관리하지 않고 발산만 하면 점점 양기陽氣가 쇠하고 노화가 빨리 오게 됩니다.

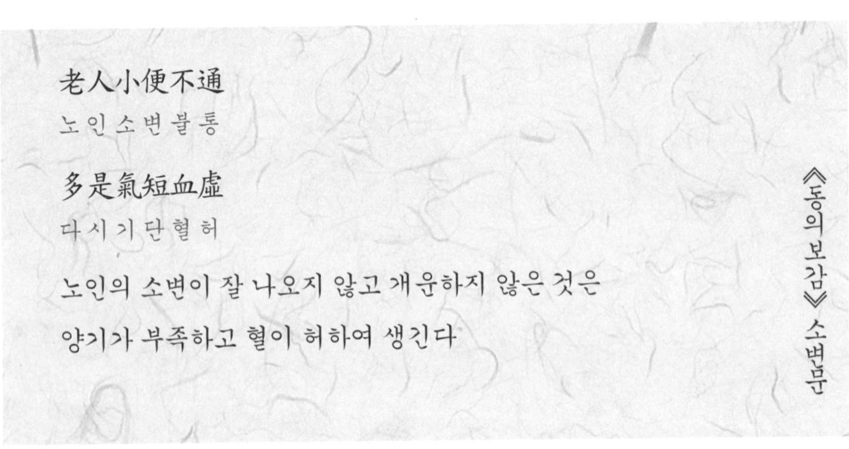
老人小便不通
노인소변불통
多是氣短血虛
다시기단혈허
노인의 소변이 잘 나오지 않고 개운하지 않은 것은
양기가 부족하고 혈이 허하여 생긴다
《동의보감》 소변문

한의학에서는 소변이 나가려면 방광의 기화작용氣化作用, 방광에서 소변을 나오게 하는 힘을 받아야 한다고 여기는데 몸의 양기가 부족해지는 노년기가 되면 기화작용이 약해지기 때문에 점점 소변 줄기가 가늘어지고 시원하지 않으며잔뇨감 자다가 몇 번씩 화장실에 가게 됩니다. 심한 운동으로 진액이 손상되거나 출혈이 있을 경우, 몸에 열이 쌓인 경우에도 소변이 잘 나오지 않을 수 있지만 대부분 양기 부족으로 생깁니다. 또한 노인과 청년의 소변에는 차이가 있습니다. 청년은 봄, 여름의 기운春夏之氣과 같은데 비해 노인은 가을, 겨울의 기운秋冬之氣과 같습니다. 그래서 오르는 기운은 적고 내려가는 기운이 많아 소변을 자주 보게 되고 입은 바싹 마르는 것입니다.

심하면 막힐 수도 있다?

여성에 비해 남성에게 소변 문제가 더 많은 것은 바로 전립선 때문입니다. 전립선은 남성에게만 존재하며 방광 아래에 위치해 요도를 둘러싸고 있습니다. 정액의 생성에 관여하며 정자의 운동 능력을 향상시켜주는 중요한 생식기관입니다. 하지만 문제는 이 전립선이 나이가 들수록 점점 커진다는 데 있습니다. 처음에는 메추리 알 크기이지만 점점 커져 달걀 만해지기도 하는데 그렇게 커진 전립선이 요도를 조여 배뇨 장애를 일으키는 것입니다. 전립선이 커지는 이유에 대해서는 아직 규명되지 않았지만 현재로는 노화로 인한 남성 호르몬의 불균형을 원인으로 보고 있습니다.

급성 뇨폐란 소변이 잘 안 나오는 것을 넘어 아예 막히는 것을 말합니다. 가끔 전립선에 문제가 있는 환자분들 중에 과음하거나 감기약을 복용한 후 소변이 막혀 응급실에 실려 가는 경우가 있습니다. 급성 뇨폐가 발생하는 이유는 알코올과 약의 성분 때문에 전립선이 더 커져 요도를 꽉 막아버리기 때문입니다. 《동의보감》에서는 그 통증을 제하상여복완 통민난감臍下狀如覆椀 痛悶難堪, 배꼽 아래 부위에 사발을 엎어 놓은 것 같고 아프고 답답해 참을 수 없다라고 표현하고 있습니다. 그만큼 통증이 심합니다.

2. 산수유차로 남성의 양기陽氣를 지키자

남성의 정력은 40대를 지나면서 점점 하향곡선을 그리게 됩니다. 성 기능뿐만 아니라 몸과 마음의 활동력도 떨어지게 됩니다. 이것을 신허腎虛 또는 양기허陽氣虛라고 합니다. 남성의 양기가 부족해지면 무릎, 허리가 시리고 아프며 식욕과 성욕이 감퇴하고 권태감, 피로감과 같은 여러 증상이 발생합니다. 소변이 자주 마렵고 시원찮은 것도 양기 부족의 대표적인 증상입니다.

《동의보감》에서는 신허소변삭이력, 여욕삼지상, 의평보원腎虛小便數而瀝, 如欲滲之狀, 宜平補元이라고 합니다. 신허로 소변이 찔끔찔끔 나와 시원하게 누고 싶을 때는 평보원이라는 약을 써야 한다는 말입니다. 평보원은 신장을 보하고 양기를 북돋워주는 처방으로 산수유가 들어간 처방입니다. 산수유는 소변이 잦은 것을 멎게 해주고 노인이 소변을 정상적으로 못 보는 것을 치료하는 약재입니다. 달여 먹어도 좋고 환으로 만들어 먹어도 좋습니다. 소변이 전 같지 않아 말 못할 고민이던 중년 남성분들께 산수유차를 권해드립니다.

산수유차로 간과 신장을 보호해
중년 남성의 양기를 회복시키세요.

☞ 차 만드는 법은 234쪽에 있습니다.

문 : 전립선에 좋은 음식들로 어떤 것이 있나요?

답 : 대표적으로 토마토와 콩이 있습니다. 토마토에 들어 있는 라이코펜(lycopene), 콩에 들어 있는 이소플라본isoflavone은 전립선암을 예방하는 효과가 있습니다. 청국장처럼 콩을 발효시켜 만든 음식들도 매우 좋습니다

문 : 전립선 비대증이 심해지면 전립선암으로 진행되나요?

답 : 그렇지 않습니다. 전립선 비대증은 노화 과정에서 나타나는 질환이고 암과 관련이 없습니다. 전립선암의 경우, 유전적 요소나 식이요법, 화학약품, 전염성 질환 등의 영향을 받는 것으로 알려져 있습니다. 하지만 전 세계 남성 암 1위가 바로 전립선암이기 때문에 50대 이상의 남성이라면 정기 건강검진을 통해 전립선을 검사해보는 것이 좋습니다.

노인의 특징

사람은 나이가 들고 노화가 진행되면 양기陽氣와 혈血이 모두 허해집니다. 눈이 마르고 코가 건조하며 밥 먹을 때 침이 잘 나오지 않아 식욕도 떨어집니다. 소변이 자신도 모르게 새어나오고 나와도 시원찮게 나옵니다. 낮에는 잠이 많아지고 밤에는 오히려 말똥말똥해지는데 이것이 바로 노인병입니다.

전립선 비대증! 이럴 때는 병원으로!

- 아예 소변이 안 나오는 급성 뇨폐가 반복될 때
- 장기간의 약물치료가 효과가 없을 때
- 검사 결과, 전립선의 무게가 70g 이상일 때

전립선 비대증이 심해지면 수술이 필요할 수도 있습니다. 위의 증상이 있다면 병원에서 상담을 통해 수술적 치료를 고려해보셔야 합니다.

뇨폐urinary retention | 너무 소변이 마려울 때 소변을 보려고 해도 전혀 나오지 않는 것을 완전 뇨폐라고 합니다. 돌발적으로 발생해 방광이 부풀어 오르면 통증이 매우 심합니다. 전립선 비대증, 요로결석 등이 원인일 수 있습니다.

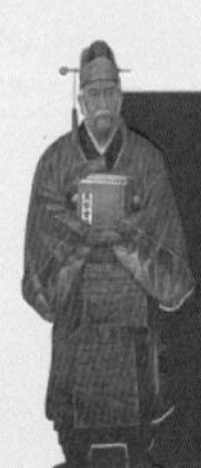

新 동의보감

전립선 비대증 처방전 회춘을 도와주는 산수유차 활용법

증상 소변 활동이 시원찮아요 **진단** 노화로 인한 양기陽氣 부족 **처방** 양기陽氣를 북돋워주는 산수유차

산수유차의 효능 : 간과 신장 보호, 양기 회복

산수유는 붉은색을 띤 열매로 간과 신장을 보해 주어 중년 남성의 허해진 양기를 회복시켜 주는 효능이 있습니다. 한마디로 회춘回春을 도와주는 약재입니다. 약간 단맛과 강한 신맛을 내며 기가 허해 생기는 두통, 이명, 야뇨증에 효능이 있습니다. 독성이 있는 씨를 빼 말린 산수유로 차나 술로 만들어 오래 복용할 수 있는 장점도 있습니다. 색도 좋고 맛도 좋고 효능도 뛰어난 팔방미인, 산수유차로 양기를 되찾으시기 바랍니다.

제조법

1. 말린 산수유를 흐르는 물에 씻어 잡질을 제거해줍니다.
2. 주전자에 물 2ℓ를 붓고 끓입니다.
3. 물이 끓으면 산수유 40g을 넣고 중불로 20~30분가량 끓입니다. 아침, 저녁으로 복용합니다. 여름에는 냉장고에 보관해두시고 시원하게 드셔도 좋고 맛이 너무 시면 대추와 함께 끓여 드셔도 좋습니다.

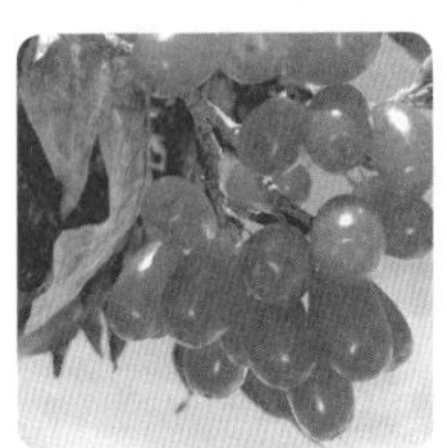

산수유 열매

Tip

직접 딴 산수유는 열매 그대로 1주일 정도 말립니다. 그때쯤이면 쭈글쭈글 건조되어 씨가 잘 빠집니다. 하지만 그 이상 너무 건조시키면 씨가 잘 빠지지 않습니다. 씨를 빼 5일 정도 더 건조시킨 후, 보관하시면 됩니다.

산수유는 우리나라 중부 이남에서 많이 재배되며 전남 구례가 산지로 유명합니다. 색이 선명하고 투명한 것을 상품으로 치며 건조가 잘 되어 있는지 확인하셔야 합니다. 과실이기 때문에 여러 번 끓이면 약효가 점점 없어지므로 한 번에 진하게 우려내는 것이 좋습니다.

33 갱년기

여성은 폐경기가 되면 배란이 끊기고 여성 호르몬이 급격히 변합니다. 피로감, 우울증을 느끼고 안면홍조, 피부 건조, 질 건조감, 성교통 등을 경험하며 관절통과 골다공증의 위험도 높아집니다. 이런 것들을 갱년기증후군이라고 하며 보통 폐경 1~2년 전부터 폐경 후 3~5년 간 지속될 수 있습니다.

여자분들 가운데 이런 분들은 꼭 보세요

얼굴에 열이 달아오른다 | 감정 기복이 심하다 | 생식기가 건조하다

실제 환자 케이스

이름 : 김효민　나이(성별) : 49세 여성　직업 : **갱년기를 앞둔 주부**

증상 : 대학생과 고등학생 두 자녀를 둔 전업주부로 최근 생리가 불규칙적이었다. 요즘 얼굴이 자주 붉게 달아올라 불편함이 있었다. 특별히 신경 쓸 일이 많은 것도 아닌데 짜증이 자주 나고 잠이 잘 오지 않았다.

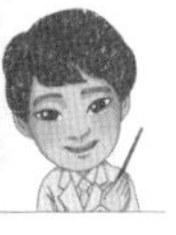

1. 천계天癸가 고갈되면서 갱년기가 시작된다

"요즘 얼굴에 자꾸 열이 확 달아올라요. 어떨 때는 춥고 어떨 때는 덥고 제 몸이 너무 변덕스러워요. 저 갱년기인가요?"

한의원을 찾는 여성 환자들이 가장 많이 하는 질문입니다. 여성은 나이가 들면 자연스레 폐경기를 맞고 그때 수반되는 여러 증상 때문에 많은 혼란을 겪습니다. 얼굴로 열이 자주 오르고 감정 기복이 심해져 불면증과 우울증을 겪기도 합니다. 생식기가 위축되기 때문에 남편이 가까이 오는 것도 부담스러우며 짜증이 납니다. 무엇보다 가장 힘든 점은 주변에서 그런 마음을 헤아려주지 않는다는 데 있습니다.

"원래 나이 들면 다 그런 거야, 왜 이렇게 유난스러워?"

"당신, 요즘 왜 이렇게 변덕이 심해?"

"엄마, 나 다 컸어. 잔소리 좀 그만해."

무심한 남편은 달래주기는커녕 아내에게 화를 냅니다. 아이들은 변한 엄마의 모습을 낯설어하고 피합니다. 이런 상황들은 갱년기 여성들의 몸과 마음에 더 상처를 줍니다. 진료 중 환자들이 털어놓는 이야기들을 듣다보면 마음 아플 때가 정말 많습니다.

여성은 평균적으로 50세 때 폐경이 옵니다. 평균수명을 80세로 볼 때 30년 이상, 즉 인생의 1/3 이상을 여성 호르몬 없이 살아야 합니다. 그렇기 때문에 갱년기가 더더욱 중요합니다. 폐경기로 진행되는 시기인 갱년기를 어떻게 보내는가가 남은 인생의 행복을 좌우할 수 있습니다. 여성 자신의 준비와 가족들의 따뜻한 도움이 있다면 갱년기를 잘 극복하고 새로운 인생의 황금기를 맞이할 수 있습니다.

女子七七 任脈虛 太衝脈衰少 天癸竭 地道不通
여자칠칠 임맥허 태충맥쇠소 천계갈 지도불통

故 形壞 而無子也
고 형괴 이무자야

여자가 49세가 되면 천계가 고갈되고
임맥과 태충맥이 쇠해지고 성선 기능이 약해진다.
고로 육체가 약해지고 아이를 가질 수 없게 된다.

《동의보감》 신형문

위의 구절은 기원전 2세기에 편찬된 것으로 추정되는 《황제내경》이라는 저서에 처음 등장하며 여성의 몸이 일생 동안 변화해가는 과정을 자세히 설명하고 있습니다. 여기서 여성은 7년 주기로 생리적인 변화가 진행된다고 봅니다. 14세에 초경이 시작되고 21세에 사랑니가 나고 월경이 안정되며 가장 건강한 시기이며 28세에 성장이 완성되고 생리 기능이 가장 왕성한 시기로 말입니다.

이렇게 시간이 흘러 49세가 되면 마침내 천계天癸가 고갈됩니다. 천계天癸란 뇌하수체에서 분비되는 성선 자극 호르몬에 비유할 수 있으며 여성을 여성스럽게 만들어주는 물질을 말합니다. 천계가 고갈되는 시기부터 여성의 몸에 많은 변화가 나타나기 시작합니다. 30년 넘게 정상적으로 분비되던 여성 호르몬이 갑자기 감소하기 시작하면서 육체적, 정신적 변화가 생기기 시작하는 이 시기가 바로 갱년기입니다.

갱년기 호르몬 치료, 그 득실을 따져보자

갱년기 증상으로 고통받는 환자들의 공통적인 고민이 있습니다. "호르몬 치료를 하면 부작용이 있지 않을까요?", "호르몬 치료 말고 다른 방법은 없을까요?", "호르몬 치료를 시작하면 평생 약을 먹어야 하지 않을까요?" 등의 생각입니다. 이 고민을 해결하기 위해서는 호르몬 치료의 장 · 단점을 정확히 파악하고 있어야 합니다.

먼저 호르몬 치료의 장점은 갱년기 증상을 빠르게 완화시킬 수 있다는 데 있습니다. 대표적인 증상인 안면홍조와 골다공증, 질 위축으로 인한 성교통에 효과가 좋습니다. 갱년기 증상은 약 5년 안에 대부분 소실되므로 그 기간 동안 약을 복용하면 됩니다. 그렇다면 호르몬 치료의 단점은 무엇일까요? 바로 유방암 확률이 증가한다는 데 있습니다. 2002년 미국 국립보건원에서 폐경기 여성 16,000명을 대상으로 진행한 WHI 연구가 있습니다. 여기서 호르몬 치료를 받은 사람들이 유방암, 뇌졸중, 심장질환에 걸릴 확률이 높아진다는 연구 결과가 나와 사람들을 놀라게 했습니다. 그 후 호르몬 치료의 부작용에 대한 불안이 급증했습니다. 이렇듯이 호르몬 치료에는 득과 실이 모두 존재합니다. 결국 "위험을 감수하고 호르몬 치료를 하느냐?" 아니면 "다른 방법을 찾느냐?"는 본인의 선택에 달렸습니다.

2. 식물성 에스트로겐으로 갱년기를 극복하자

급격히 떨어진 여성 호르몬을 어떻게 보충할 수 있을까요? 호르몬 치료의 부작용이 걱정되어 약물요법이 아닌 다른 방법을 원하신다면 가장 먼저 할 수 있는 것이 식이요법입니다. 식물성 에스트로겐은 식물에서 유래하는 천연화합물로 에스트로겐과 유사성을 보이기 때문에 폐경 후 대체요법으로 많이 연구되고 있습니다. 가장 널리 알려진 식물성 에스트로겐은 콩에 함유된 이소플라본isoflavone입니다.

다행히 우리나라에는 콩을 이용한 맛있는 요리들이 정말 많습니다. 음식의 기본 양념이 되는 된장, 간장, 콩기름이 콩으로 만들어지고 두부, 콩가루 등을 이용해 어떤 요리든지 응용할 수 있습니다. 동물성 지방은 멀리하고 비타민, 무기질, 섬유소가 풍부한 채소와 함께 콩이나 현미, 기타 잡곡을 매일 식탁에 올려 섭취하신다면 균형 잡힌 갱년기 식사가 될 것입니다.

다양한 콩 식품은 여성의 갱년기 질환에 좋습니다.

☞ 콩 활용법은 240쪽에 있습니다.

新동의보감 **상담실**

문 : 폐경은 늦을수록 좋은 건가요?

답 : 여성 호르몬은 심혈관질환, 골다공증을 예방해주는 효과가 있기 때문에 전반적으로 몸에 이로운 작용을 합니다. 그러므로 이론적으로는 폐경이 일찍 오는 여성보다 건강하다고 볼 수 있습니다. 하지만 폐경이 늦을 경우, 유방암 확률이 높아지는 단점도 있기 때문에 늦을수록 무조건 좋다고 할 수만은 없습니다.

갱년기 증상 체크리스트

갱년기 증상은 폐경 1~2년 전부터 폐경 후 3~5년 간 지속될 수 있습니다. 마지막 생리 후 1년 간 생리가 없을 때 폐경으로 진단할 수 있습니다.

■ 불규칙한 생리, 안면홍조, 발한 ■ 피로감, 불안감, 우울증, 기억력 장애 동반 ■ 비뇨생식기 위축(질 건조, 성교통, 잦은 질 감염, 방광염) ■ 피부 관절의 변화(피부 건조, 위축, 관절통) ■ 칼슘 흡수율 저하(골다공증의 진행)

新동의보감 **건강용어**

천계天癸란?

남성과 여성으로서 2차 성징을 일으키고 생식을 가능케 하는 물질로 뇌하수체에서 분비되는 성선 자극 호르몬에 비유할 수 있습니다. 남성은 16세(8×2), 여성은 14세(7×2)에 천계天癸에 이르고 점차 아이를 가질 수 있는 몸으로 성장하게 됩니다. 여성의 나이가 49세(7×7)가 되면 천계天癸가 말라 월경이 끊기고 심신의 변화를 겪게 되는데 이것을 갱년기라고 합니다.

갱년기! 이럴 때는 병원으로!

■ 조기 폐경이 왔을 때 ■ 우울감, 불면증이 너무 심해 일상생활이 거의 불가능할 때
■ 갱년기와 함께 요실금이나 빈뇨 증상이 잦을 때

폐경이 너무 빨리 오거나 우울증이나 요실금으로 일생생활에 큰 지장이 있는 경우에는 한의원이나 병원을 방문해 상담받아보시는 것이 좋습니다.

조기 폐경 | 40세 이전의 폐경으로 점점 그 발생률이 높아지고 있습니다. 폐경 후 에스트로겐 조기 결핍으로 골다공증, 심혈관질환의 위험률이 높아집니다.

요실금 | 자신의 의지와 무관하게 소변을 보는 것입니다. 찝찝한 냄새 때문에 자신감이 떨어지고 우울증에 빠지기도 합니다. 갱년기에 접어들면서 그 발병률이 높아집니다.

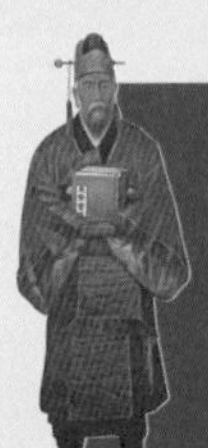

新 동의보감

갱년기 처방전 식물성 이소플라본이 있는 콩 활용법

증상 얼굴에 열이 오르고 감정 기복이 심해요 **진단** 여성 호르몬 감소에 의한 갱년기 **처방** 에스트로겐, 콩

콩의 효능 : 안면홍조증, 골다공증 개선

콩에 들어 있는 식물성 에스트로겐(이소플라본)은 갱년기 여성의 안면홍조증과 골다공증을 예방하는 데 효능을 보입니다. 뿐만 아니라 콩 단백질은 LDL 콜레스테롤을 감소시켜 심장 보호 효능도 있습니다. 부족해진 여성 호르몬을 대신하려면 그만큼 꾸준히 콩을 섭취하셔야 합니다. 참고로 콩 중에서 이소플라본이 가장 많이 함유된 것은 백태입니다. 현미, 콩, 잡곡을 이용한 밥이나 콩비지, 콩국수, 두부, 콩조림 등 다양한 요리를 통해 질리지 않도록 섭취하시는 것이 좋습니다. 우리나라의 대표 식품인 콩과 함께 활기찬 제2의 황금기를 시작하시기 바랍니다.

Tip

콩에 함유된 이소플라본을 추출한 건강기능식품들이 시중에 많습니다. 이소플라본은 갱년기 여성의 골다공증을 예방해주는 효능이 있어 건강기능식품을 통해 복용하는 것도 좋은 방법입니다. 하지만 임산부나 수유 여성은 섭취에 주의하셔야 합니다. 이소플라본은 여성 호르몬이기 때문에 임산부의 호르몬 균형에 영향을 미칠 수 있기 때문입니다. 원료인 콩이 좋고 깨끗해야 좋은 음식이 만들어지는 것은 당연합니다. 수입산과 국산을 잘 구별해 구입하셔야 합니다. 국산 콩은 껍질이 얇고 깨끗하며 윤택이 많이 납니다. 또한 낱알 굵기가 고르지 않으며 배꼽에 검은 낱알이 조금만 섞여 있는 특징이 있습니다.

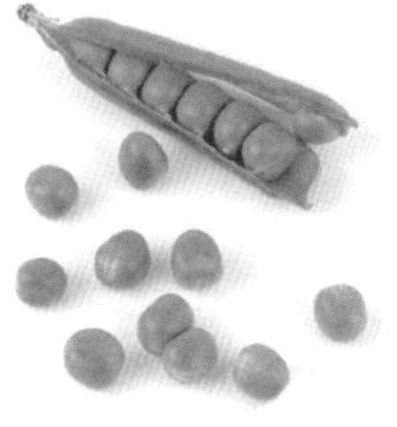

완두콩

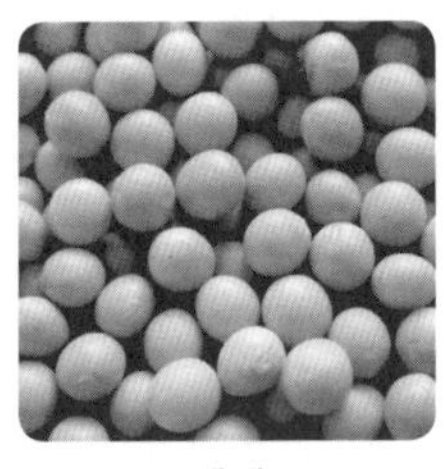

백태

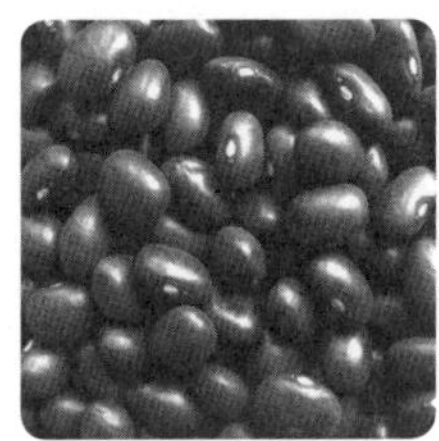

서리태

34 골다공증

골다공증은 말 그대로 뼈骨, 골에 구멍孔, 공이 많아져多, 다 나타나는 증상입니다. 골다공증 상태가 되면 작은 충격에도 골절이 발생하기 쉽습니다. 노화에 따라 진행되는데 특히 여성은 폐경 이후 호르몬 변화로 남성보다 빨리 뼈가 약해지므로 더 주의해야 합니다.

이런 분들은 꼭 보세요

폐경기에 접어들었다 | 가족 중에 골다공증 환자가 있다 | 전보다 키가 줄고 등이 굽었다

실제 환자 케이스

이름 : 이성희　나이(성별) : 80세 여성　직업 : 연로하신 할머니

증상 : 평소 입맛이 없어 끼니를 거르거나 식사량이 적은 경우가 많았다. 뼈가 드러날 정도로 비쩍 마른 체형이다. 밤에 소변을 보려고 화장실에 들어가다가 바닥의 물기 때문에 미끄러져 허리뼈가 압박 골절되었다.

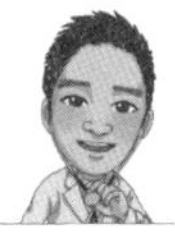

1. 폐경기 여성들의 대표 질환, 골다공증

"식사하고 계시네요, 할머니. 밥 좀 많이 드세요. 그래야 얼른 나아 퇴원하시죠."
"계속 누워만 있으니까 영 밥맛이 없어."
"입맛 없어도 억지로라도 드셔야 해요. 밥을 안 드시니까 얼굴에도 핏기가 없으시잖아요."

"아들이 와서 휠체어 타고 산책할 때 말고는 하루 종일 침대에 있어야 하니 너무 힘들어."

할머니 한 분이 압박 골절로 입원하셨는데 키가 작고 체격이 매우 왜소하셨습니다. 평소에도 기력이 별로 없어 걱정이 된 아들이 정형외과 수술 후 빠른 회복을 위해 한방 병원으로 옮겨드린 것이었습니다. 할머니의 뼈 검사 기록을 보니 골밀도가 굉장히 낮았습니다. 골밀도가 낮다는 것은 뼈에 구멍이 많아 정상 상태

보다 성글고 약해진 골다공증을 뜻합니다.

골다공증은 골절이 생기기 전에는 별 증상이 없습니다. 그래서 '조용한 도둑'이라고 불리기도 합니다. 2011년 국민건강영양조사에 따르면, 전국 50대 이상 성인 중 골다공증 환자가 22.5%에 달합니다. 또한 우리나라 노인 인구 증가율이 세계 1위라는 것을 감안하면 골다공증 환자는 점점 많아질 것이 분명합니다.

<여성>

二七而天癸至 月事以時下 故有子
이칠이천계지 월사이시하 고유자

七七 天癸竭 形壞而無子也
칠칠 천계갈 형괴이무자야

14세(二七)가 되면 월경이 때맞춰 이르게 되므로
자식을 낳을 수 있게 된다.
49세(七七)가 되면 월경이 고갈되면서 형체가 무너져
자식을 낳을 수 없게 된다.

<남성>

二八 腎氣盛 天癸至 精氣溢瀉 陰陽和 故能有子
이팔 신기성 천계지 정기일사 음양화 고능유자

八八 天癸竭 精少 腎臟衰
팔팔 천계갈 정소 신장쇠

16세(二八)가 되면 신기가 왕성해져 천계가 이르고
정기가 충만해 넘치며 남녀가 화합할 수 있으므로
자식을 가질 수 있다. 64세(八八)가 되면 천계가 고갈되어
정기가 부족해지고 신장이 쇠약해진다.

《동의보감》 소문 상고천진론

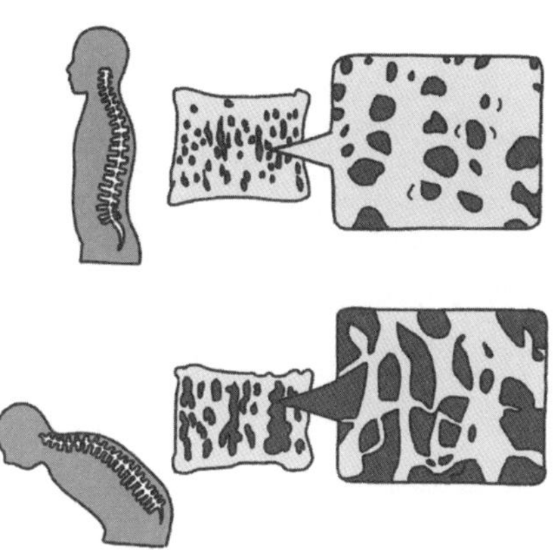

위는 정상인의 뼈 형태이고 아래는 골다공증 환자의 뼈 형태이다. 정상인에 비해 골다공증 환자의 골 소실이 많다는 것을 알 수 있다.

한의학의 고서인 《황제내경》에는 나이에 따라 남녀의 신체가 변화하는 특징에 대해 논한 부분이 있습니다. 특이한 점은 여성은 7의 배수(7×1, 7×2 … 7×7)로, 남성은 8의 배수로 변화가 나타난다는 것입니다(지면상 전문을 수록하지는 못했습니다). 여성은 14세에 초경이 시작되어 49세에 폐경이 찾아오고 남성은 16세부터 64세까지 생식 능력을 갖는다는 내용입니다.

남성에 대한 서술 부분을 보면 신기腎氣라는 말이 나옵니다. 한의학에서 '신기'는 단순히 신장의 기운만 뜻하지 않고 생식과 골 대사를 포함하는 개념입니다. 《황제내경》에서는 여성은 49세, 남성은 64세에 생식 능력을 잃고 뼈가 급속히 약해진다고 보았습니다. 이대로라면 여성이 남성보다 무려 15년이나 빨리 뼈의 약화를 겪는 것입니다. 현대의학으로도 여성은 폐경 이후 뼈에서 칼슘이 잘 빠져나가고 골 소실을 막는 에스트로겐이 부족해져 골다공증이 쉽게 찾아옵니다. 그래서 골다공증은 여성에게 많고 약해진 척추뼈가 눌리면서 휘어 꼬부랑 할아버지보다 꼬부랑 할머니가 훨씬 많은 것입니다.

넘어지면 절대로 안돼요!

골다공증 여부는 보통 방사선을 이용한 골밀도 검사척추와 대퇴골의 이중 에너지 방사선 흡수법를 통해 확인합니다. 검사상 골밀도 수치가 -1.0 이상이면 정상, -1.0~-2.5는 골감소증, -2.5 이하이면 골다공증입니다. 인체의 골밀도는 25세 무렵 최고에 도달한 후 40세 이후 매년 0.3~0.5%씩 감소하고 여성의 경우는 폐경 후에 이것보다 3배쯤 빠른 속도로 감소합니다. 골밀도가 정상 범위인 척추는 체중의 5배의 하중을 견딜 수 있습니다. 또한 부러지더라도 2~3개 정도로 조각나기 때문에 핀으로 고정할 수 있습니다. 그러나 뼈가 골다공증 상태에 이르면 넘어지거나 딱딱한 물체에 부딪쳤을 때 부러지기 쉽고 여러 조각나기 때문에 복구하기 어렵습니다.

골다공증이 있으면 척추, 고관절, 손목, 갈비뼈에서 골절이 잘 생깁니다. 또한 이가 약해져 쉽게 빠질 수 있습니다. 이 중에서 특히 고관절의 대퇴골 골절이 위험합니다. 그림에서 골절이 일어난 부위는 대퇴골의 경부, 즉 목 부위인데 주로 노인들이 넘어질 때 발생합니다. 이곳이 부러지면 돌아 눕기도 어려울 정도로 통증이 심합니다. 또한 회복을 위해 침대에 가만히 누워 안정을 취해야 하는데 이때 혈액순환이 정체되어 혈전이 생길 수 있습니다. 이것이 심장이나 뇌나 폐 등 주요 장기로 가는 혈관을 막아 생명을 위협하는 합병증을 일으키는 경우가 많습

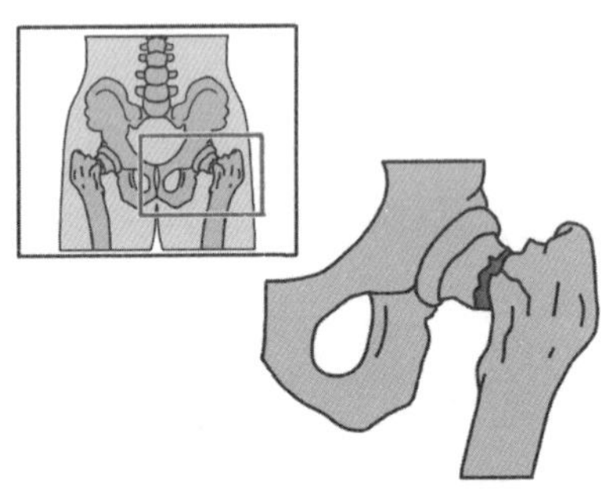

노인에게 많은 대퇴골 경부 골절. 옆으로 넘어지며 허리를 부딪쳐 일어나 걷지 못한다면 이 골절을 의심해봐야 한다.

니다. 노인들이나 골다공증이 있는 분들은 넘어지지 않도록 항상 주의해야겠고 빙판길에는 외출을 삼가는 것이 좋겠습니다.

2. 충분한 운동과 칼슘 섭취로 골다공증을 예방하자

골다공증은 사람들의 활동량이 줄면서 많아졌습니다. 운동 부족으로 근육이 줄면 뼈도 약해집니다. 뼈 건강을 위해서는 운동하는 것이 좋습니다. 운동할 때 근육이 뼈를 잡아당기면서 뼈를 자극하면 뼈가 치밀하고 단단해져 골밀도가 증가됩니다. 너무 마른 몸매는 근육이 적어 뼈에 자극을 주지 못하기 때문에 골다공증을 유발할 수 있습니다. 날씬한 것도 좋지만 건강을 위해서는 어느 정도 근육이 필요합니다. 헬스클럽에서 기구를 이용해 운동하는 것도 좋고 맨 몸으로 스쿼트나 조깅, 걷기도 좋습니다. 후자의 경우, 평형감각을 키워줘서 넘어질 위험성을 낮출 수 있습니다. 너무 무리가 되지 않는다면 어떤 운동이든 하지 않는 것보다 뼈 건강에 훨씬 도움이 됩니다.

튼튼한 뼈를 위해서는 음식도 중요합니다. 칼슘을 비롯한 각종 무기질, 단백질, 비타민 D가 포함된 음식을 골고루 섭취해야 뼈를 건강히 유지할 수 있습니다. 그런데 주의할 음식이 있습니다. 바로 소금과 고기입니다. 두 가지 모두 우리 몸에 꼭 필요한 음식이지만 과유불급입니다. 소금은 체내에서 대사된 후 빠져나갈 때 칼슘까지 배출시키므로 너무 짜게 먹으면 안 됩니다. 또한 고기에는 인이나 황 같은 산성 물질이 포함되어 있어 너무 많이 먹으면 혈액을 산성화시키므로 이를 중화시키기 위해 뼈에서 칼슘이 빠져나오게 됩니다. 고기를 지글지글 불판에 구워 기름소금장에 푹 찍어먹으면 입에서 살살 녹지만 건강을 위해서는 적당히 먹는 것이 좋겠습니다.

튼튼한 뼈를 만들어 골다공증을 예방하세요.

☞ 골다공증 예방법은 248쪽에 있습니다.

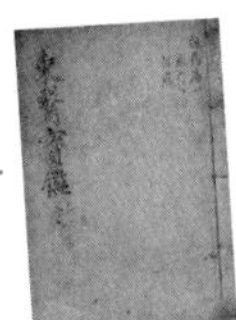

新동의보감 **상담실**

문 : 30세 여성입니다. 지금부터 미리 칼슘약을 복용하면 골다공증을 예방할 수 있을까요?

답 : 골다공증 예방을 위해 일찍부터 칼슘을 섭취하는 것은 의미가 없습니다. 하루 밥을 많이 먹어도 다음 날 어김없이 배고픈 것처럼 젊을 때 칼슘을 따로 섭취한다고 골밀도가 높아지지는 않습니다. 음식을 골고루 섭취하고 운동을 통해 뼈에 자극을 주는 것이 낫습니다. 폐경 후 뼈에서 칼슘이 많이 빠져나가므로 그보다 몇 년 전인 40대 이후부터 칼슘 약을 복용하는 것은 골다공증 예방에 도움이 됩니다.

우유 소비량과 대퇴골 경부 골절 발생률

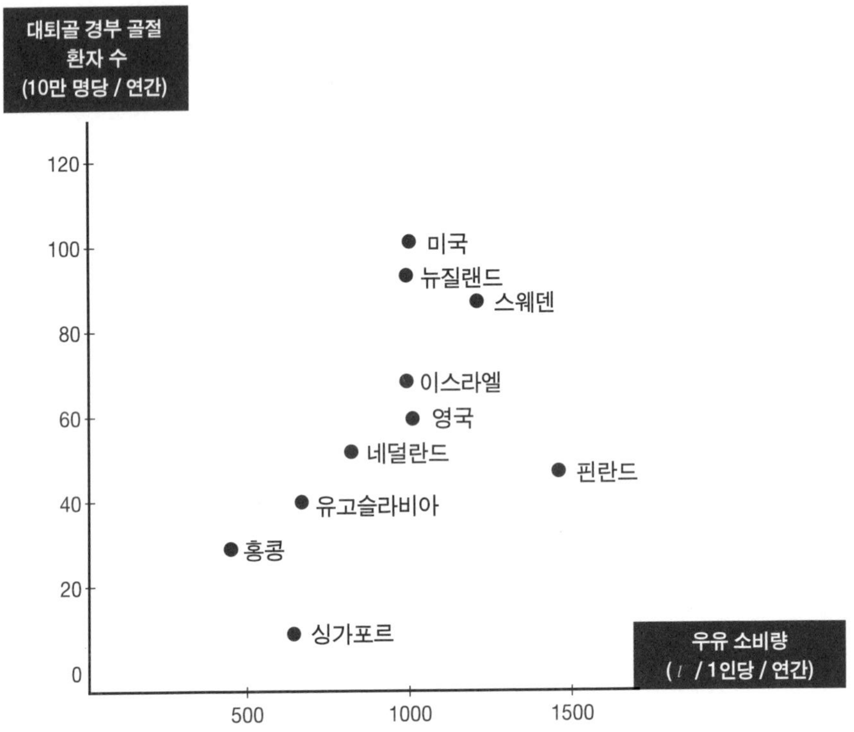

출처 : 〈중국 연구〉(BenBella Books, 2005)

우유는 골다공증에 도움이 될까?

갓 태어난 아기부터 청소년, 성인, 노인에 이르기까지 많은 사람들이 평생 우유를 마시며 살아갑니다. 우유는 완전식품으로 알려져 있습니다. 아이들에게는 성장기에 중요한 칼슘 공급원으로, 성인에게는 골다공증 예방과 관절 건강에 꼭 필요한 식품으로 사랑받아 왔습니다. 이런 우유 사랑은 학교 급식에서 시작된 것인지도 모르겠습니다. 어른들처럼 키도 크고 튼튼해진다고 하니 아이들은 열심히 우유를 마십니다. 저도 초등학교 때 학교에서 나오는 우유를 꼬박꼬박 챙겨먹었던 기억이 납니다.

그런데 우유를 비롯해 음식과 건강의 상관관계를 연구해온 영양학의 세계적 대가, 콜린 캠벨 박사(미국 코넬대)는 우유에 대한 사람들의 관념을 뒤집어 놓았습니다. 우유를 적게 마시는 나라일수록 대퇴골 경부 골절 발생률이 적은 반면, 우유를 많이 마시는 미국, 뉴질랜드, 스웨덴 3개국은 골절 발생률이 높다는 사실을 밝힌 것입니다. 이 외에도 우유가 골다공증을 예방하는 데 도움이 되지 않는다는 다수의 연구가 발표되었습니다.

젖소의 사육 환경에 대한 문제도 있습니다. 더럽고 좁은 우리 속에서 스트레스 받으며 착유당하는 소로부터 과연 건강한 우유가 나오는지, 우유의 가공 포장 과정에 문제는 없는지 우유에 대한 논란은 끊이지 않고 있습니다. 우유에 풍부한 영양소가 들어 있는 것은 사실입니다. 그러나 너무 많이 먹어 문제인 현대에 송아지가 성장하는 데 필요한 우유를 인간이 지속적으로 섭취하는 것이 과연 건강에 도움이 될지 생각해봐야 합니다.

참고로 하버드 의대에서는 건강 식단에서 우유를 하루 두 컵 이하로 섭취할 것을 제안하고 있습니다. 우리나라의 대한암협회에서도 중년 남성의 경우, 하루에 저지방 우유 한 컵 이하로 제한하는 우유 섭취 가이드라인을 제시하고 있습니다.

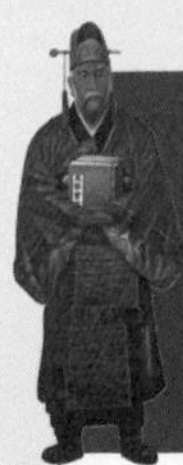

新 동의보감

골다공증 처방전 골절 전 증상이 없는 무서운 병, 골다공증

증상 별 증상이 없는 무서운 병 **진단** 운동 부족과 잘못된 식습관 **처방** 생활습관 개선으로 골밀도 형성

골다공증의 위험 요소 : 증상이 없는 무서운 병

골다공증은 '침묵의 도둑'입니다. 골절이 발생하기 전까지는 별 증상이 없습니다. 그래서 더 무서운 질병입니다. 원인은 불균형적인 식단과 운동 부족입니다. 생활습관의 개선으로 뼈가 약해지는 40대 이전에 최대한 골밀도를 형성해야 합니다. 40대 이상이라면 뼈의 노화를 최대한 늦추는 것도 방법입니다.

꼭 먹어야 할 음식

건어물 : 멸치, 뱅어포 등

콩을 이용한 음식 : 된장, 청국장, 콩비지, 콩나물, 콩조림, 두부, 순두부 등

해조류 : 김, 미역, 다시마 등

등푸른 생선 : 고등어, 꽁치 등

녹색 채소 : 시금치, 고구마 줄기, 브로콜리 등

골다공증 예방에 좋은 운동 하루 30분, 1주일 3회 이상 하기

- 스트레스를 날려주는 가벼운 조깅
- 온몸을 쭉쭉 펴주는 에어로빅
- 힘차게 호흡하며 물살을 이겨내는 수영
- 산림욕을 함께 하는 등산
- 시원한 바람을 가르며 쌩쌩 달리는 자전거 타기

단, 무리한 운동은 금물입니다. 자신의 체력에 맞는 운동량과 시간을 정해놓고 꾸준히 하는 것이 중요합니다.

35 가슴 멍울

유방결절은 유방에 생긴 모든 혹을 말합니다. 양성 유방결절 중 가장 흔한 질환은 섬유선종, 섬유낭종이 있으며 수유 중에는 유선염이 발생하기도 합니다. 악성 유방결절인 유방암은 발생률이 매우 높습니다. 초음파나 촬영술을 통한 조기 발견 및 치료가 중요합니다.

이런 분들은 꼭 보세요

가슴에 멍울이 생겼다 | 가슴이 함몰되었다 | 유두에서 분비물이 나온다 | 가슴이 부었다 | 가슴을 누르면 아프다

실제 환자 케이스

이름 : 강희영 나이(성별) : 20세 여성 직업 : 대학생

증상 : 1년 전부터 가슴에서 뭔가 잡히기 시작했다. 멍울을 눌렀을 때 아프진 않지만 속에서 잘 움직이고 생리 때는 좀 커지는 느낌을 받는다. 아프지 않아 대수롭지 않게 생각했는데 없어지지 않아 걱정이다.

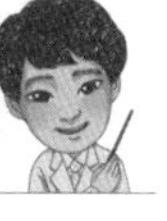

1. 달고 기름진 음식이 가슴 멍울의 주 원인이다

"샤워 중에 가슴에 없던 멍울이 잡혀 깜짝 놀랐어요. 아프진 않은데 유방암일지 너무 걱정돼요."

"배란일이 가까워오면 유두 주위와 겨드랑이 쪽이 아파요. 유방을 누르면 약간 투명한 것이 나오기도 하고요. 수유 중도 아닌데 분비물이 나와 너무 놀랐어요. 유방암 아닐까요?"

"지금 고등학생인데 오른쪽 가슴에 멍울이 잡혀요. 크기가 1cm도 넘는 것 같아 너무 불안해요. 인터넷을 검색해보니 가슴에 멍울이 잡히면 유방암일 수 있다는데 맞나요?"

'가슴'은 흔히 여성의 아름다움을 상징하는 부위라고 합니다. 안타까운 점은 아름다운 부위라고 해도 병을 피해갈 수 없다는 것입니다. 여성 환자분들을 진

료하다보면 가슴 멍울이나 통증을 호소하는 환자들을 가끔 만납니다. 연령층도 10~50대까지 다양합니다. 모두 공통으로 "혹시 유방암 아닐까?"라는 공포가 있어 검사를 통해 유방암이 아니라는 진단을 받고서야 마음을 놓곤 합니다. 최근 10년 사이 한국의 유방암 환자가 2배 넘게 증가했고 현재 전체 여성 암환자의 5명 중 1명이 유방암일 정도로 발생률이 높습니다. 각 언론매체에서도 늘어나는 여성 암에 대한 경고를 접할 수 있습니다. 하지만 유방이 아프거나 멍울이 생긴다고 모두 암일까요? 그렇지 않습니다. 실제로 암이 아닌 다른 원인인 경우가 훨씬 많습니다.

가슴에 멍울이 지고 붓고 아픈 질환들을 한의학에서는 유옹乳癰이라고 합니다. 여성에게 나타나며 유선염, 섬유선종, 섬유낭종 등이 여기에 해당합니다. 《동의보감》에서는 유옹乳癰의 주원인을 음식과 스트레스로 보고 있습니다.

乳癰
유옹

多因厚味 嬰兒未能吹乳 乳汁停蓄
다인후미 영아미능취유 유즙정축

又有怒氣激滯而生
우유노기격체이생

유옹은 대부분 달고 기름진 음식을 즐겨 먹어 생긴다.
또한 갓난아이가 젖을 제대로 빨지 못해 가슴에 정체되거나
스트레스가 극에 달해 막혀 생기기도 한다.

《동의보감》 유문

여성의 유방을 지나는 경락은 족양명위경足陽明胃經으로서 소화 기능과 밀접한 관련이 있습니다. 케이크, 피자, 초콜릿 같은 달고 기름진 음식들은 위장에 습열濕熱이 쌓이게 하고 경락을 막아 종괴를 형성하므로 건강을 위해 아무리 좋아하는 음식이라도 줄이는 것이 좋습니다.

특히 임산부나 수유부는 더 주의해야 합니다. 수유 중인 여성이 당도가 높고 기름진 음식을 즐겨 먹으면 진득해진 젖이 유관을 막아 정체되기 쉽습니다. 여기에 아이가 젖을 제대로 빨지 못하면 정체가 더 심해져 유선염에 걸릴 확률이 높아집니다. 멍울이 생겼다고 크게 놀랄 필요는 없습니다. 수유를 중단하기보다 달고 기름진 음식을 끊고 적극적으로 가슴 마사지와 수유를 계속해야 막힌 유관이 뚫려 자연스레 멍울이 사라집니다.

20~50대 여성에 많이 발생하는 섬유선종과 섬유낭종은 유방 멍울의 가장 흔한 원인입니다. 정확히 밝혀지지 않았으나 유전적 요인, 스트레스로 인한 호르몬 불균형 등이 원인입니다. 가족력이 있는 여성은 멍울이 생길 확률이 남들보다 많지만 양성 종양이기 때문에 수술을 통해 절제하면 큰 문제가 되지 않습니다.

현대 여성을 위협하는 유방암의 공포

"부인이 근심하거나 답답한 것이 오랫동안 쌓이면 마침내 납작한 바둑알처럼 생긴, 잘 보이지 않는 멍울이 된다. 아프지도 않고 가렵지도 않은데 시간이 지나면 창이 생기고 함몰된다. 이것을 내암嬭癌이라고 한다."

《동의보감》에 나와 있는 유방암에 대한 이야기입니다. 과거 조선시대 여성의 삶은 참 힘들었습니다. 남존여비 사상 아래에서 쌓이고 쌓인 억울함이 풀리지 않고 암이 되어 단명하는 여성도 많았을 것입니다. 하지만 아이러니하게도 남녀평등시대인 요즘에 와 유방암은 그때보다 훨씬 많아지고 있습니다. 이 현상의 원인은 과연 무엇일까요?

현대 여성들은 대부분 직장생활을 합니다. 경제적으로 자립되어 있고 자유로운 연애를 하며 결혼도 더 이상 나이에 쫓겨 하지 않습니다. 직장을 그만두기 쉽지 않아 아이도 많이 낳을 수 없습니다. 하지만 늦은 나이에 첫 출산을 할수록, 아이를 적게 낳을수록, 모유 수유를 짧게 할수록 유방암 발병률은 높아집니다. 비만 여성이나 야근이 잦은 직장인들은 위험에 더 노출되어 있습니다. 향상된 여성 권리와 진취적인 삶의 패턴이 오히려 현대 여성의 건강을 위협하고 있는 것입니다.

2. 내 가슴은 내가 지킨다, 유방 자가검진법

우리나라에서 유방암은 계속 증가하는 추세이지만 그렇다고 너무 두려워할 필요는 없습니다. 다행스럽게도 유방암은 다른 암과 달리 자가진단을 통해 조기 발견 확률이 높기 때문입니다.

자신의 가슴을 자세히 만져보고 살펴보는 자가검진법을 통해 조기에 발견만 한다면 치료를 통해 충분히 건강한 삶을 계속 유지할 수 있습니다. 간편하고 시간도 별로 안 걸립니다. 한 달에 한 번, 단 5분의 투자로 여러분의 가슴 건강을 지킬 수 있습니다. 유방암을 예방하는 가장 효율적인 방법은 바로 유방 자가검진법입니다.

간단한 자가검진으로 유방암을 초기에 발견할 수 있습니다.

☞ 자기진단법은 254쪽에 있습니다.

新동의보감 **상담실**

문 : 가슴에 멍울이 생기면 꼭 수술로 제거해야 하나요?

답 : 제거하는 경우도 있고 그렇지 않은 경우도 있습니다. 병원에서 검진을 통해 양성 종양으로 확인되면 6개월마다 그 크기를 추적, 관찰해 수술 여부를 결정합니다. 만약 악성이라면 즉시 치료를 시작해야 합니다. 일단 가슴에 멍울이 발견된다면 병원에서 정밀검진을 받는 것이 좋습니다.

비만 여성이 유방암에 잘 걸린다?

비만 여성의 지방 조직에서 분비되는 에스트로겐과 낮아진 인슐린 저항성은 유방암 발병률을 높이는 요인이 됩니다. 통계적으로 폐경 후 정상 체중보다 10kg 이상 나가는 여성의 경우, 유방암 확률이 80% 이상 증가합니다. 유방암뿐만 아니라 골다공증, 심혈관 질환의 위험에도 노출되어 있습니다. 폐경기 여성이라면 체중 관리에 특별히 신경써야 합니다.

新동의보감 **건강용어**

습열濕熱이란?

겨울철 만원 버스에 성에가 자주 생깁니다. 그 이유는 바깥의 차가운 공기와 버스 안의 히터, 사람들이 내뿜는 뜨거운 공기가 유리창에서 만나기 때문인데요. 이렇듯 습하고 더운 버스 내부의 환경을 바로 습열濕熱에 비유할 수 있습니다. 몸속이 장마철처럼 후덥지근한 상태이므로 염증이 생기기 좋은 환경이 되어 피부 트러블, 종양, 관절염이 발생하기 쉽습니다. 습열濕熱은 외부 기후나 음식으로 생깁니다. 달고 기름진 음식, 술은 위장에 습열이 쌓이게 해 경락을 막고 종괴를 형성하기 때문에 특히 주의하셔야 합니다.

가슴 멍울! 이럴 때는 병원으로!

■ 유방에 함몰이 있거나 귤껍질처럼 울퉁불퉁할 때 ■ 멍울이 딱딱하고 만져도 벽에 붙은 것처럼 움직이지 않을 때 ■ 유두에서 혈성 분비물이 보일 때

위의 증상들이 있다면 유방암을 의심해봐야 합니다. 유방 초음파와 유방 촬영술 등을 통한 정밀검사가 필요합니다.

유방암 ǀ 유방에 생긴 암세포로 원인은 아직 정확히 모르지만 여성 호르몬에 노출되는 시기가 긴 여성일수록 유방암 발생 위험이 높습니다. 모유 수유 경험이 없거나 초경이 빠르고 늦은 폐경, 비만 여성일수록 위험합니다. 조기에 발견하면 생존율이 매우 높으며 림프절이나 다른 전신 전이 여부에 따라 생존율이 달라집니다.

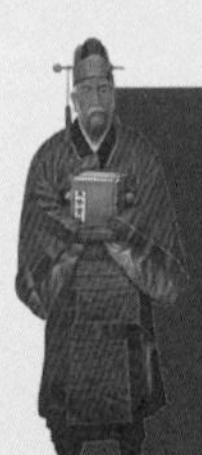

新 동의보감

가슴 멍울 처방전 간단한 유방 자가검진법

증상 가슴에 멍울이 있어요 **진단** 단 음식과 스트레스에 의한 유방조직 증식 **처방** 매달 1회 유방 자가검진

유방암의 위험 요소 : 유방의 불균형, 멍울과 통증

가슴 멍울은 조기에 발견하고 정확한 검진을 받는 것이 가장 좋은 대책입니다. 한 달에 한 번씩 유방 자가검진법을 습관화하시기 바랍니다.

1. 검사 시기는 가슴이 부드러워지고 손으로 촉진하기 쉬운 생리 1주일 후가 좋습니다.
2. 거울 앞에 서서 양쪽 유방이 대칭인지, 모양의 변화가 있는지, 피부나 젖꼭지에 함몰된 부분이 있는지 살펴봅니다.
3. 손으로 직접 만져봅니다. 둘째 손가락과 셋째 손가락으로 젖꼭지를 중심으로 원을 그려가며 멍울이 있는지 살펴봅니다. 유방암은 유방의 바깥쪽 윗부분에 다발하므로 이 부분은 더 꼼꼼히 살펴봅니다.
4. 겨드랑이쪽도 만져보고 멍울이 있는지 확인합니다.
5. 젖꼭지를 짜 분비물이 나오는지 살펴봅니다.

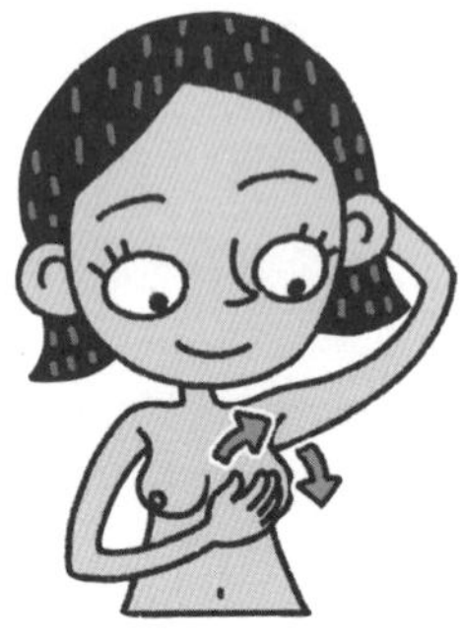

젖꼭지 중심으로 멍울 살피기

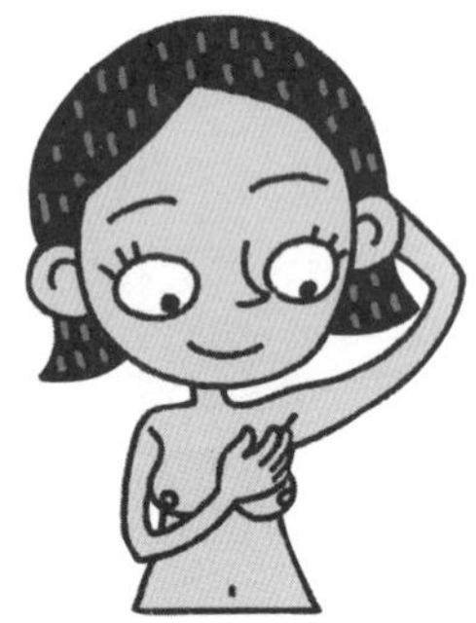

유방 바깥쪽 윗부분을 꼼꼼히 살피기

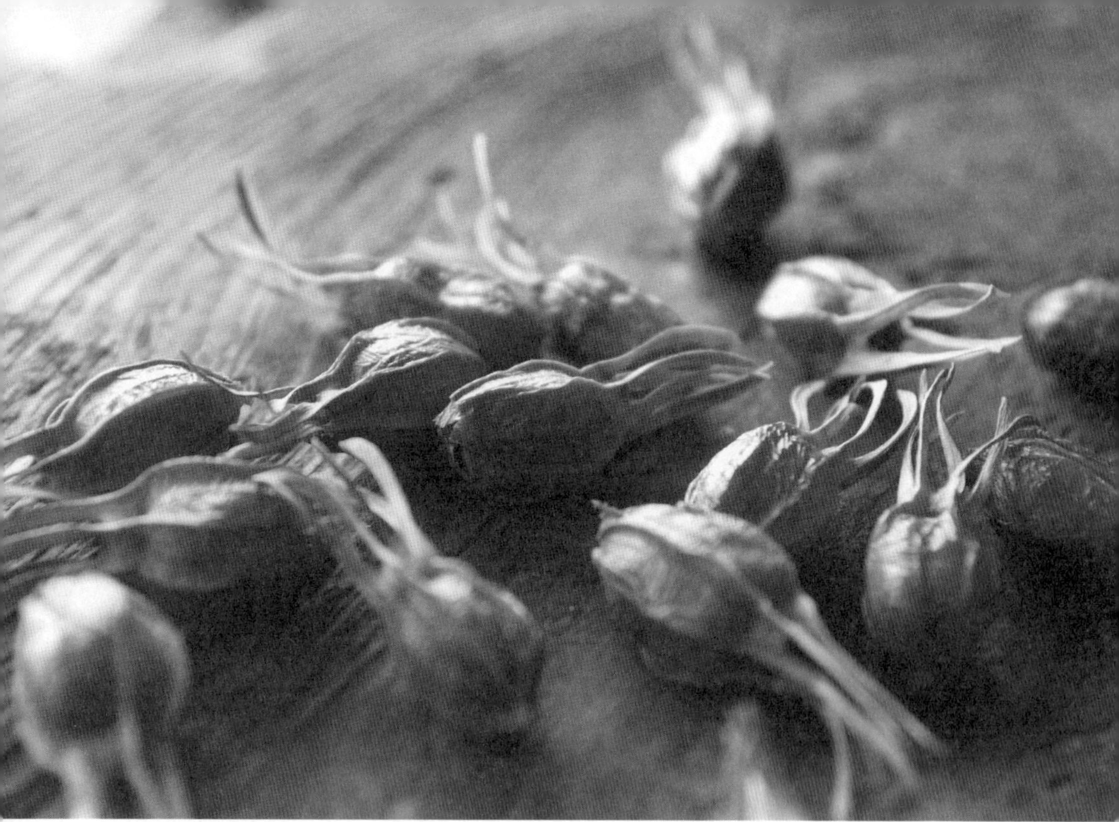

말을 많이 하고 나면 몸에 힘이 쫙 빠지는 경우가 있습니다. 말을 많이 할수록 우리 몸의 기氣가 흩어지기 때문입니다. 말을 아끼면 신뢰도 얻고 건강도 얻을 수 있습니다.

- □ 말이 많으면 기침이 잦아지고 기가 흩어집니다.
- □ 식사할 때나 걸을 때는 말을 아끼는 것이 좋습니다.
- □ 누운 채로 말하면 기력이 크게 상합니다.
- □ 말을 적게 하여 몸의 내기內氣를 길러야 건강할 수 있습니다.

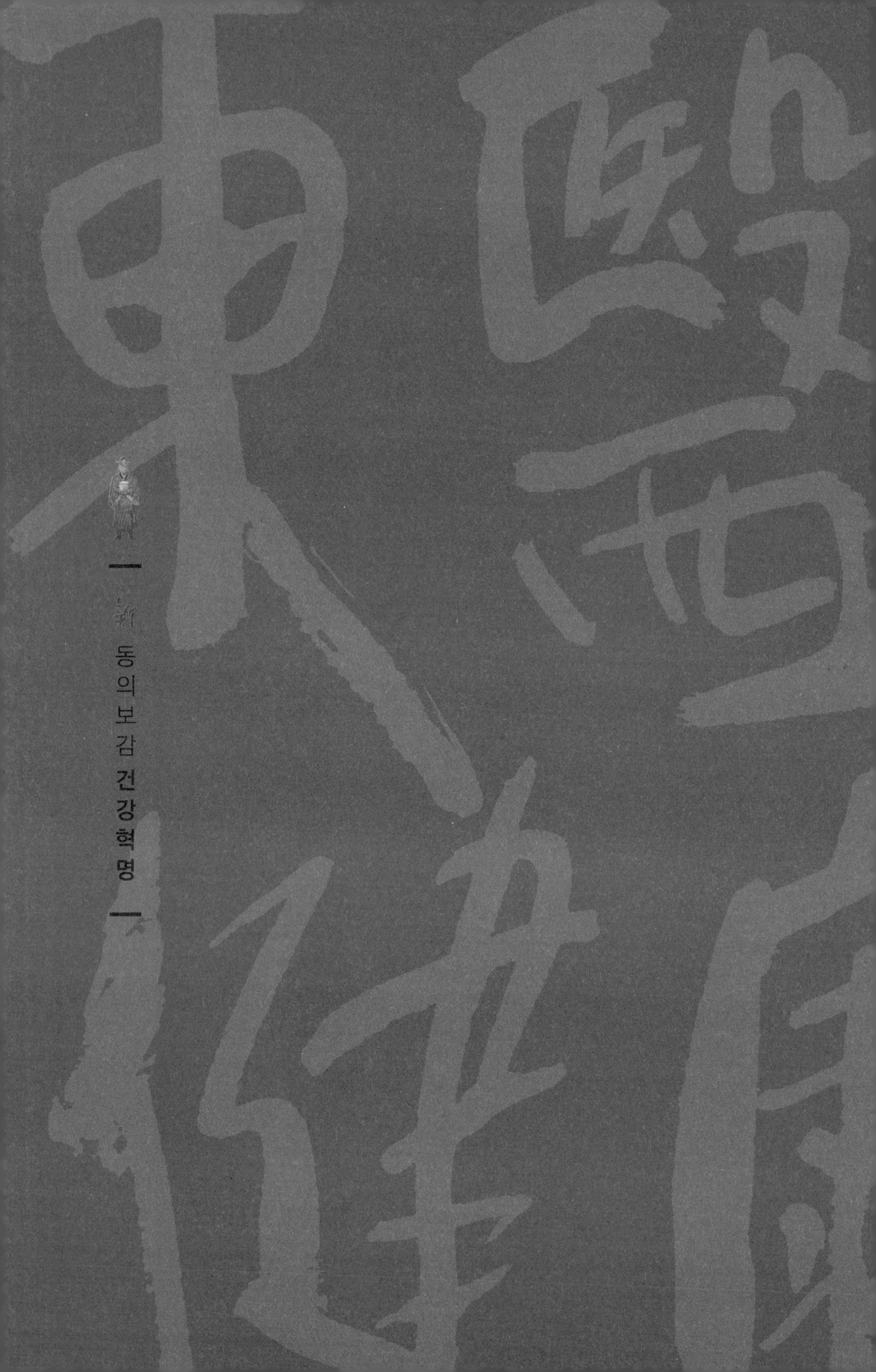
新 동의보감 건강혁명

제 6 부

사지관절 편

36 어깨 통증

어깨는 다른 관절들에 비해 움직임이 자유로운 대신 빠지기 쉬운 불안정한 구조이기 때문에 많은 힘줄이 팔뼈를 어깨뼈에 단단히 붙들어 매는 역할을 합니다. 어깨를 많이 쓰거나 나이가 들면 이런 힘줄에 점점 상처가 나고 찢어지면서 통증이 찾아오게 됩니다.

이런 분들은 꼭 보세요

어깨가 아파 잠을 못 잔다 | 통증이 심해 어깨를 움직이기 힘들다 | 어깨가 빠질 것 같다 | 팔을 들어 올릴 수가 없다 | 브래지어 채우기도 힘들다 | 어깨가 아파 넥타이도 못 맨다

실제 환자 케이스

이름 : 오현숙 나이(성별) : 49세 여성 직업 : 식당 일을 하는 아주머니

증상 : 가정주부였는데 집안 형편이 어려워져 몇 달 전부터 식당에서 일하게 되었다. 원래 안 좋던 어깨가 익숙하지 않은 노동을 하면서 많이 쓰게 되자 극심한 통증을 느꼈다.

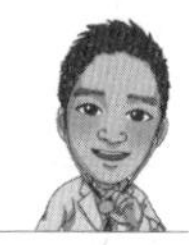

1. 노화가 어깨 통증의 가장 큰 원인이다

"어깨가 아픈지 몇 달 된 것 같아요. 처음에는 그냥 좀 불편한 정도였는데 점점 심해지더라고요."

"어떤 동작을 할 때 불편하세요?"

"브래지어 채울 때 가장 힘들어요. 팔을 뒤로 젖히면 어깨가 너무 아파요."

"아침마다 고생이시겠네요. 다른 증상도 있으세요?"

"밤이 되면 더 아파요. 통증 때문에 잠 들기도 힘들고 자다가 아파 깨고 그래요. 이거 오십견인가요?"

어깨는 우리 몸에서 운동 범위가 가장 큰 부위입니다. 인체에는 팔꿈치, 손목, 고관절, 무릎, 발목 등 여러 관절이 있지만 360° 자유롭게 움직일 수 있는 곳은 어깨밖에 없습니다. 이런 움직임은 어깨에 특별한 구조가 있어 가능합니다. 다리뼈가 골반뼈의 움푹한 홈에 쏙 들어가는 것과 달리 팔뼈는 T 위에 살짝 올린 골

프공처럼 어깨뼈의 얕은 홈과 작은 면적을 공유하는 형태입니다. 움직임은 자유롭지만 어깨가 빠지기 쉬운 불안정한 구조이기 때문에 많은 힘줄이 팔뼈를 어깨뼈에 단단히 붙들어 매는 역할을 합니다. 어깨를 많이 쓰거나 나이가 들면 이런 힘줄에 점점 상처가 나고 찢어집니다. 그러면서 통증이 찾아오는 것입니다.

《동의보감》에는 경맥으로 질환을 치료하는 내용이 나옵니다.

手太陽之脈病 肩似拔 臑似折
수태양지맥병 견사발 노사절

肩不可動 臂不可擧 取肩髃 巨骨 清冷淵 關衝
견불가동 비불가거 취견우 거골 청냉연 관충

수태양 소장경맥의 병은 어깨가 빠져나가는 것 같고 어깻죽지가 부러져나가는 것처럼 아프다. 어깨를 움직일 수 없고 팔을 들지 못하는 경우에는 견우, 거골, 청냉연, 관충을 취해 침을 놓는다.

《동의보감》 수문

한의학에는 12경맥 개념이 있습니다. 경락은 신체 곳곳을 연결하는, 신경이나 혈관과는 다른 하나의 체계입니다. 조상들은 우리 몸을 12개 구역으로 나누어 12개의 경맥이 각각 지배한다고 보았습니다. 예를 들어, 어깨 앞쪽이 아픈 것은 수양명 대장경맥의 문제, 어깨 바깥쪽이 아픈 것은 수소양 삼초경맥의 문제로 보았습니다.

지금처럼 해부학이 발달하지 못해 승모근, 삼각근, 극상근 등 어깨와 관련된 자세한 것은 몰랐지만 선조들은 나름대로 기준을 갖고 인체와 질병을 보았습니다. 그래서 어깨가 아프면 부위에 따라 담당 경맥과 관련 있는 경혈에 침을 놓는 방식으로 치료했습니다. 경맥은 지하철 노선에, 경혈은 지하철역에, 그리고 기氣

는 승객에 비유할 수 있습니다. 사람들은 역에서만 지하철에 타거나 내릴 수 있습니다. 역이 아닌 곳에서는 지하철이 서지 않습니다. 이와 마찬가지로 인체에서도 경혈을 중심으로 기의 순환이 이루어지기 때문에 아무 데나 찌르는 것이 아니라 경혈을 자극해 질병을 치료했습니다(앞의 《동의보감》 원문에서 언급한 견우, 거골, 청냉연, 관충은 경혈의 이름들입니다).

오십견이 오다니… 아, 나도 나이 들었구나!

국민건강보험공단 자료에 따르면, 2006년 기준으로 5년 사이에 어깨 환자가 50% 이상 증가했습니다(2006년 : 137만여 명 → 2011년 : 210만여 명). 남성은 무리한 운동 때문에, 여성은 빨래나 설거지와 같은 집안일 때문에 어깨가 아픈 경우가 많습니다. 그러나 어깨통증의 가장 큰 원인은 노화입니다. 물건을 오래 쓰면 닳듯이 몇 십 년 동안 사용한 어깨가 닳으면서 염증을 일으켜 아픔을 느끼게 됩니다.

어깨 통증은 나이가 들었음을 깨닫게 해주는 대표적인 증상입니다. 어깨질환에는 여러 가지가 있지만 노화에 따라 자연스레 나타나는 것이 바로 오십견입니다. 오십견은 말 그대로 50세의 어깨라는 뜻입니다. 의학적인 정식 명칭은 '유착성 관절낭염'이지만 어려운 용어이고 50세를 전후로 많이 나타나는 질환이므로 보통 오십견이라고 합니다. 오십견의 가장 큰 특징은 어깨가 굳어 팔을 마음대로 움직이지 못하는 것입니다. 그래서 '동결견(얼어붙은 어깨)'이라고 부르기도 합니다. 오십견이 진행되면 팔을 등 뒤로 돌리는 '열중 쉬어' 자세를 취하기 어려워지고 점차 상의 입기, 넥타이 매기, 머리빗기도 힘들어집니다. 통증이 심해지면 밤에 잠도 못 잘 정도입니다.

어깨에는 관절을 감싸는 관절낭(관절 주머니)이 있습니다. 이것이 풍선처럼 잘 늘어나야 어깨를 자유롭게 움직일 수 있는데 퇴행성 변화로 관절낭에 염증이 반복적으로 생기면 이 주머니가 딱딱해지면서 탄력이 떨어지고 주위 조직에 들러붙게 됩니다. 그 결과 어깨가 굳고 통증이 생겨 움직이기 힘들게 됩니다.

2. 오금희 체조로 어깨를 튼튼히 하라

지금부터 1,900여년 전, 중국 후한 말기에 100세가 넘었으나 20대의 건강을 지닌 '화타'라는 명의가 있었습니다. 평소 관우를 흠모하던 화타는 어느 날 관우가 팔에 독화살을 맞았다는 소식을 듣고 관우를 찾아갔습니다. 화타는 당시에는 상상도 못한 외과수술 방식으로 독이 묻은 관우의 뼈를 깎아 치료해 주었습니다. 웬만한 사람은 수술 도중 고통이 심해 비명을 질렀을 텐데 관우는 태연히 바둑을 두었다는 일화는 꽤 유명하죠. 치료가 끝나고 관우가 화타에게 물었습니다.

"100세가 넘으셨는데 어찌 그리 젊어 보이시나요?"

화타가 대답했습니다.

"별 거 없습니다. 오금희五禽戱, 다섯 짐승의 놀이를 열심히 해 그렇습니다."

오금희는 호랑이, 곰, 원숭이, 사슴, 새 다섯 가지 동물의 움직임을 자세히 관찰한 화타가 창안한 건강 체조입니다. 선조들은 '통즉불통 불통즉통通卽不痛 不通卽痛, 통하면 아프지 않고 통하지 않으면 아프다'이라고 해 신체를 잡아당기고 관절을 움직여 질병을 예방했습니다. 화타는 몸 상태가 안 좋을 때 다섯 가지 동물의 행동을 하나씩 따라하면 기혈의 순환이 원활해져 피부가 좋아지고 몸이 가벼워진다고 했습니다.

허기심虛其心, 마음을 비우다, 실기복實其腹, 배를 든든히 채우다, 강기근强其筋, 근육을 강하게 하다, 약기골弱其骨, 관절을 부드럽게 풀어주다, 화타 오금희의 4가지 기본 원칙입니다. 이 책에서 오금희의 모든 것을 알려드릴 수는 없어 어깨에 좋은 한 가지 동작만 소개하겠습니다.

어깨 환자 10명 중 9명은 수술 없이 보존적 치료로 나을 수 있습니다. 특히 오십견은 시간이 지나면 증상이 호전됩니다. 어깨질환! 지금 통증이 심하다고 성급히 수술을 결정하지 말고 침이나 뜸 치료를 받으면서 오금희 체조로 관리하시기 바랍니다.

화타가 100세를 넘긴 비법, 오금희 체조로 오십견을 예방하세요.

☞ 오금희 체조법은 263쪽에 있습니다.

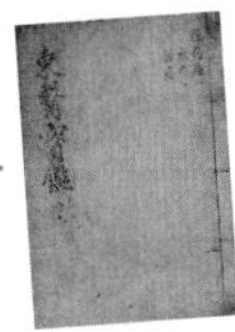

사지관절 편

新동의보감 **상담실**

문 : 목 디스크가 있으면 어깨가 아플 수 있다던데 목 디스크인지 어깨 자체의 문제인지 어떻게 구분하나요?

답 : 어깨 자체의 문제라면 통증이 팔꿈치 아래까지 미치지 않습니다. 반면, 목 디스크가 있으면 통증이나 저림이 팔꿈치 아래까지 갈 수 있습니다. 그리고 목을 움직일 때 아프거나 불편하다면 목에 문제가 있다고 봐야 합니다. 대개 이런 식으로 구분하지만 인체는 유기적인 구조이므로 여러 군데가 동시에 고장 나기 쉽습니다. 그래서 어깨 환자가 목 디스크를 비롯한 척추질환도 함께 가진 경우가 많습니다.

어깨 통증 환자 생활수칙

파스 사용 안 하기 | 파스는 진통소염 작용이 있습니다. 그러나 어깨가 회복되지 않은 상태에서 진통효과로 통증을 마비시키기 때문에 자신이 나은 것으로 착각하고 어깨를 사용하게 됩니다. 이것이 어깨를 더 손상시킬 수 있습니다.

수영, 배드민턴, 테니스 안 하기 | 손을 어깨 위로 올리는 동작은 어깨 환자에게 무리가 될 수 있으니 가벼운 스트레칭이 좋습니다.

바른 자세하기 | 많은 사람의 어깨가 구부정합니다. 이 자세는 앞쪽 근육을 수축시키고 뒤쪽 근육은 늘어나게 해 어깨를 긴장시킵니다. 가슴을 펴고 등을 똑바로 세우는 자세가 건강한 어깨를 만듭니다.

新동의보감 **건강용어**

수태양 소장경맥이란?

12경맥 중 하나입니다. 12경맥은 수태양 소장경맥, 수양명 대장경맥, 수소양 삼초경맥, 수태음 폐경맥, 수소음 심경맥, 수궐음 심포경맥, 족태양 방광경맥, 족양명 위경맥, 족소양 담경맥, 족태음 비경맥, 족소음 신경맥, 족궐음 간경맥으로 이루어집니다.

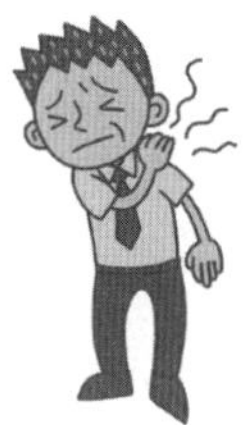

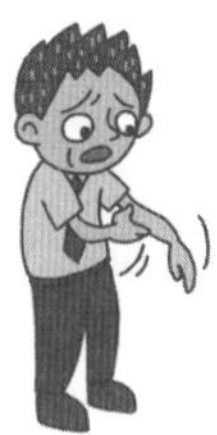

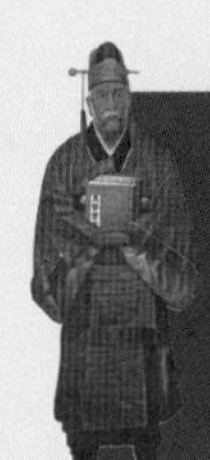

新 동의보감

어깨 통증 처방전 어깨를 풀어주는 오금희五禽戲 체조법

증상 어깨가 너무 아파요 **진단** 노화에 따른 퇴행성 변화 **처방** 날개를 편 새처럼 '오금희' 체조 따라하기

오금희 체조의 효과 : 어깨 근육 이완, 오십견 예방

오금희는 다섯 동물의 동작을 보고 화타가 창안한 운동법입니다. 호랑이, 곰, 원숭이, 사슴, 새의 모습을 관찰했는데 신체를 잡아당기고 관절을 움직여 병을 예방하는 일종의 스트레칭입니다.

1. 의자에 앉거나 선 채로 양팔을 벌리고 팔꿈치와 손목을 쭉 폅니다.

2. 가볍게 주먹을 쥐고 귀와 어깨 사이 높이에 오게 합니다.

3. 팔을 뒤쪽, 위쪽으로 가볍게 돌려줍니다.

팔을 옆으로 쭉 편 모습이 마치 날개를 편 새 같지 않나요? 이 동작은 팔을 돌리는 방향이 중요합니다. 팔이 뒤쪽과 위쪽으로 향해야 굳은 견갑골 사이와 어깨 주위의 근육을 효과적으로 풀어줄 수 있습니다. 처음에는 뻐근하고 힘들 수도 있지만 계속 하다 보면 어깨가 부드러워져 개운함이 느껴집니다. 무리하지 말고 본인이 할 수 있는 만큼 하면서 점점 늘려가면 됩니다.

팔꿈치와 손목을 쭉 펴주세요

위쪽으로
돌려주세요
뒤쪽으로
돌려주세요

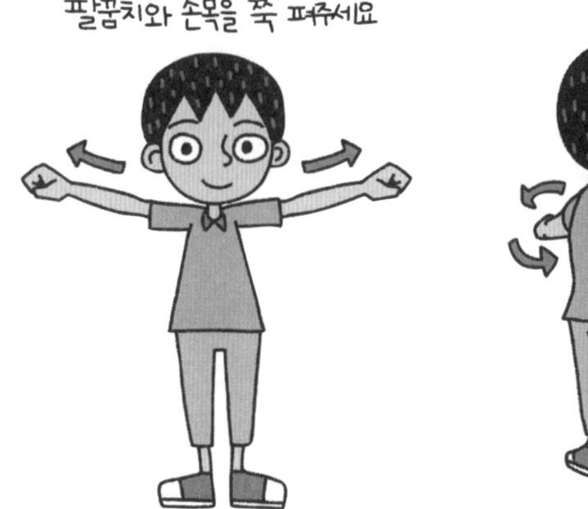

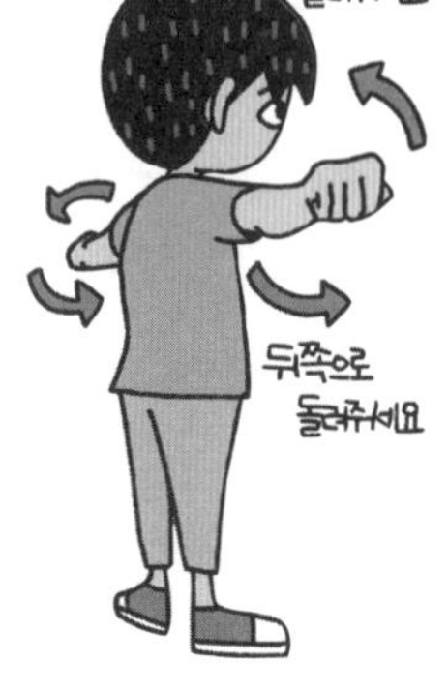

오금희 체조

사지관절 편

37 수족냉증

수족냉증은 신체의 다른 부위에 비해 특히 손발이 찬 것을 뜻합니다. 양손과 양발이 모두 찰 수도 있으며 손이나 발만 찬 경우도 있습니다. 수족냉증은 말초 혈액순환 장애로 나타날 수도 있고 몸 전체의 에너지 대사 장애로 나타날 수도 있습니다.

이런 분들은 꼭 보세요

특히 겨울에 손발이 차다 | 발이 너무 차다 | 아랫배가 차갑다 | 손이 시려 항상 장갑을 낀다

실제 환자 케이스

이름 : 나고은　나이(성별) : 31세 여성　직업 : 간호사

증상 : 작고 마른 체격에 조용한 성격으로 식사량이 적어 평소 많이 안 먹는 편이다. 운동량이 적고 커피를 즐겨 마신다. 손이 차 겨울이면 차 운전대 잡기도 어렵고 항상 핫 팩을 들고 다닌다.

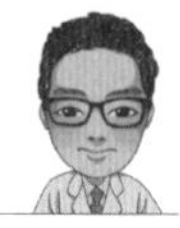

1. 아랫배가 허하면 사지가 싸늘해진다

출장 가는 동료와 차를 함께 탈 일이 있었습니다. 그런데 동료가 운전대 앞에서 출발은 안하고 안절부절 못하는 것이었습니다.

"왜 그러세요, 선생님? 제가 운전할까요?"

"그럴까요, 선생님? 핸들이 너무 차 도저히 잡을 엄두가 안 나네요."

이제 막 30대에 접어든 여선생님은 핸들을 잡고 하얗게 질린 두 손을 연신 주물러 댑니다. 얼음처럼 찬 차 핸들을 잡을 생각을 하니 운전할 맛이 뚝 떨어진 것입니다. 특히 평소에도 손발이 찬 여성들에게 그 불편함이란 이루 말할 수 없습니다.

"아, 예, 제가 할게요. 그런데 원래 손이 그렇게 차세요?"

"네, 겨울에는 손이 너무 차 주머니에 핫 팩을 달고 살아요. 운전할 때가 가장 곤욕이네요."

"혹시 장갑을 껴도 손이 시리세요?"

"네, 장갑을 껴도 손이 시리고 아무리 주물러도 따뜻해지질 않아요."

겨울에 손이 시린 것은 당연합니다. 하지만 장갑을 껴도 시리고 주물러도 빨리 회복이 안 된다면 그건 손 병이 아닙니다.

腎虛則淸厥 意不樂
신허즉청궐 의부락

又曰 下虛則厥
우왈 하허즉궐

신장이 허약해지면 사지가 싸늘해지고 즐겁지 않다.
또한 아랫배가 허하면 사지가 싸늘해진다.

《동의보감》 족(足)편

사지가 얼음장처럼 찬 증상을 궐증厥症이라고 합니다. 팔다리가 따뜻한 체온을 유지하기 위해서는 따뜻한 피가 몸 곳곳으로 잘 전달되어야 합니다. 그래서 피를 따뜻이 만들어주는 것이 첫째이고 그 피가 몸 전체에 잘 돌도록 해줘야 합니다. 피를 따뜻이 만들어주려면 우리 몸의 신진대사가 활발해야 하는데 이렇게 신진대사를 조절하는 장기는 바로 아랫배에 있는 신장腎臟입니다. 이 신장이 아랫배에서 보일러의 역할을 하므로 신장이 허약해지면 몸이 싸늘해지는 것입니다.

신장은 타고난 에너지인 선천지기先天之氣, 선천적으로 타고난 기운를 이용해 우리 몸에 열을 발생시킵니다. 이 에너지가 부족해지면 꺼진 보일러처럼 약해져 온몸의 체온이 내려갑니다. 가장 대표적인 예가 노인과 아이입니다. 선천지기는 나이를 먹으면서 점점 줄기 때문에 노인이 되면 따뜻한 봄날에도 두꺼운 겨울옷을 찾습니다. 반면, 아이들은 열이 많아 조금만 활동해도 땀을 뻘뻘 흘리고 한겨울이 아니면 추운 것도 잘 모릅니다. 이것이 바로 선천지기가 많고 적음의 차이입니다.

현대의학으로도 신장에 붙어 있는 부신副腎이 인체 열 조절 역할을 합니다. 부신에서는 각종 호르몬을 분비해 몸의 기초대사를 활발히 하거나 줄여 체온을 조절합니다. 대표적인 호르몬은 코티솔cortisol과 아드레날린adrenaline입니다. 이 호르몬들이 제대로 나와야 몸 곳곳에서 기초대사 반응이 일어나 온몸이 따뜻해집니다.

아무리 단열을 잘해 놓아도 보일러가 꺼지면 집이 추운 것처럼 신장의 기운이 약하면 아무리 장갑을 끼고 손발을 주물러도 쉽게 따뜻해지지 않습니다. 무엇보다 먼저 보일러를 켜야 단열이나 온기의 순환이 제 위력을 발휘합니다.

신장 기능이 생활 리듬에도 변화를 줍니다. 부신에 이상이 생기면 생활 리듬에 중요한 호르몬인 코티솔 분비에 변화가 오기 때문입니다. 이로 인해 수족냉증과 함께 만성피로가 나타날 수 있습니다.

부신에서 나오는 호르몬인 코티솔은 아침에 가장 많이 나오고 저녁에는 줄어 생활 리듬을 조절합니다. 하지만 불규칙적인 수면과 스트레스, 과도한 커피 섭취는 이런 생체 리듬을 깨뜨립니다. 이렇게 리듬이 무너지면 아침에 나와야 할 코티솔이 저녁에 나옵니다. 그래서 아침에 일어날 때 몸이 천근만근 무겁고 점심때는 한없이 졸리고 저녁만 되면 쌩쌩한 것입니다. 이런 분들이 정신을 차리기 위해 수시로 진한 커피 한 잔을 드시는 경우가 있습니다. 그러나 이렇게 마시는 커피는 마지막 남은 코티솔을 쥐어짜내 그 순간은 깨어나지만 결국 호르몬이 더 부족해지는 상태가 됩니다.

이렇게 각종 원인으로 코티솔이 부족해지면 기초대사량이 줄게 됩니다. 기초대사란 섭취한 영양분을 열에너지로 바꾸는 것이기 때문에 기초대사가 떨어지면 당연히 열이 제대로 생산될 수 없습니다. 제대로 열이 발생하지 못하면 가장 멀리 있는 손발의 체온부터 낮아지게 됩니다.

저림이나 통증이 동반된다면 손 자체의 병을 의심해봐야 한다

그러나 손에 저림이나 통증이 함께 나타난다면 손 자체의 질환일 확률이 높습니다. 수족냉증을 일으키는 주요 질환은 레이노증후군, 손목터널증후군이 있습니다. 한 번 추위에 노출된 후, 손발 색이 현저히 변한다면 레이노증후군을 의심해봐야 합니다. 신경과 혈관을 지나는 작은 터널이 막혀 생기는 손목터널증후군도 수족냉증을 일으킬 수 있습니다. 손목 안쪽에서 혈관과 신경이 지나는 터널이 좁아지면 손에 공급되는 혈액이 줄어 손이 차가워지고 저리게 됩니다. 위의 두 가지 질환 모두 저림이나 통증을 수반하는 경우가 많으므로 단순히 손이 찬 것뿐만 아니라 다른 증상이 있다면 병원이나 한의원에서 적절한 치료를 받아야 합니다.

2. 우리 몸의 보일러를 켜주는 생강홍차

몸을 근본적으로 따뜻이 하려면 생활습관 개선이 필수입니다. 이때 함께 먹으면 좋은 약재가 바로 생강입니다. 생강은 기초대사를 조절해 몸을 따뜻이 해주고 오장육부를 활성화시킵니다. 그러면서도 효과만큼이나 쉽게 구할 수 있어 '명약 중의 명약'입니다. 《동의보감》에서도 생강은 "추위를 몰아내고 양기를 돌려 맥을 통하게 해준다"라고 했습니다. 생강은 약효도 뛰어나 한약에서 널리 사용되며 처방하는 한약 중 절반에 모두 생강이 들어갈 정도입니다. 이 생강을 그냥 먹는 것보다 말려 건강乾薑으로 먹으면 그 따뜻한 기운을 더 증가시킬 수 있습니다. 최근 생강과 체온의 관계를 알아본 실험에서 생강을 꾸준히 먹은 사람이 1℃ 이상 체온이 더 올라갔었습니다.

홍차도 몸을 따뜻이 해주는 대표적인 차입니다. 녹차와 달리 홍차는 따뜻한 성질이 있고 함유된 폴리페놀 성분에는 노화 예방 효과도 있습니다. 말린 생강과 함께 홍차를 드신다면 그 맛과 향 모두 좋을 것입니다. 생강홍차로 따뜻해진 피를 순환시키는 유산소운동도 매일 겸한다면 효과는 배가 될 것입니다.

사지관절 편

생강홍차는 몸을 따뜻이 해주는 최고의 명약입니다.

☞ 차 만드는 법은 269쪽에 있습니다.

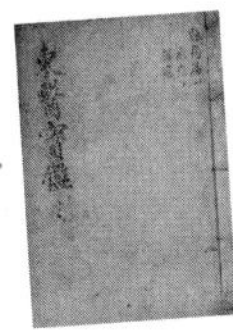

新동의보감 **상담실**

문 : 혈액순환 장애로 수족냉증이 생길 수도 있나요?

답 : 말초 혈액순환 장애도 수족냉증을 일으킬 수 있으므로 혈관을 수축시키는 흡연은 물론 두통약이나 피임약도 수족냉증 환자에게 안 좋습니다. 또한 가끔 혈압약을 복용하시는 분들 중에도 수족냉증을 관찰할 수 있으니 장기 복용 중이라면 원인도 함께 살펴야 합니다.

新동의보감 **건강용어**

부신副腎이란?

신장콩팥 위에 있으며 호르몬을 분비하는 내분비기관입니다. 껍데기를 이루고 있는 피질皮質과 속을 채우고 있는 수질髓質 두 부분으로 나뉩니다. 피질에서 분비되는 호르몬은 코티솔과 알도스테론이고 수질에서 분비되는 호르몬은 에피네프린과 노르에피네프린입니다. 코티솔은 우리 몸의 대사 작용과 면역 반응을 조절하고 나머지 세 가지 호르몬은 혈압과 혈액량 등을 조절합니다.

수족냉증! 이럴 때는 병원으로!

손목터널증후군

- 밤에 잘 때나 일하고나면 손이 저리다.
- 다섯 손가락과 손바닥 전체가 저리고 주무르거나 손을 털면 호전된다.
- 손목 안쪽 한가운데를 누르면 압통이 있다.

레이노증후군

- 자극을 받으면 손발 색이 현저히 변한다.(창백했다가 청색이나 붉은색으로 변화)
- 손발이 차가워지면서 감각이 무뎌진다.
- 통증과 함께 저리다.

손 주위의 온도가 내려가거나 심리적 자극이 있으면 손의 혈관이 급격히 수축해 손이 차가워지고 손의 색이 심하게 변하는 질병입니다. 단순히 손이 찬 것이 아니라 손이 창백해지고 파래집니다. 특별한 원인 없이 발생하지만 류머티스, 루프스, 전신성 경화증과 같은 자가면역질환이나 혈관질환으로 발생하기도 합니다. 레이노증후군의 유병률은 인구의 약 10%입니다.

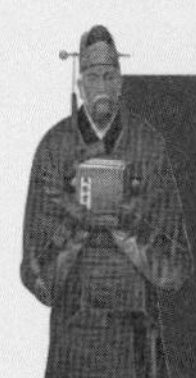

新 동의보감

수족냉증 처방전 손발을 따뜻하게 해주는 생강홍차 만들기

증상 손발이 차요 **진단** 수족냉증(기초대사 장애) **처방** 몸의 보일러를 켜주는 생강홍차

생강홍차의 효능 : 체온 상승, 수족냉증 치료

생강과 홍차 모두 몸을 따뜻이 해주는 명약입니다. 하루 2~3회 꾸준히 드시면서 운동을 병행한다면 온 몸이 따뜻해지는 것을 느낄 수 있습니다. 단, 갱년기로 머리에 열이 확 올라오는 분들은 증상이 심해질 수 있으니 주의하셔야 합니다.

제조법

1. 깨끗이 씻은 생강 1개(10g)를 잘게 다지거나 강판에 갈아 즙을 냅니다.
2. 뜨거운 홍차 한 잔에 갈아놓은 생강 한 스푼을 넣어줍니다. 생강 껍질이나 섬유 성분이 거슬리는 분들은 즙으로 넣거나 나중에 걸러냅니다.
3. 기호에 따라 꿀이나 흑설탕을 넣습니다.
4. 식사와 상관없이 매일 2~3잔씩 꾸준히 마십니다.

혈액순환을 위한 생활습관

근본적으로 기초대사를 정상화시키고 손발이 따뜻해지려면 일찍 자고 일찍 일어나는 생활습관을 유지해 코티솔이 정상적으로 분비되도록 해주고 살짝 땀이 날 정도의 운동을 통해 혈액순환을 촉진시켜야 합니다.

Tip

생강은 국내산이 좋은데 가장 유명한 산지는 충남 서산입니다. 서산 생강은 유기질이 풍부한 황토밭에서 서늘한 바닷바람을 맞고 자라 향이 깊고 풍부합니다. 황토색에 향이 맵고 진하며 단단한 것이 상품입니다.

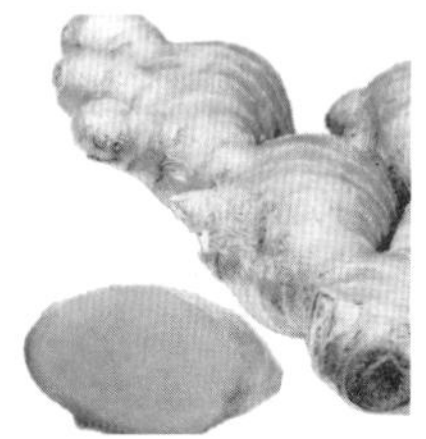

생강

38 손 저림

손바닥과 손가락 등 손 부위의 저림과 심하면 감각 저하가 나타나는 증상입니다. 손 저림의 가장 흔한 원인은 손목 부위에 신경이 지나는 통로가 막히는 수근관증후군이며 특정 손가락과 함께 팔도 저리다면 목 디스크를 의심해봐야 합니다.

이런 분들은 꼭 보세요

손가락이 저리고 남의 살 같다 | 손의 감각이 이상하다 | 팔 바깥쪽과 손이 쭉 따라가며 저리다 | 밤에 잘 때 손이 저리다 | 키보드를 두드리거나 마우스를 움직일 때 손이 저리다

실제 환자 케이스

이름 : 김종순　나이(성별) : 62세 여성　직업 : 식당을 운영하며 손을 자주 쓰는 아주머니

증상 : 양손 저림, 다섯 손가락 모두 저리며 일을 많이 하거나 밤에 잘 때 증상이 심해진다. 손을 털거나 주무르면 잠깐 낫지만 날이 갈수록 증상이 심해져 이웃 한의사를 찾아왔다.

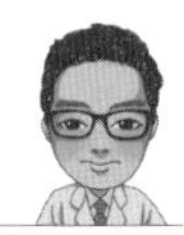

1. 위기衛氣가 돌지 못하면 저림이 생긴다

"아이고, 뭐 일만 하면 손이 저려 못 살겠어."

50대 아주머니의 손은 지난 세월을 보여주듯 거칠었습니다. 안 해본 일이 없다던 아주머니는 거친 손을 연신 주무르며 말을 이었습니다.

"내가 식당일을 하는데 뭣만 조금 하면 손이 아파. 그렇게 손이 저리기 시작하면 손에 힘이 없어 물건도 못 쥐어. 아무 것도 못해."

이런 손저림 증상은 오늘만 두 번째입니다. 이렇게 진료실에 있으면 여러 저림 증상을 호소하는 분들이 하루에도 여러 명 오십니다.

"양손이 밤마다 너무 저리다.", "어깨부터 팔까지 쭉 타고 내려오면서 저리다." 이렇게 제각각으로 보이는 저림 증상은 그야말로 국민 증상입니다. 그렇지만 40~50대 주부님들이 종종 호소하시는 저림의 원인은 대부분 하나입니다.

衛氣不行則爲麻木

위기불행즉위마목

위기가 운행하지 못하면 마목이 생긴다.

《동의보감》 피부편

'저리다'는 것은 통하지 못해 생기는 감각입니다. 《동의보감》에서는 이 저림 증상을 가리켜 '마목'이라고 했습니다. 마麻는 감각이 둔해진 것이고 목木은 나무처럼 바늘로 찔러도 감각이 없는 상태입니다. 비슷한 증상으로 비痹도 있습니다. 비痹란 저린 증상을 나타내고 저리고 감각이 떨어진 것을 합쳐 마비痲痹라고 합니다.

요즘의 언어로 다시 바꿔 신경불행즉마목神經不行則麻木이라고 하면 어떨까요? "신경이 통하지 못하면 저림 증상이 생긴다"라는 뜻입니다.

신경神經이란 신체 곳곳을 이어주는 전선입니다. 우리 몸은 이 전선을 통해 팔다리를 움직이고 온갖 감각을 느낍니다. 신경은 그 작용에 따라 운동을 담당하는 '운동신경'과 감각을 담당하는 '감각신경'으로 나뉩니다. 그러므로 문제가 생기는 신경에 따라 증상도 다릅니다. '운동신경'이 통하지 못하면 근육마비가 생기고 '감각신경'이 통하지 못하면 저림 증상을 호소합니다.

하지만 신경이 눌리는 원인은 다양합니다. 디스크가 터져 눌리거나 인대나 뼈가 두꺼워져 눌리는 경우도 많습니다. 각종 인체구조물의 변화들로 신경이 지나는 통로가 좁아져 눌리고 결국 신경이 제대로 통하지 못해 손발이 저리게 됩니다.

손이 저릴 때는 손목터널증후군을 의심해봐야 한다

손 저림은 손을 많이 쓰시는 40~50대 주부님들이 특히 많이 호소하십니다. 바로 손목 신경이 눌리면서 나타나는 증상입니다. 손목 안쪽에는 각종 혈관과 신경이 다발을 이루어 지나가는 작은 터널이 있습니다. 그 터널이 좁아지면 터널 안을 지나다니는 신경과 혈관이 눌리면서 손 저림을 호소하게 됩니다. 그것이 바로 손 저림의 원인인 손목터널증후군입니다.

"뚜껑을 비틀어 열기 너무 힘들어요. 집안일을 할 때 손목을 쓰면 더 아파요. 손이 너무 아파 자다가 깨면 손을 몇 번이나 주무르고 손목을 털어야 잠이 와요. 심지어 물건을 떨어뜨릴 때도 있어요."

이렇게 증상을 호소하시며 진료실에 온 분들에게 제가 가장 먼저 묻는 질문은 두 개입니다.

"팔은 안 저리고 손만 저리시나요?"

"양손 모두 저리시나요?"

이 질문에 둘 다라면 십중팔구 손목터널증후군입니다. 팔도 저린 분은 목에서 신경이 눌린 목 디스크의 가능성도 있기 때문에 추가 검사를 합니다. 또한 손목터널증후군 검사를 통해 확인할 수도 있습니다. 쉽고 간단한 검사를 통해 평소 여러분의 손목 건강을 확인해볼 수 있습니다.

2. 손 저림에는 죔죔운동법

손 저림이 심하지 않다면 한 달 동안 손목터널을 넓혀주는 '죔죔운동법'을 통해 해결할 수 있습니다. 죔죔운동법은 좁아진 손목터널을 넓혀주고 눌린 신경을 쭉쭉 늘려주는 운동입니다. 손을 쥐었다 폈다 반복하는 것인데 포인트는 손목을 뒤로 젖히고 엄지손가락을 쫙 펴 신경을 최대한 늘려준다는 것입니다. 이 운동을 찜질과 함께 해주면 더 큰 효과를 볼 수 있습니다. 운동 전 15분 동안 따뜻한 찜질로 손목을 부드럽게 풀어주고 운동 직후에는 20분 동안 얼음찜질로 손목 염증을 줄여줍니다. 꼭 기억하세요. 시작하기 전에는 따뜻이 풀어주고 끝나면 차갑게 식혀줘야 합니다.

하지만 한 달 이상 운동해도 저림과 통증이 개선되지 않는다면 한의원에서 쉽게 치료받을 수 있습니다. 끝이 칼 모양인 침도침을 통해 손목의 막힌 곳을 뚫어주면 증상이 바로 없어지기도 합니다.

손 저림에는 죔죔운동이 특효입니다.

☞ 죔죔운동법은 274쪽에 있습니다.

新동의보감 **상담실**

문 : 좀처럼 부기가 빠지지 않아요. 어떤 찜질이 좋을까요?

답 : 진료실에서 가장 많이 받는 질문 중 하나가 "얼음찜질을 해야 하나, 핫팩(따뜻한 찜질)을 해야 하나?" 입니다. 둘 다 통증과 부상에 사용하지만 효과는 전혀 다르므로 주의하셔야 합니다.

1. 얼음찜질 ㅣ 주로 급성 손상에 사용하고 혈관을 수축시켜 염증과 부기를 가라앉힙니다. 부기가 심하면 혈액순환을 방해해 회복을 지연시키고 통증을 일으킬 수 있으므로 급성 손상이면 48시간 동안 얼음찜질로 부기와 통증을 예방합니다.

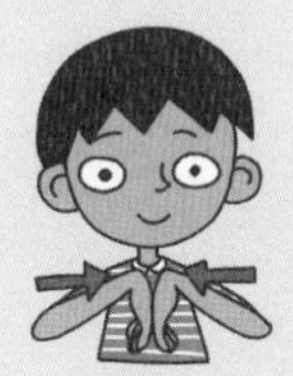

팔렌 테스트. 이 자세에서 60초 안에 손이 저리면 수근관증후군입니다.

2. 따뜻한 찜질 ㅣ 주로 만성 손상에 사용합니다. 만성 손상에는 혈관을 확장시켜 혈액순환을 활발히 해줘야 상처 회복에 도움이 됩니다. 오랜 통증, 부기나 염증이 가라앉은 후에는 따뜻한 찜질로 상처 회복을 도와줍니다.

新동의보감 **건강용어**

위기衛氣란?

위기는 기氣의 일부입니다. 인체를 순환하는 것은 기氣와 혈血입니다. 여기서 혈은 혈액으로 실제적인 물질을 뜻하며 기는 반대로 비물질적인 에너지, 기능적인 소통과 순환이라고 할 수 있습니다. 기는 경락을 통해 돌아다니는데 현대에는 기가 돌아다니는 통로인 경락을 신경으로 해석하는 경우도 있습니다. 그래서 위기의 순환을 신경의 소통으로 볼 수도 있습니다.

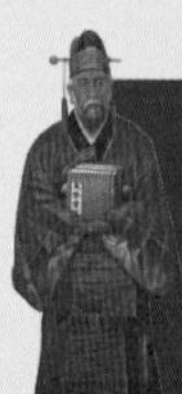

新 동의보감

손 저림 처방전 손 저림을 해소하는 죔죔운동법

증상 손이 저리고 손목이 아파요 **진단** 손목터널증후군(좁아진 손목터널) **처방** 죔죔운동

죔죔운동의 효과 : 손 저림 치료, 손목터널증후군 치료

1. 운동 전 따뜻한 찜질로 손목을 풀어줍니다.

2. 주먹을 꽉 쥡니다.

3. 주먹을 뒤로 젖히면서 손가락을 쫙 펴줍니다. 이때 손을 뒤로 젖히면서 엄지를 최대한 펴주는 것이 포인트입니다.

4. 매일 10~15회씩 한 달 동안 반복합니다.

운동이 끝나고 얼음찜질로 손목을 식혀줍니다.

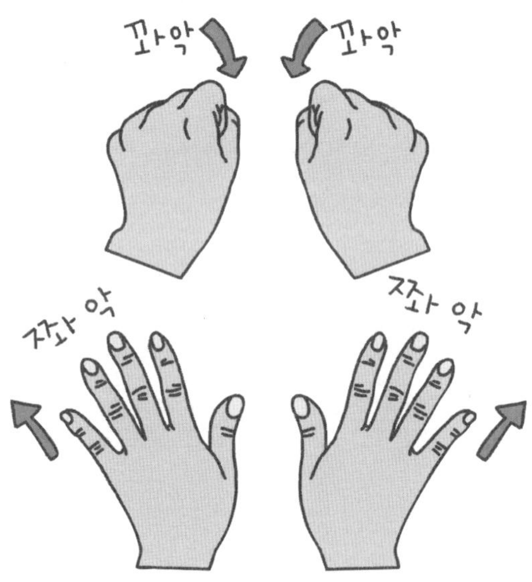

죔죔운동

39 수전증

특정한 동작이나 휴식할 때 항상 손이 떨리는 증상입니다. 스트레스나 긴장으로 발생하는 수전증이 가장 흔하지만 휴식할 때에도 손이 떨리고 다른 증상을 동반한다면 파킨슨병과 같은 중증질환을 의심해볼 수 있습니다.

이런 분들은 꼭 보세요

술잔을 들 때 손이 떨린다 | 손이 떨려 글씨를 잘 못 쓴다 | 긴장하면 몸이 떨리고 식은땀이 난다 | 가만히 있어도 손이 떨린다

실제 환자 케이스

이름 : 박대철 나이(성별) : 34세 남성 직업 : **성격이 예민한 IT 업종 직원**

증상 : 평소 일할 때 스트레스를 많이 받을 정도로 성격이 예민하고 완벽을 추구하는 편이다. 식사나 소화에는 문제가 없으나 화장실을 하루에 여러 번 가는 등 과민성 대장증후군 증상도 있다. 손 떨림이 점점 심해져 회의나 업무에 지장을 받고 있다.

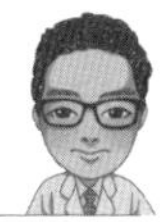

1. 마음이 떨리면 손이 떨린다

30대의 젊은 남성 환자가 문을 쑥 열고 들어오더니 아무 말도 없이 제 책상 위의 볼펜을 쥐었습니다.

"참 희한한 것이 이 자세만 취하면 손이 덜덜덜 떨려요. 평소 아무렇지도 않은데 손으로 볼펜을 들고 글씨를 쓰려고만 하면 떨린단 말입니다."

글씨를 쓰려고 하자마자 가볍게 손을 떨기 시작했습니다. 날카로운 눈매에 약간 마른 체격, 평소 술도 많이 안 드신다고 했습니다. 또 앉은 자리에서 할 말을 한 번에 쏟아내시는 것을 보며 그 분의 급한 성격도 짐작할 수 있었습니다.

불편한 점은 없는지 물어보니 기다렸다는 듯 그 동안의 사정을 쏟아냅니다.

"손이 떨려 이만저만 불편한 게 아니죠. 지난 번 특히 외국어시험 칠 때 시험지에 마킹을 하려고 하면 긴장해서 그런지 엄청 떨렸어요. 시간은 부족하지, 손은

떨리지, 답안지를 몇 번이나 바꿨는지 모릅니다."

잠시 후 손을 가만히 책상 위에 올려놓으니 마치 다른 사람의 손처럼 떨리지 않았습니다.

결론부터 말하면 위의 환자분은 크게 걱정할 것 없는 일반적인 손 떨림으로 수전증이라고 합니다. 어떤 동작을 할 때 떨리는 것은 큰 걱정거리가 아닙니다.

心虛手振 見神文
심허수진 견신문
손 떨림은 마음이 허해 생기는 병이니
마음편을 보고 참고하라.

《동의보감》 수편

《동의보감》 수편에서 손 떨림은 손의 문제가 아닌 마음의 병으로 보고 있습니다. 손 떨림의 원인이 손에 있는 것이 아니라 정신적으로 연관된 경우가 매우 많기 때문입니다. 이런 손 떨림 중에서도 술잔이나 수저를 들거나 글씨를 쓸 때처럼 움직일 때만 손을 떠는 증상을 전문 용어로 '활동 시 진전떨림'이라고 합니다. 대부분 손 떨림이 이것에 속합니다. 이 손 떨림은 위의 환자분이 호소한 것처럼 특정한 동작 때 심해집니다. 이 손 떨림의 원인은 무척 다양하지만 가장 중요한 원인은 긴장입니다. 그래서 손 떨림은 단순히 손의 문제가 아닌 불안한 마음의 문제입니다.

한 중견 연예인이 TV쇼에 나와 홈쇼핑에 중독되었던 자신의 과거를 고백하는 시간이 있었습니다. 그녀는 홈쇼핑을 보다가 '마지막 구성', '매진 임박' 등의 말만 나오면 리모컨을 든 손이 덜덜덜 떨릴 정도로 홈쇼핑에 중독되었다고 합니다. 긴장하면 심해지는 수전증의 대표적인 증상입니다. 리모컨을 든 특정 자세에서 매진이 임박해오는, 너무 긴장된 상황이 오니 손을 바들바들 떨 수밖에 없던 것입니다. 그 후에 별다른 치료 없이 홈쇼핑 중독에서 벗어났고 증상도 사라졌다고 합니다.

또 다른 손 떨림의 원인은 커피 등을 통한 과도한 카페인 중독과 알코올 중독입니다. 이런 경우, 커피와 술만 끊어도 손 떨림이 많이 줄어듭니다. 가끔 술을 자주 드시는 분들 중에 "술을 마시면 손이 안 떨려"라며 술을 더 드시는 분들이 계십니다. 하지만 술을 마시면 마실수록 술이 뇌세포를 파괴시켜 손 떨림을 더 증가시킨다는 것이 최근 미국의 한 연구에서 밝혀졌습니다. 술을 마셔 손이 떨리지 않는 것은 일시적인 안정 효과일 뿐입니다.

아무 이유도 없이 손이 떨릴 때도 있습니다. 이렇게 특별한 이유 없이 떨리는 것은 유전인 경우가 많아 가족성 떨림이라고 합니다.

마음이 흔들리지 않아야 손 떨림도 사라진다

이런 손 떨림은 술과 커피, 스트레스 등의 원인들을 제거하면 대부분 좋아집니다. 술과 커피를 멀리하고 스트레스로부터 피해야 합니다. 하지만 의사로서 "스트레스 받지 마세요"라고 말하는 것은 참으로 무책임한 것 같습니다. 사회생활을 하면서 스트레스를 안 받는 것은 불가능합니다. 마치 공기가 안 좋으니 숨을 쉬지 말라는 것과 같습니다. 공기가 안 좋으면 숨을 쉬지 않는 것이 아니라 호흡기를 강하게 만들어 나쁜 공기를 정화할 수 있도록 해야 합니다. 스트레스는 피할 수 없습니다. 도시생활이 힘들어 농촌으로 내려간다고 스트레스를 안 받는 것이 아닙니다. 마음이 강해져야 합니다.

사회에서 일을 통해 인정받거나 완벽하신 분들, 세심하게 일처리를 잘 하시는 분들이 스트레스에 많이 노출됩니다. 조금 무덤덤하게 상대방이 약속시간에 늦어도, 집이 다소 더러워도, 일이 약간 잘못되어도 너무 신경 쓰실 필요없습니다. 다 그럴 수 있는 것 아니겠습니까? 이것저것 모두 신경쓰고 살다보면 몸을 상하게 됩니다. 무덤덤하게 사는 것이 마음을 강하게 하는 지름길입니다.

2. 연자육으로 마음을 평온히 하라

일상에서 비롯된 가벼운 손 떨림은 대부분 차와 음식을 통해 다스릴 수 있습니다. 대표적인 음식으로는 연자육蓮子肉, 합환피, 씀바귀가 긴장을 풀어주고 마음을 굳건이 하는 데 좋습니다.

첫 번째로 소개해드릴 약재는 연자육입니다. 연蓮은 뿌리부터 꽃까지 모두 약재로 쓰는 식물입니다. 연꽃의 씨앗은 연자蓮子, 씨앗 속에 있는 작은 종자는 연자심蓮子心이라고 하며 약재로 쓰였고 잎은 하엽荷葉, 줄기는 하경荷梗, 뿌리인 연근은 우절藕節이라고 부르며 약용으로 사용해 왔습니다. 그 중 연자육은 연꽃의 열매와 종자를 가리킵니다.

이 중에서 연자육을 많이 먹으면 화가 멎고 즐거우며 오래 먹으면 마음이 평온해진다고 했습니다. 다식지노 령인희 구복관심多食止怒 令人喜, 久服寬心, 《동의보감》 신문 그 중에서도 쓴맛을 내는, 푸른색의 연자심 연자육 속에 있는 종자는 정신을 보양하는 효능이 탁월합니다. 그래서 연자육은 밥으로 먹고 연자심만 따로 모아 차로 우려내 드시면 더 좋습니다.

최근 연자를 이용한 실험에서 경련을 일으키는 생쥐에게 연자육을 투여한 후, 경련의 감소 정도와 수면시간을 측정했는데 연자육을 먹은 생쥐들의 떨림이 줄어들고 수면시간도 늘었다는 놀라운 결과를 얻었습니다. 다른 연구에서는 연자육이 가벼운 스트레스나 우울증에 상당한 항우울 효과가 있는 것으로도 드러났습니다.

두 번째로 자귀나무합환의 껍질을 말린 합환피는 한약재로 쓰이며 불면증이나 신경쇠약을 치료합니다. 주로 차로 만들어 섭취합니다. 그 효과가 얼마나 강한지 《동의보감》에서는 "자귀나무를 뜰에 심어놓으면 화를 내지 않게 된다"라고 했습니다. 단, 효과가 강한 만큼 부작용도 강하므로 너무 오래 드시거나 한 번에 많이(10g 이상) 드시면 위험합니다. 또 자귀나무는 임산부에게는 유산의 위험이 있으므로 금기입니다.

마지막으로 씀바귀는 그 이름만큼 쓴맛으로 유명합니다. 한의학에서는 쓴 음식苦味을 먹으면 기운이 아래로 내려간다고 했습니다. 매운 음식을 먹으면 기운이 위로 뻗치는 것과 반대입니다. 그래서 쓴 음식들은 마음을 가라앉히는 작용이 뛰어납니다. 이런 쓴 음식 중 대표 주자인 씀바귀를 먹으면 심신이 안정되고 흥분되었던 기운이 차분해집니다.

화를 멈추고 마음을 다스리는 데는 연자심차가 좋습니다.

☞ 차 만드는 법은 281쪽에 있습니다.

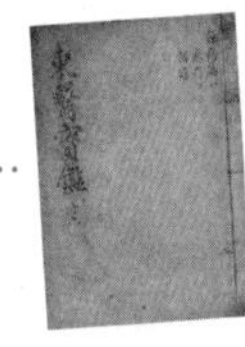

新동의보감 **건강용어**

부정맥不整脈

심장 박동이 비정상적으로 불규칙하게 빨라지거나 느려지는 것을 말합니다. 심장은 1분당 60~100회 일정한 리듬으로 반복해 뜁니다. 뛰는 횟수보다 중요한 것이 바로 일정한 리듬인데 이 리듬이 깨지면서 심장이 느리거나 빨리 뛰는 것입니다.

심장이 평소보다 느리게 뛴다면 혈액 공급이 제대로 되지 않아 어지럽거나 실신할 수도 있으며 너무 빨리 뛰는 것도 흉통과 호흡 곤란을 일으킬 수 있습니다.

정상인도 가끔 심장 박동의 변화를 느낄 수 있습니다. 하지만 이런 변화가 잦다면 부정맥을 의심해보고 정밀검사를 받아봐야 합니다. 카페인의 치사량은 3~10g(커피 60잔)입니다.

新東의보감 **상담실**

문 : 가만히 있어도 손이 떨린다면?

답 : 파킨슨병의 특징은 가만있어도 손이 떨리는 것입니다. 지난 1996년 애틀랜타 올림픽에서 떨리는 손으로 성화에 불을 붙인 복싱 챔피언, 무하마드 알리도 파킨슨병을 앓고 있었습니다. 파킨슨병은 뇌에서 생기는, '도파민' 이라는 물질이 부족해 생기며 주로 50대 이상의 중 · 노년층에 나타납니다. 글쓰기 등의 동작이 느려지는 것부터 서서히 진행되어 손이 떨리고 걸음이 이상해지며 나중에는 치매까지 옵니다. 그 진행이 너무 느려 처음에는 알기 어렵습니다.

파킨슨병 조기 진단 체크리스트

초기에는 주로 한쪽에만 증상이 나타납니다. ■ 가만히 있어도 손이나 팔이 떨린다. ■ 몸을 움직이는 모습이 어색하다. ■ 자세가 불안하고 경직되어 있다. ■ 동작이 느려져 글씨를 쓰거나 단추 잠그기가 어렵다.

내가 카페인 중독?

카페인 때문에 손 떨림이 잦아지는 경우가 많습니다. 아래의 경우처럼 카페인 중독의 주요 증상이 있다면 커피를 끊어야 합니다!

■ 수전증 ■ 두근거림 ■ 부정맥

수전증! 이럴 때는 병원으로!

- 평소 간질환이 있을 때
- 갑자기 손을 떨면서 안절부절 못할 때
- 지나치게 졸리고 말이 어눌하고 남이 불러도 반응을 잘 못할 때

손 떨림 중에서도 위급한 경우가 있습니다. 손 떨림과 함께 말이 어눌해지다가 갑자기 혼수상태에 빠지는 간성혼수(간성뇌증)가 대표적입니다.

간성혼수 | 평소 간 기능에 문제가 있으면 독성 물질인 암모니아가 체내에 급증할 수 있습니다. 이럴 경우, 암모니아가 뇌에 중독 증상을 일으켜 환자의 의식이 나빠지고 행동 변화가 생기기 시작합니다. 대부분 정상으로 돌아오지만 조기 치료를 안 하고 지체하면 사망에까지 이를 수 있으니 신속히 치료받아야 합니다.

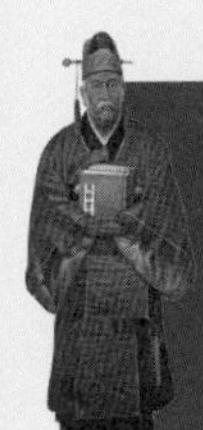

新 동의보감

수전증 처방전 수전증 치료를 위한 연자심차 만들기

증상 손이 덜덜덜 떨려요 **진단** 수전증 **처방** 커피 대신 연자심차

연자심차의 효능 : 수전증 예방

연자심은 연꽃의 성숙한 씨앗 속에 있는 어린잎과 뿌리로 온라인 쇼핑몰과 대형 마트에서 쉽게 구할 수 있습니다. 《동의보감》에서 연자심차는 많이 마시면 화를 멎게 하고 오래 먹으면 마음을 즐겁게 해준다고 했습니다. 최근의 연구를 통해서도 가벼운 우울증이나 떨림과 같은 질환에 효능을 보였습니다.

제조법

1. 연자심 5~10g을 찻잔에 넣습니다.
2. 뜨거운 물에 5분가량 우려냅니다. 이때 약간 쓴맛이 남아 있으므로 꿀을 타 마셔도 됩니다.
3. 식후와 자기 전에 하루 2~3번 우려내 마십니다.

Tip

연자심은 연꽃 씨앗 속에 있는 푸른색의 배아입니다. 연꽃은 전국 각지에서 자라며 연자심만 따로 파는 경우는 흔치 않으므로 온라인 쇼핑몰을 통한 구입이 가장 편리합니다. 커피와 술처럼 수전증을 유발시키는 음식을 끊고 스트레스로부터 강해지는 마음을 갖는다면 수전증으로부터 근본적으로 탈출할 수 있습니다.

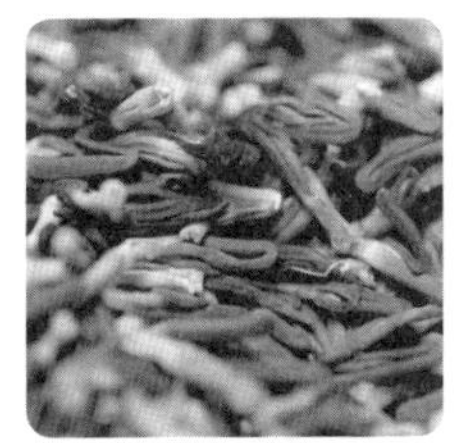

연꽃의 씨앗 속에 있는 연자심

40 무릎 관절염

퇴행성 관절염은 노화 때문에 나타나는 대표적인 질환입니다. 무릎에 가장 흔하며 무릎 이외에 손가락, 발목, 엉덩이 관절에 발생하기도 합니다. 과도한 사용과 노화가 원인으로 관절 통증과 함께 심하면 관절이 두꺼워지는 변형까지 올 수 있습니다.

이런 분들은 꼭 보세요

무릎이 아프고 쑤신다 | 무릎에서 '뚝뚝' 소리가 난다 | 조금만 걸어도 무릎이 아프다 | 무릎을 잘 못 구부린다

실제 환자 케이스

이름 : 김행자 나이(성별) : 58세 여성 직업 : **가사를 겸업으로 하는 농부**

증상 : 무릎 관절 통증과 운동 불편으로 내원하셨다. 평소에는 괜찮지만 등산을 하거나 오래 걸으면 무릎이 심하게 아프고 심하면 퉁퉁 붓고 발작이 일어난다. 비오는 날에 통증이 더 심하다.

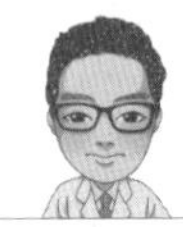

1. 습기 때문에 관절이 상한다

"무릎이 쑤시는 것 보니 비오겠네, 비 올 것 같으니 밖에 빨래 걷어라."

우스갯소리로 기상청 일기예보보다 할머니의 무릎이 더 정확하다는 말이 있습니다. 일기예보 수준까지는 아니더라도 흐리고 비 온 다음 날 한의원에 오시는 어머니들의 컨디션은 확실히 좋지 않습니다.

"관절이 쿡쿡 쑤셔."

"온몸이 찌뿌둥하네."

"몸이 축 처지고 무거워."

"어제 침 맞고 가벼웠는데 몸이 무거워 밤에 자다가 몇 번이나 깼어."

그래서 비가 온 후 병원에서는 곡소리 아닌 곡소리가 넘쳐 납니다. 평소 관절이 안 좋은 분들은 으레 이런 증상을 느끼셨을 겁니다. 멀리 갈 필요도 없이 필자인 저도 여지없이 비오는 날이면 운동하다가 다친 무릎이 쿡쿡 쑤시고 아픕니다.

그럴 때마다 "아, 이것이 환자들의 마음이구나"라고 실감하게 됩니다.

이런 관절염 중에서도 가장 흔한 것이 무릎 관절염입니다. 평소에는 괜찮다가 흐린 날 무릎이 쑤시기 시작한다면 퇴행성 무릎 관절염이 오고 있다는 신호입니다. 무릎 관절염으로 인한 통증도 통증이지만 무릎이 아파 가고 싶은 곳을 갈 수 없다는 현실이 더 큰 실망을 안겨줍니다. 훗날 자식, 손자와 방방곡곡 놀러 다니시려면 비 올 때 쑤시는 작은 증상부터 예방하셔야 합니다.

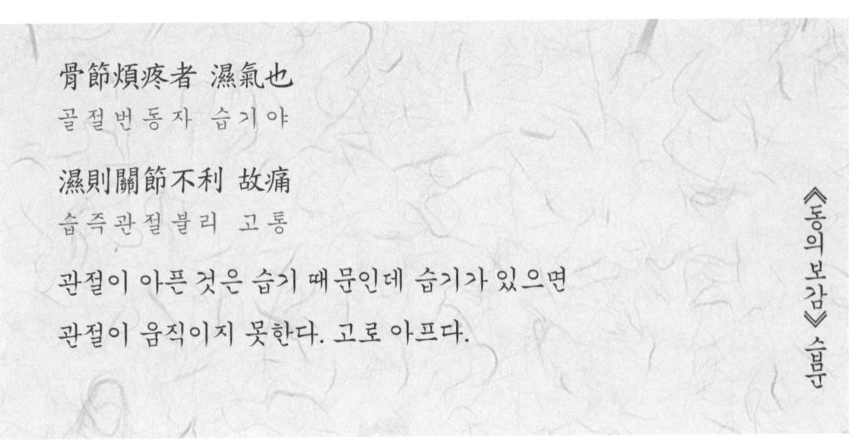
骨節煩疼者 濕氣也
골절번동자 습기야

濕則關節不利 故痛
습즉관절불리 고통

관절이 아픈 것은 습기 때문인데 습기가 있으면 관절이 움직이지 못한다. 고로 아프다.

《동의보감》 습문

《동의보감》에서는 무릎 관절염을 습기로 인한 통증으로 보았습니다. 습기는 우리 몸 안팎의 모든 수분을 가리킵니다. 그 중에서도 우리 몸속에 있는 습기는 바로 부기입니다. 무릎이 퉁퉁 부어 오신 환자분들의 MRI 사진을 찍어보면 무릎 관절 주위에 하얗게 물이 꽉 찬 모습을 심심찮게 볼 수 있습니다. 이렇게 꽉 찬 부기 때문에 무릎에 통증이 오게 됩니다. 게다가 흐린 날이면 주위의 기압이 낮아져 무릎 속의 물이 더 팽창하고 무릎 신경을 누르고 자극해 무릎이 쿡쿡 쑤시게 됩니다.

이런 내부의 습기 외에 외부의 날씨도 무릎 통증에 악영향을 미칩니다. 아르헨티나에서는 무릎 관절염 환자 151명과 정상인 35명을 대상으로 추위와 습기, 기압 변화가 무릎 통증에 미치는 영향을 조사했습니다. 그 결과, 정상인들은 날씨가 변해도 아무 영향이 없었지만 무릎 관절염 환자들은 추위가 심할수록, 습도가 높을수록, 기압이 낮을수록 통증이 심해지는 경향이 뚜렷했습니다. 그래서 따뜻하고 건조한 지방으로 여행가면 무릎 통증이 씻은 듯이 낫는 경우도 있는 것입니다.

이 연구는 2008년 '존스홉킨스 건강경고보고서Johns Hopkins Health Alerts reports'에 실려 날씨와 연관된 관절 통증의 원인을 밝혀내는 계기가 되었습니다. 관절 안에 염증이 없는 정상인의 경우는 기후에 반응하지 않았습니다. 하지만 관절에 습기가 있는 관절염 환자의 경우엔 춥고 비 오는 날의 기압 변화가 이미 가지고 있던 염증, 붓기를 더 악화하여 통증을 나타내게 되었습니다. 이렇게 외부의 날씨 변화는 내부의 습기를 더욱 자극하여 통증을 크게 하는 원인이 됩니다.

결과적으로 무릎 안의 습기 때문에 무릎이 부으며 혈액순환을 방해합니다. 혈액순환이 방해되면 손상된 부위를 치료하는 혈액의 작용도 막혀 결국 퇴행성 관절염이 됩니다.

퇴행성 관절염의 주요 증상

퇴행성 무릎 관절염은 무릎 연골이 모두 닳아 없어져 생기는 질환입니다. 나이가 들면 피할 수 없는 것이 바로 퇴행성 질환이듯이 우리나라의 60세 이상 여성 중 53.8%나 됩니다. 퇴행성 무릎 관절염은 매우 서서히 진행되는 특징이 있습니다. 조금씩 소리가 나고 아프기 시작해 다리를 구부리고 펴는 것이 불편해지고 무릎이 살짝 붓기 시작하며 무릎 주위를 누르면 아픈 압통들이 나타나기 시작합니다. 안쪽 연골부터 먼저 닳는 분들이 많아 무릎 안쪽을 누르면 큰 통증을 호소합니다.

점점 심해지면 나중에는 계단을 오르내리기 힘들어지고 붓고 관절 모양까지 변합니다. 관절염은 일단 진행되면 돌이킬 수 없는 질환입니다. 서양의학에서도 무릎 관절 전체를 인공관절로 대체하는 수술 외에는 대안으로 진통제 밖에 없어 무엇보다 예방이 중요합니다.

이런 관절염은 무릎을 많이 사용하는 누구에게나 찾아올 수 있지만 피할 수 있다면 피하고 피할 수 없다면 오는 것을 늦춰야 합니다.

관절염 예방을 위해 가장 먼저 시작할 것은 체중을 빼고 몸의 부기를 빼는 것입니다. 한의학에서는 '비인습다肥人濕多'라고 해 뚱뚱한 사람은 습도 많다고 했습니다. 무거운 체중과 혈액순환과 관절 운동을 방해하는 습기를 제거한다면 관절염을 피할 수 있습니다.

2. 율무로 몸의 습기를 날려라

온 몸의 습기를 날려버리는 가장 강력한 처방은 가벼운 운동과 율무죽입니다. 하지만 과격한 운동은 오히려 해가 됩니다. 《동의보감》에서도 관절염에는 살짝 땀이 날 정도로만 운동해야지 너무 많이 하면 악화된다고 했습니다. 달리기나 무거운 아령을 드는 격렬한 운동은 자체로 관절에 무리를 주기 때문입니다. 그래서 걷기나 자전거 타기처럼 관절이 상하지 않는 정도의 가벼운 운동으로 땀을 빼 몸의 습기를 제거해야 합니다.

음식 중에 습기를 제거하는 묘약이 바로 율무입니다. 약재로 '의이인'이라고 하는데 이 의이인은 우리 몸속의 습기를 제거하는 효과가 뛰어나 각종 관절질환에 이용됩니다. 게다가 다이어트 효과까지 있어 체중을 감소시켜주니 무릎 관절염 예방에 일석이조입니다.

하지만 주변에서 흔히 볼 수 있는 율무차에는 율무보다 설탕이 많아 오히려 비만을 부르고 통증 개선에도 도움이 되지 않습니다. 그래서 율무를 직접 구입해 죽이나 밥으로 먹는 것이 가장 좋습니다.

율무죽은 다이어트와 무릎의 습기를 날려주는 데 특효약입니다.

☞ 율무죽 만드는 법은 287쪽에 있습니다.

新동의보감 **상담실**

문 : 무릎에서 뚝뚝 소리가 나요

답 : 무릎을 구부리거나 펼 때 뚝뚝 소리가 나고 심지어 순간적으로 무릎이 잠겨locking 현상 잘 움직이지 못 하시는 분들이 계십니다. 이것은 무릎을 덮는 뼈인 슬개골膝蓋骨에 이상이 있다는 신호입니다. 슬개골이 정상 위치에 있지 못하고 바깥쪽으로 살짝 빠져 있다면 운동할 때 뼈에 걸리며 소리가 나고 심하면 잠기기도 합니다. 계속되면 슬개골 연화증이 오며 이런 손상이 누적되면 결국 퇴행성 관절염이 됩니다. 소리가 나기 시작한다면 대퇴사두근 강화 운동을 통해 예방해야 합니다.

新동의보감 **건강용어**

습기와 병

한의학에서는 병의 원인을 두 가지로 구분했습니다. 내부에 생기는 내상內傷과 외부로부터 병이 들어오는 외감육음外感六淫입니다. 여기서 외감육음은 풍風, 바람, 한寒, 추위, 서暑, 더위, 습濕, 습기, 조燥, 건조함, 화火, 불입니다. 병을 일으키는 각 기운마다 성질이 다른데 습기의 성질은 끈적하고 잘 이동하지 않아 기와 혈의 운행을 막는 것이 특징입니다. 관절염의 경우, 관절에 찬 물 때문에 혈액순환이 방해되어 치료가 더딘데 물을 제거하면 회복이 훨씬 빨라집니다.

무릎 관절염! 이럴 때는 병원으로!

류머티스 관절염은 퇴행성 관절염과 다른 전신질환입니다. 평범한 관절 증상과 달리 아래의 증상들이 나타난다면 병원에서 정밀검사를 받으셔야 합니다.

- 관절 통증 외에 피로감, 식욕부진과 같은 전신증상이 동반될 때
- 아침에 자고 일어나면 관절의 뻣뻣함이 1시간 이상 지속될 때
- 양쪽에 대칭적인 관절 통증, 특히 손가락 가운데 관절 통증이 동반될 때
- 동시다발성 관절염이 발생할 때

류머티스 관절염 | 류머티스 관절염은 관절뿐만 아니라 장기에도 침입하는 원인불명의 질환으로 자가면역 반응이 그 원인으로 추정되고 있습니다. 인체 면역조직이 관절막을 스스로 공격하면서 염증이 생겨 부종과 통증을 일으키고 심하면 관절 변형과 전신반응이 나타납니다. 관절 변형이 오기 전에 조기 진료와 관리를 받는 것이 중요합니다.

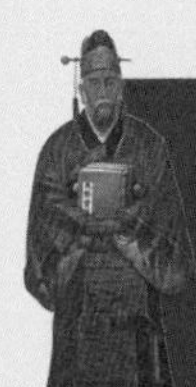

新 동의보감

무릎 관절염 처방전 무릎의 습기를 날려주는 율무죽 레시피

증상 흐린 날이면 무릎 관절이 쑤셔요 **진단** 초기 무릎 관절염 **처방** 무릎의 습기를 날려주는 율무죽

율무죽의 효능 : 관절염 예방, 다이어트 효과

율무죽은 무릎의 습기를 제거해 관절염을 예방해줍니다. 다이어트에도 효능이 좋아 무릎이 떠받치는 체중을 덜어주어 관절염을 근본적으로 막아주는 좋은 음식입니다. 무릎 관절을 위한 운동은 따로 있습니다. 적당한 운동과 다이어트야말로 관절 건강의 필수 조건이지만 마라톤이나 조깅처럼 무릎에 충격을 주는 운동은 오히려 관절을 상하게 할 수 있으므로 무릎이 안 좋은 분들은 자전거 타기나 수영처럼 관절에 충격을 주지 않는 운동이 좋습니다.

제조법

재료 : 율무 1컵, 물 6컵, 소금 약간, 잣 등 약간의 견과류

1. 율무 1컵을 깨끗이 씻은 후, 물에 1시간가량 불려줍니다.
2. 냄비에 물 3컵을 붓고 틈틈이 저어가며 끓입니다.
3. 죽이 걸쭉해지면 남은 물 3컵도 붓고 율무가 충분히 익을 때까지 끓여줍니다.
4. 소금으로 적당히 간을 하고 기호에 따라 잣 등의 견과류를 넣어줍니다.
5. 하루 세 끼 중 한 끼 식사대용으로 먹습니다.

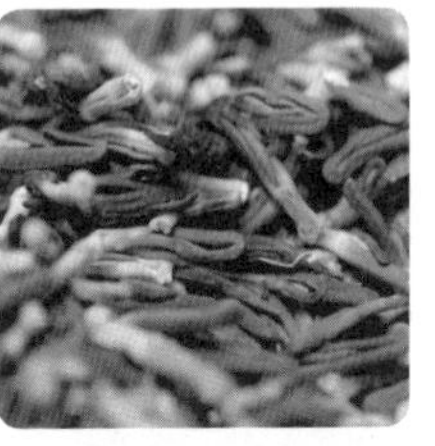

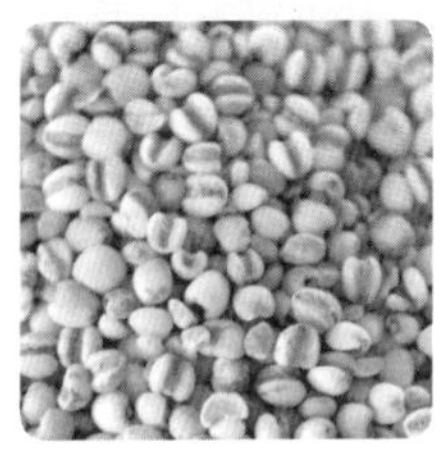

율무

Tip

율무 산지는 경기도 연천이 가장 유명합니다. 연천 지역은 일교차가 커 율무 재배에 적합하고 민간인 통제구역이어서 다른 지역보다 유리한 자연 환경을 가지고 있습니다. 율무는 3월~5월이 제철입니다. 골의 폭이 좁고 연한 갈색을 띠며 씨눈이 붙어 있고 윤기가 나는 것이 좋습니다.

41 근육경련

"다리에 쥐가 난다"라고 표현하는 근육경련은 여러 원인으로 나타납니다. 흔히 심한 운동이나 오랫동안 불편한 자세로 앉아 있으면 혈액순환 장애가 나타나게 됩니다. 그 외에도 척추관 협착증과 같은 척추질환 때문에 발생할 수도 있습니다.

이런 분들은 꼭 보세요

앉았다가 일어나면 다리에 쥐가 난다 | 밤에 쥐가 난다 | 다리가 잘 저리다 | 운동할 때 남들보다 쥐가 잘 난다

실제 환자 케이스

이름 : 최민영　나이(성별) : 52세 여성　직업 : 전업 주부

증상 : 약간 뚱뚱한 편, 평소 소화나 다른 부분에는 문제가 없지만 팔다리에 쥐가 잘 나는 편이다. 자다가 다리가 저려 깰 때가 종종 있으며 양반다리를 하거나 무릎을 꿇으면 쥐가 잘 난다.

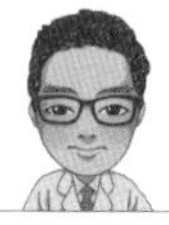

1. 혈액에 열이 생기면 근육이 뒤틀린다

"식당에서 밥을 먹고 일어나기만 하면 어김없이 종아리에 쥐가 나요. 그래서 양반다리로 앉는 식당은 안 가게 되더라고요."

진료실을 찾은 아주머니가 종아리를 가리키며 말을 이었습니다.

"이게 별 것 아닌 것 같으면서 얼마나 귀찮은지, 가끔 잘 때도 다리가 저려 중간에 깨어 다리를 한참동안 주무르다 잠을 자요."

이 '쥐'라는 것이 종아리, 손발, 다리에만 어찌 그리 잘 나는지 모두 한 번쯤 겪으셨을 겁니다. 그래서 한의원에 오시는 분들의 단골 대사가 "자다가 손발에 쥐가 그리 잘나"입니다.

많은 분들이 비슷한 증상을 호소한다고 예사로 넘길 수 없는 것이 '쥐'입니다. 격렬한 운동을 하지 않았는데도 쥐가 잘 나는 분들은 분명히 몸에 이상이 있다는 신호입니다.

《동의보감》 근육(筋)편

轉筋屬血熱
전근속혈열

근육에 쥐가 나는 것은 혈열에 속한다.

《동의보감》에서는 근육에 쥐가 나는 것을 혈액 문제로 보았습니다. 다리나 손발에 쥐가 나는 것은 근육 자체의 문제보다 혈액순환의 문제가 다반사입니다. 혈액순환이 제대로 되어야 근육에 문제가 생기지 않습니다. 매순간 우리 몸 구석구석에 깨끗한 피가 공급되어 산소와 영양분을 채워주고 노폐물을 제거해야 근육이 정상 상태를 유지할 수 있습니다. 하지만 혈액순환이 저하되면 우리 몸 가장 멀리 있는 팔다리부터 피가 탁해지며 근육에 쥐가 나게 됩니다.

대학생 시절 끔찍하게 쥐가 났던 적이 있습니다. 여행을 마치고 찜질방에 들어가 잠시 방에 누웠는데 어찌나 피곤했는지 팔베개를 한 채 그대로 곯아떨어진 겁니다. 얼마 후 반쯤 깨어 팔을 움직이는데 "이것이 내 팔이 맞나?" 싶을 정도로 쥐가 나 움직이지도 못하고 감각도 안 느껴지는 것이었습니다. 하필 오른팔이었습니다.

"이 팔 죽으면 나도 끝인데, 이거 어쩌나."

혼비백산 일어나 연신 팔을 주무르며 쥐었다 폈다 몇 번을 반복하니 서서히 감각도 돌아오고 통증도 사라지기 시작했습니다.

깜깜한 찜질방 안에서 팔베개를 한 채 도대체 얼마나 누워 있었던 건지 모릅니다. 팔에 혈액이 돌면서 영양분과 산소도 공급하고 노폐물도 제때 치워줘야 하는데 큰 머리에 팔이 눌려 혈액이 돌지 않았으니 그대로 쥐가 나버린 것입니다.

이와 비슷하게 무릎 꿇은 자세나 양반다리처럼 혈액순환을 방해하는 자세를 오래 하면 피가 돌지 못해 쥐가 납니다. 하지만 같은 자세를 오래 해도 멀쩡한 사람이 있는 반면, 특정한 자세를 취하면 여지없이 쥐가 나게 되는 사람이 있습니다.

또한 무리한 운동으로 쥐가 나기도 합니다. '동호인 테니스 대회에서는 8강이 한계', 라는 말이 있는데, 이것은 테니스 동호인 사이의 불문율과 같습니다. 체력의 한계 때문에 8강 이상 경기를 버텨내기 힘들다는 뜻입니다. 일반인 테니스 대회는 보통 하루에 약 10경기를 모두 치르는데 몸 관리가 부실한 동호회 회원들은 준결승인 4강전에 들어가면 여지없이 다리에 쥐가 나며 무너진다는 속사정입니다.

이와 같이 단시간에 폭발적인 에너지를 쏟는 운동을 하게 되면 근육은 평소보다 몇 배나 많은 에너지를 쓰고 엄청난 노폐물을 배출하게 됩니다. 그런 근육을 위해 심장이 요동치며 혈액을 공급해도 결국 공급보다 소모가 많아져 근육 경련이 일어나는 것입니다. 이럴 때면 "혈액이 뜨거워져 쥐가 난다"라는 《동의보감》의 표현이 정말 실감납니다.

종아리 근육이 튼튼해져야 혈액순환이 잘 된다

전부터 종아리는 '제2의 심장'이라고 했습니다. 종아리 근육 사이사이에는 혈관이 있고 근육이 움직일 때마다 혈관을 쭉쭉 조여 혈액이 그 힘을 이용해 위로 올라가게 됩니다. 그래서 종아리 근육이 강해야 혈액순환이 잘 되고 다리에 쥐가 나지 않습니다. 하지만 근육이 약해 그 힘이 부족하거나 장시간 비행기에 앉아 있는 것처럼 종아리 근육을 쓰지 않으면 피가 올라가지 못하고 고이게 됩니다. 이것이 심해지면 혈관이 커지고 피부 바깥으로 꼬불꼬불 튀어나오게 되는데 그것이 바로 하지정맥류입니다.

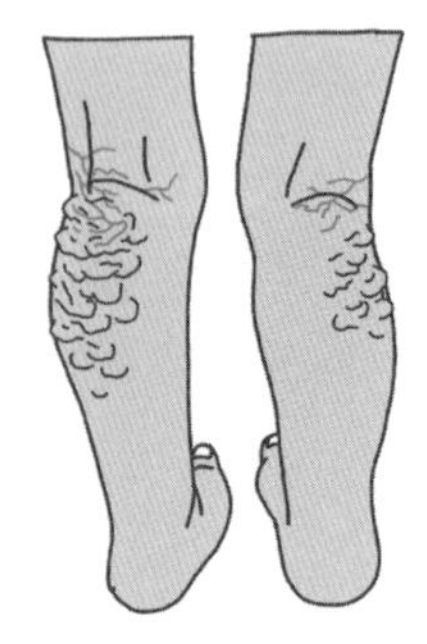

하지정맥류

초기의 하지정맥류는 외관상의 문제를 제외하면 별 불편이 없지만 하지정맥류가 있다는 것은 종아리 근육이 약해져 혈액순환이 제대로 되지 않고 있다는 증거입니다. 그러므로 하지정맥류가 있는 분들 중에 다리가 무겁고 자주 쥐가 나거나 발이 시린 분들이 많습니다. 꼬불꼬불한 혈관이 종아리에 비친다면 '제2의 심장'이 약해져 있다는 신호입니다.

2. 'L자 다리운동'으로 혈액순환을 강화시켜라

쥐를 예방하려면 근본적으로 혈액순환을 강화시키고 자주 쥐가 나는 종아리 근육을 스트레칭해줘야 합니다. 지금 소개할 운동은 그 두 가지를 한 번에 해결하고 다리살과 부기까지 빠지는 효과가 있어 그야말로 일석삼조의 운동입니다.

다리와 몸의 모양이 'L' 자여서 'L자 다리운동'으로 알려진 이 운동은 매일 밤 자기 전 침대에 누워 하면 딱 좋습니다. 골반을 벽에 대고 다리를 벽에 기대어 90°로 세운 후, 발끝을 몸 쪽으로 살짝 구부려줍니다. 살짝 구부려도 종아리에서 당기는 느낌이 확실히 듭니다. 다리를 심장보다 높이 들어주는 것만으로도 다리 부종을 쏙 빼주고 혈액순환을 촉진시켜 하지정맥류를 예방하는 데 큰 도움이 됩니다.

혈액순환을 촉진시키는 차로 천궁차가 최고입니다. 천궁川芎은 《동의보감》에서도 행혈行血, 피를 움직이다의 명약이라고 했습니다. 끓는 물 1ℓ가량에 깨끗이 씻은 천궁 15g을 넣고 물이 절반 정도로 줄 때까지 끓여냅니다. 향이 강하니 꿀을 타 드셔도 정말 좋습니다.

하지만 그 약 기운이 강해 한 달 이상 너무 오래 드시면 기氣를 상할 수 있어 계속 드시려면 한의사와 상담하시는 것이 좋습니다. 천궁은 말린 뿌리 부분을 약재로 쓰며 인터넷을 통해 구입이 가능합니다.

혈액순환을 강화시켜주는
'L자 다리운동'으로 쥐가 난 다리를 풀어주세요.

☞ L자 다리 운동법은 293쪽에 있습니다.

사지관절 편

新동의보감 **상담실**

문 : 자다가 팔다리가 저려 자꾸 깹니다. 밤에만 팔다리가 저린 이유가 뭔가요?

답 : 우리 몸은 수면 중에 휴식 상태에 들어가므로 대부분의 혈액은 간肝에 저장되고 평소보다 적은 양의 혈액이 순환합니다. 그래서 평소 혈액순환이 잘 안 되는 분들은 수면 중 혈액순환이 더 떨어져 쥐가 나게 됩니다.

新동의보감 **건강용어**

갑자기 쥐가 난다면!

쥐가 난 근육을 최대한 늘려줍니다. 종아리에 쥐가 난 경우, 바닥에 눕거나 앉아 발끝을 몸 쪽으로 구부려주며 종아리 근육을 최대한 늘려줍니다. 손발에 쥐가 났을 때는 주물러 마사지해주며 혈액순환을 회복하는 것이 도움이 됩니다. 급작스런 운동 후에 땀을 너무 많이 흘리는 것도 쥐가 나는 요인이므로 물이나 전해질 음료로 미리미리 예방합니다.

근육경련! 이럴 때는 병원으로!

하지정맥류는 혈액순환이 좋지 않다는 신호입니다. 종아리 맨 바깥쪽 정맥에 혈액이 고여 파랗고 꾸불꾸불한 혈관이 피부에 그대로 비치게 됩니다. 주로 생활요법을 권하지만 아래와 같이 다리가 쉽게 피곤해지거나 통증과 부종이 심하고 미관상 개선을 원하시는 경우, 병원에 가보셔야 합니다.

- 종아리 밖으로 꾸불꾸불한 푸른 핏줄이 보일 때
- 발이 무거운 느낌이 들고 다리가 쉽게 피곤해질 때
- 오래 서있거나 의자에 오래 앉아 있으면 증상이 더 심해질 때
- 잘 때나 새벽에 종아리에 쥐가 나 아파 깰 때
- 다리에 통증이 있고 부종이 심할 때

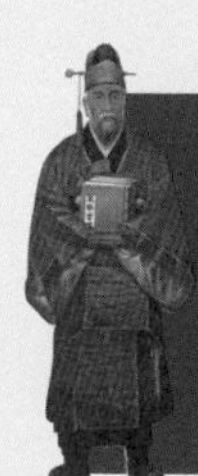

新 동의보감

근육경련 처방전 쥐가 나는 다리는 'L자 다리운동'

증상 다리에 쥐가 잘 나요 **진단** 혈액순환 저하로 인한 근육경련 **처방** 일석삼조 'L자 다리운동'

L자 다리운동의 효과 : 혈액순환 개선

1. 골반을 벽쪽에 대고 다리를 벽에 기대어 90°로 세웁니다.
2. 발끝을 몸쪽으로 살짝 구부려줍니다.
3. 발목을 30초 동안 구부리고 30초 동안 펴주는 동작을 10회 반복합니다.

좀 더 강한 운동효과를 원하시는 분들은 발끝에 수건을 걸치고 양손으로 수건을 잡아당겨 더 강하게 스트레칭합니다. 그 상태에서 발목을 구부리고 펴기를 반복하면 종아리에 큰 운동효과가 있습니다.

Tip

혈액순환 강화에 도움을 주는 천궁차를 드시면 종아리의 쥐를 없애는 데 도움이 됩니다. 하지만 천궁은 그 약 기운이 강해 한 달 이상 오래 드시면 기氣가 상할 수도 있으므로 계속 드시기를 원하신다면 한의사와 상담해보시는 것이 좋습니다.

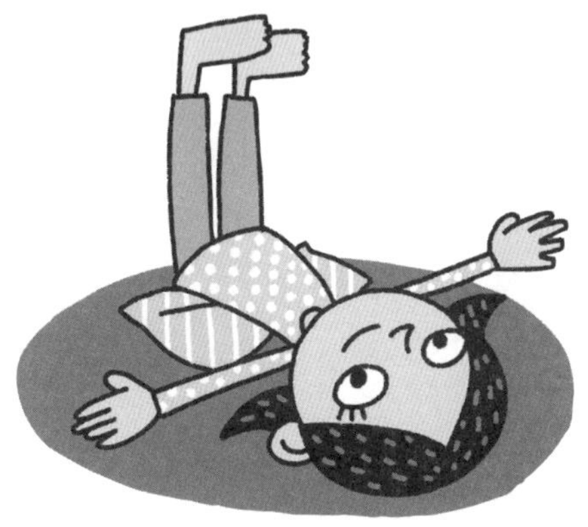

L자 다리운동

42 족저근막염

족저근막염은 발바닥 뒤쪽 발꿈치 통증이 주증인 발바닥 근막의 염증질환입니다. 특히 아침에 일어난 후, 첫 발을 내디딜 때 통증이 심하고 오랫동안 걷거나 활동한 후에 통증이 나타나기도 합니다.

이런 분들은 꼭 보세요

아침에 첫 발을 디딜 때 발바닥이 아프다 | 발뒤꿈치가 쑤신다 | 많이 걸으면 발바닥에 통증이 생긴다 | 서있으면 발바닥이 뻣뻣하고 아프다

실제 환자 케이스

이름 : 황미숙　나이 : 53세 여성　직업 : 다양한 활동을 하는 전업 주부

증상 : 활동적인 성격, 등산을 좋아한다. 그런데 3주 전부터 조깅을 시작한 후, 발바닥에 통증이 생겼고 움직일 때 통증이 좀 낫는 것 같아 운동을 계속했지만 점점 통증이 심해졌다.

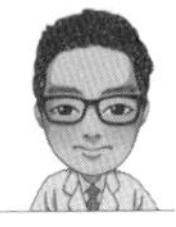

1. 족저근막염, 발바닥 인대 손상이 원인이다

한 눈에도 건강해 보이는 50대 어머니가 화려한 등산복 차림으로 진료실 문을 힘차게 열었습니다. 하지만 기우뚱거리는 폼이 마치 발바닥 한쪽이 압정에 찔린 것 같았습니다. 진료실 문부터 의자까지 2m 남짓, 하지만 20m는 되듯이 어렵게 걸어와 겨우 의자에 앉더니 대뜸 양말부터 벗어젖히며 발뒤꿈치를 가리킵니다.

"여기 좀 보세요. 그래도 지금은 좀 나아요. 아침마다 침대에서 일어나 첫 발을 디딜 때마다 여기가 어찌나 아픈지. 송곳으로 발바닥을 찌르는 것 같아요. 무서워서 일어나기도 싫어요."

얼마나 불편하셨는지 의자에 앉자마자 쉴 새 없이 말을 쏟아내십니다. 이럴 때는 수사관이 범인을 찾아내듯이 의사는 환자의 말을 경청하고 핵심을 찌르는 질문으로 병의 원인을 찾아내야 합니다. 그리고 가장 간단한 질문이 가장 강력한 해답을 줄 수 있습니다.

"언제부터 그러셨어요? 다친 적 있었나요?"

"다친 적은 없고 올 봄부터 운동한다고 동네에서 조깅을 시작했어요. 한 3주 전인가? 겨울도 끝나고 날씨도 좋고 살도 빼보려고 무리했는지 그때부터 이러네요. 처음에는 좀 괜찮아 매일 운동했는데… 운동해도 괜찮은가요?"

50대 여성에게 무리한 운동, 발바닥을 디딜 때 찌르는 듯한 통증, 바로 족저근막염이었습니다.

足太陽之筋 其病小指及跟腫痛
족태양지근 기병소지급근종통

治在燔針刦刺 以痛爲輸
치재번침겁자 이통위수

족태양경근에 병이 생기면 새끼발가락부터
발뒤꿈치 부위가 붓고 통증이 생긴다.
치료할 때 화침(火針)으로 아픈 곳을 찌른다.

《황제내경》 영추편

《황제내경》에서도 족저근막염을 언급한 부분이 있습니다. "새끼발가락부터 발뒤꿈치 부위가 붓고 아프면 화침으로 치료한다"라는 내용이 바로 그것입니다.

이 발바닥 통증을 현대의학에서는 족저근막염이라고 합니다. 족저근막은 발뒤꿈치부터 발 앞쪽까지 이어져 아치형의 족궁을 유지시켜주는 발바닥의 단단한 인대입니다. 족저근막염은 이 인대에 염증이 생겨 통증이 생기는 병입니다. 이 인대는 워낙 단단해 이상이 생기면 인대 자체보다 뼈와 인대가 이어진 발뒤꿈치 부위에 집중적으로 문제가 나타나게 됩니다.

마라톤 선수의 병, 족저근막염

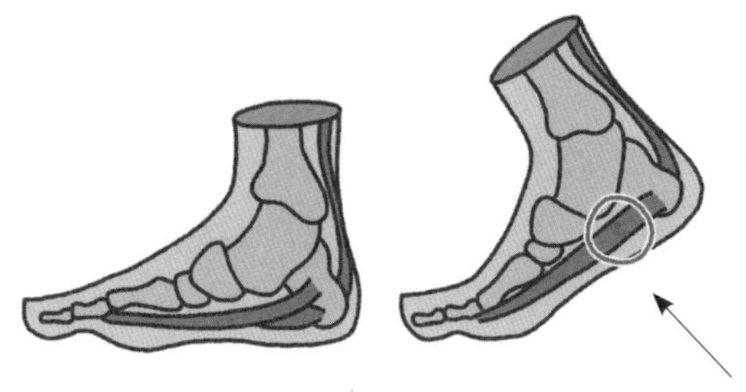

황영조와 이봉주, 대한민국 사람이라면 모두 알고 있는 유명한 마라톤 선수들입니다. 최고의 마라톤 선수라는 사실 외에 이들은 모두 족저근막염으로 고생했다는 공통점이 있습니다.

발이 쿵쿵 땅에 닿을 때마다 발바닥의 족저근막은 스프링처럼 뼈를 잡아줘 충격을 흡수하지만 갑자기 너무 큰 충격이 오거나 충격이 누적되면 뼈와 인대가 이어진 부분이 상하고 통증이 발생합니다. 그래서 매일 엄청난 거리를 달려야 하는 마라톤 선수들에게 피할 수 없는 질환이 바로 족저근막염입니다.

족저근막염의 가장 흔한 증상은 '아침에 일어나 첫 발을 디딜 때의 통증'입니다. 수면 시간 동안 굳어 있던 근막이 발을 딛는 동시에 늘어나 통증을 유발하는 것입니다. 마찬가지로 오래 앉아 있다가 첫 발을 디딜 때 통증이 나타나는데 좀 움직이면 사라지곤 합니다.

이렇게 움직이면 통증이 사라지므로 대수롭지 않게 생각하고 넘어가 병을 더 키워 오시는 분들이 많습니다. 족저근막염은 처음 통증이 나타날 때부터 적극적으로 관리해주면 굳이 병원에 안 가도 낫지만 초기에 적절한 대응을 안 해주면 나중에 본격적인 치료를 받아야 하는 질환입니다.

국민건강보험공단에서는 매년 진료 환자 통계를 발표합니다. 그에 따르면, 족저근막염이 가장 많이 발생하는 연령층은 바로 40~60대 여성입니다. 격렬한 운동을 하지 않는 40~60대 여성에서 족저근막염이 다발하는 이유는 폐경으로 인해 발바닥 지방층이 얇아지기 때문입니다. 실제 진료실에서도 이 연령대의 여성분들이 족저근막염을 많이 호소하십니다. 발바닥 지방층은 발의 충격을 흡수하는 인체의 첫 번째 방어막인데 폐경기가 지나면 이 지방층이 얇아져 충격이 뼈와 인대에 그대로 전해지게 됩니다. 남성과 달리 여성들이 하이힐이나 딱딱한 구두를 즐겨 신는 것도 원인 중 하나입니다.

2. 얼음 캔 굴리기로 발바닥 인대를 강화시켜라

족저근막염은 가정에서 관리만 잘 하면 낫는 병입니다. 하지만 초기의 작은 통증을 무시하고 계속 활동하면 결국 만성으로 이어져 평생 동안 괴롭힙니다. 그래서 초기 통증에서 발견해 치료하는 것이 발바닥의 만성 통증에서 벗어나는 길입니다. 먼저 땅을 디딜 때 발바닥이 아프다면 '안정 – 스트레칭 – 생활습관 개선'으로 이어지는 3단계 관리를 통해 병이 커지는 것을 막아야 합니다.

첫째, 안정입니다. 무조건 쉬어야 합니다. 갑작스런 등산이나 조깅으로 발바닥이 시큰거리고 아프기 시작한다면 최소 이틀은 무리하지 않고 푹 쉬어야 하며 통증이 완전히 사라질 때까지 운동을 피하는 것이 좋습니다. 이것은 모든 인대나 근육 손상에 해당됩니다. 인대와 근육 같은 연조직부드러운 조직은 한 번 손상되면 회복될 때까지 충분한 시간을 주어야 스스로 회복되는데 회복될 시간도 없이 자꾸 손상이 누적되면 급성에서 만성으로 넘어가며 통증도 쉽게 사라지지 않습니다.

둘째, 스트레칭을 통해 발을 강화시킵니다. 이틀 정도의 충분한 휴식 후에는 스트레칭을 통해 근육을 서서히 강화시킵니다. 너무 오래 휴식을 취하면 오히려 근육을 약화시켜 나중에 다시 부상당할 가능성이 높습니다. 이틀 정도 푹 안정을 취한 후, 가벼운 스트레칭을 통해 근육을 강화시켜야 합니다. 족저근막염에는 얼음 캔 굴리기 스트레칭이 가장 좋습니다. 발바닥 인대를 늘려주는 동시에 운동으로 유발되는 통증을 얼음찜질로 다스리는 두 가지 효과가 있습니다.

마지막 세 번째는 생활습관 개선입니다. 딱딱한 구두는 족저근막염의 천적입니다. 딱딱한 구두에 딱딱한 아스팔트나 콘크리트 바닥을 밟으면서 생활하기 때문에 족저근막염에 노출될 확률이 그만큼 높습니다. 그래서 운동화나 발바닥에 부드럽게 와닿는 신발이 중요합니다. 땅의 충격이 그대로 전해지기 때문입니다. 충격을 막아줄 밑창이 부드러운 신발을 착용하고 운동 전후에는 발바닥을 충분히 풀어주어 부상을 예방해야 합니다.

족저근막염은 6개월 이상 지나야 낫는 병입니다. 심하게 진행되지 않게 초기 예방이 중요하지만, 진행되어 통증이 너무 심하면 가까운 한의원이나 병원을 찾아 적극적으로 치료하셔야 합니다.

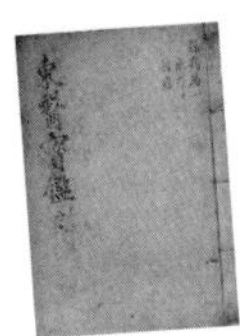

간단한 얼음 캔 굴리기 운동으로
인대를 강화시키고 족저근막염을 치료하세요.

☞ 운동법은 300쪽에 있습니다.

新동의보감 **상담실**

문 : 족저근막염으로 1년 넘게 고생하고 있는데 자가치료가 가능할까요?

답 : 족저근막염은 6개월이 되기 전에는 보존적 치료로 90% 정도가 낫는 질환이지만 6개월 이상 통증이 지속된다면 스트레칭이나 찜질 같은 보존적 치료는 더 이상 통하지 않습니다. 병원이나 한의원에서 즉시 치료받는 것이 낫습니다. 최근 한방에서도 침도도침를 통해 발바닥질환이 발생한 부위 인대를 직접 치료해 많은 효과를 거두고 있습니다.

新동의보감 **건강용어**

경근經筋이란?

경근經筋은 사지 말단부터 시작해 머리나 몸통으로 이어지는 우리 몸의 근육다발입니다. 12경맥이 근육에 닿아 있는 부분으로 경근도 12개입니다. 서양 의학으로는 근육을 싸고 있는 근막筋膜의 개념과 유사하며 근육을 싸고 있는 근막의 분포와 12경맥의 분포도 비슷합니다. 그 중 족태양경근은 새끼발가락부터 시작해 발뒤꿈치를 지나 종아리와 허벅지 뒤쪽, 등 한가운데를 지나 머리끝까지 닿아 있습니다. 한의학에서는 한 부위의 이상이 다른 부위와 연관되어 있는 것으로 여겨 발바닥 병도 그 자체의 이상으로 보지 않고 발바닥부터 머리끝까지 이어진 전체적인 근골격계의 이상으로 봅니다. 발바닥 통증도 발바닥이 손상되어 생기는 발바닥질환이지만 양쪽 다리 길이가 다르거나 틀어진 자세 때문에 더 쉽게 발생한다는 측면에서 전체적인 질환인 셈입니다.

족저근막염! 이럴 때는 병원으로!

족저근막염은 90%가 6개월 내에 치료되는 질환입니다. 하지만 비슷한 통증이라도 골절, 피로골절은 저절로 치료되지 않으므로 병원에 가보셔야 합니다.

- 발뒤꿈치뼈 자체에 통증이 있을 때
- 가만히 서 있어도 통증이 느껴지고 움직여도 줄지 않을 때
- 시간이 지나면서 통증이 심해질 때
- 발작과 부종이 심할 때

피로골절 | 외상으로 인한 갑작스런 골절이 아닌, 과도한 운동이나 반복적인 충격으로 뼈에 미세한 금이 가는 질환입니다. 뼈에 작은 금이 가므로 초기에는 알기 힘들고 X-ray에도 나타나지 않는 것이 대부분입니다. 주로 무릎과 발목, 발바닥에 나타납니다.

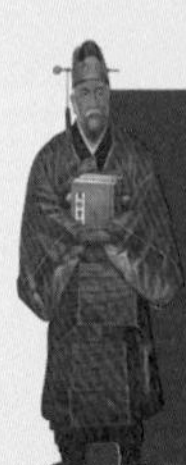

新 동의보감

족저근막염 처방전 스트레칭과 찜질로 족저근막염 치료하기

증상 발바닥이 쑤시고 아파요 **진단** 족저근막염 **처방** 스트레칭과 얼음찜질을 동시에! 얼음 캔 굴리기

얼음 캔 굴리기 운동의 효과 : 족저근막염 치료

족저근막염 증상이 있다면 딱딱한 신발은 금물입니다. 족저근막염이 사라지기 전 6개월 동안 푹신한 신발을 신고 스트레칭과 근력 운동을 꾸준히 해야 합니다. 족저근막염은 금방 낫는 병이 아닙니다. 꾸준히 노력해야 나을 수 있습니다.

1. 냉장고에 얼린 얼음 캔을 꺼내 바닥에 놓고 통증이 있는 발로 눌러줍니다.
2. 어느 정도 체중을 실어 캔을 누르고 발을 앞뒤로 움직입니다.
3. 이때 스트레칭 효과를 높이기 위해 발가락 끝을 최대한 위로 올립니다.
4. 1회 30초씩 12회 실시합니다.

Tip

족저근막염에는 얼음 캔 굴리기와 함께 허벅지 스트레칭인 L자 다리운동도 효과가 좋습니다. 대표적인 허벅지 스트레칭인 L자 다리운동은 수전증 편을 참고하세요.

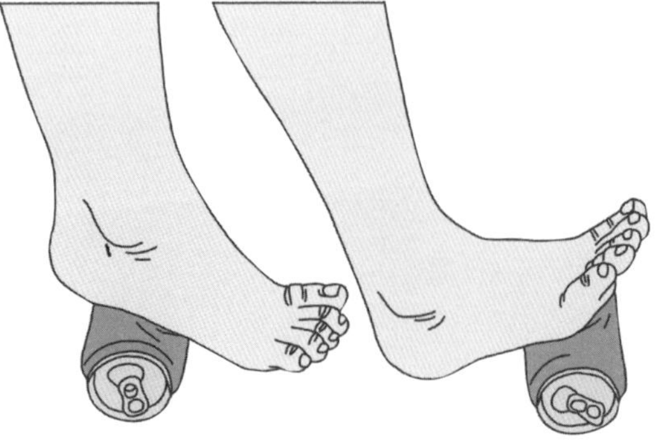

얼음 캔 굴리기

43 무좀

무좀의 원인은 백선균이라는 곰팡이입니다. 이 균은 몸에서 나오는 때와 오염물질을 매우 좋아합니다. 무좀균이 발의 각질을 먹고 소화시키는 과정에서 발냄새가 나고 가렵고 진물도 나옵니다. 발을 청결하고 건조하게 관리하고 통풍이 잘 되는 환경을 만들어주는 것이 중요합니다.

이런 분들은 꼭 보세요

발가락 사이의 피부가 하얗게 벗겨진다 | 발가락 사이에 진물이 심하다 | 신발을 벗으면 지독한 냄새가 난다 | 발가락 사이가 갈라진다

실제 환자 케이스

이름 : 최종철　나이 : 41세 남성　직업 : **무좀 때문에 고생하는 택시 기사**

증상 : 원래 무좀이 없었는데 군대에서 무좀에 걸렸다. 제대 후 다른 계절에는 괜찮은데 여름만 되면 발가락이 가렵고 진물에 통증까지 생겨 업무에 지장을 주었다. 가까운 병원에서 처방받은 약과 연고로 별 효과를 보지 못했다.

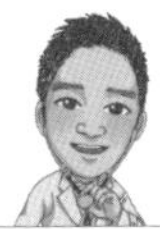

1. 무좀의 적은 곰팡이를 키우는 습기다

"오래 전부터 무좀이 있었는데 점점 심해지네요."

"많이 불편하시겠네요. 증상이 어떤가요?"

"가렵고 냄새나고 진물에 통증까지… 여름에는 더 심해져요."

"이제 곧 여름인데 걱정되시겠어요. 치료는 받아보셨나요?"

"병원에서 처방받아 약 먹고 연고도 발랐는데 그때뿐이고 또 그래요."

우리 몸에는 100개가 넘는 관절이 있습니다. 그 중 1/4이 양쪽 발에 몰려 있습니다. 발은 하루 종일 무거운 체중을 효율적으로 지탱해야 하므로 많은 뼈와 관절로 복잡하게 이루어져 있답니다. 부담을 많이 받는 만큼 한 번 문제가 생기면 잘 낫지 않습니다.

우리나라 40세 이상 중 · 장년층 10명 중 6명이 발 질환이 있습니다. 그 중 무좀이 상당수를 차지합니다. 무좀은 안 겪어본 사람은 잘 모르지만 정말 불편한 질환입니다. 가렵고 아파 신경쓰여 업무에 집중하기 힘들게 만듭니다. 발냄새가 심한 경우, 다른 사람들과 식사하러 가기도 꺼려집니다. 식탁이 있는 자리에 앉으면 괜찮지만 신발을 벗고 바닥에 앉아 먹게 될지 두렵기 때문입니다. "내 발에서 나는 냄새 때문에 사람들이 얼굴을 찡그리고 나를 더럽게 생각하면 어쩌지?"라는 생각에 심리적 스트레스를 받는 경우가 많습니다.

《동의보감》에는 여러 피부질환이 등장합니다.

汗出現濕 乃生痤疿
한출현습 내생좌비

暑月汗漬 肌生紅粟 謂之疿子
서월한지 기생홍속 위지비자

爛破成瘡 謂之疿瘡
란파성창 위지비창

땀을 흘리면서 습사의 침범을 받으면 좌(痤, 부스럼)와 비(疿, 땀띠)가 생긴다. 여름철에 땀에 젖어 피부에 붉은 좁쌀만 한 것들이 돋은 것을 비자라고 한다. 이것이 짓무르고 헤져 부스럼이 된 것을 비창이라고 한다.

《황제내경》 피문

여름에 땀이 나 피부가 짓무르고 헤지는 '비창疿瘡'은 무좀과 비슷하지만 무좀에 대한 직접적인 언급은 없습니다. 이것은 과거에는 무좀이 흔한 병이 아니었음을 의미합니다. 언뜻 생각하기에는 오늘날보다 위생 상태가 열악했던 옛날에 무좀이 더 많았을 것 같은데 그 반대라는 사실이 놀랍습니다.

옛날사람들이 신었던 버선이나 고무신, 짚신은 크기가 넉넉했습니다. 반면, 현대인들은 발에 꼭 맞는 구두를 신기 때문에 발가락 사이에 공간이 별로 없고 통풍도 잘 안 됩니다. 습기가 차기 쉬워 곰팡이가 머물기 좋은 환경이 됩니다. 업무상 서있는 시간이 많은 경우에는 발에 땀이 많이 나 더 그렇습니다.

무좀의 원인은 백선균이라는 곰팡이입니다. 이 균은 피부, 머리카락, 손발톱에서 자랍니다. 이 녀석은 몸에서 나오는 때와 오염물질을 매우 좋아합니다. 주식은 발바닥의 각질입니다. 그래서 발에 각질이 많은 사람은 무좀에 걸리기 쉽습니다. 백선균이 각질을 먹고 소화시키는 과정에서 발냄새가 나고 가렵고 진물도 나오게 됩니다. 무좀으로 인한 발냄새는 심할 경우 화장실에서 나는 암모니아 냄새의 2천 배가량 지독하다고 하니 생각만 해도 끔찍합니다.

발 무좀에는 크게 세 가지가 있습니다. 대부분을 차지하는 '지간형指間形, 발가락 사이 유형'은 셋째, 넷째, 다섯째 발가락 사이에 많이 생깁니다. 첫째, 둘째, 셋째 발가락 사이에 비해 틈이 좁아 공기가 잘 안 통하고 습기가 빠져나가기 어렵기 때문입니다. 발가락 사이가 물에 불어 하얗게 되거나 갈라지며 피부가 짓무르기도 합니다. 지간형 외에도 수포를 형성하는 '수포형', 각질이 많아지는 '각화형'이 있습니다.

무좀 극복, 약보다 환경이 중요하다

남성들은 군대에서 무좀에 걸리는 경우가 많습니다. 발이 땀에 젖은 상태로 하루에 몇 시간씩 군화를 신고 있으니 안 걸릴 재간이 없습니다. 장마철에 행군하면 정말 최악의 상황입니다. 날씨는 덥고 발은 빗물과 땀범벅이니 고온다습한 환경에서 가장 왕성하게 활동하는 무좀균에게 속수무책으로 당합니다.

무좀균은 몸에서 잘 떨어져 여러 사람이 맨발로 생활하는 환경에서 쉽게 옮깁니다. 가족 중에 무좀 환자가 있다면 내게 이미 옮았을 가능성이 높습니다. 목욕탕, 헬스클럽, 수영장도 마찬가지입니다. 무좀균이 옮았다고 모두 무좀에 걸리는 것은 아니고 면역력이 약하거나 본인의 발 상태가 나쁘면 증상이 나타납니다. 화장실 문 앞의 매트를 자주 바꿔주고 가족 중에 무좀 환자가 있다면 양말이나 수건은 확실히 구분해 사용하는 것이 좋습니다.

무좀균을 죽이기 위해 연고나 약을 사용하는데 치료율이 그다지 높지 않습니다. 비교적 효능이 좋은 약도 치료율이 70% 정도이며 이마저도 재발하는 경우가 많습니다. 또 무좀약을 고혈압약이나 고지혈증약과 함께 복용했을 때 혈압을 지나치게 떨어뜨린다거나 근육이 녹아내리는 질환을 유발하는 등의 부작용이 생길 수도 있습니다. 무좀균을 죽여도 발에 땀이 많이 나고 열이 난다면 언제든지 무좀균은 번식할 수 있습니다. 발이 처한 환경을 개선해주는 것이 더 중요합니다.

2. 볼이 넓고 부드러운 신발을 신어라

우리는 하루 중 많은 시간을 신발을 신은 채 생활합니다. 발이 편해야 무좀으로부터 자유로울 수 있습니다. 가장 좋은 방법은 운동화를 신는 것입니다. 몇 년 전까지만 해도 "어떻게 회사에서 운동화를 신는가?"라고 생각하는 경향이 있었지만 요즘은 분위기가 바뀌었습니다. 건강을 생각하고 개성을 중시하다보니 운동화를 신고 출근하는 사람들이 많아졌습니다. 회사 규정상 어쩔 수 없이 구두를 신어야 한다면 발이 편한 것을 고릅니다.

우선 재질은 딱딱하지 않고 부드러우며 볼이 넓은 것이 좋습니다. 앞코는 뾰족하지 않고 둥그스름해야 합니다. 그래야 발가락을 압박하지 않고 통풍이 잘 됩니다. 하이힐의 경우, 힐이 발뒤꿈치를 잘 받쳐줄 수 있는 위치에 있어야 합니다. 힐이 너무 뒤에 있으면 체중이 앞으로만 쏠려 발가락 사이의 공간이 없어집니다. 까치발을 했을 때 힐이 3cm가량 들려야 합니다.

여유 있고 통풍이 잘 되는 신발로 바꿔 무좀을 치료하세요.

☞ 무좀 치료법은 300쪽에 있습니다.

新동의보감 **상담실**

문 : 무좀 환자는 여성이 많을까, 남성이 많을까?

답 : 건강보험심사평가원의 '손발톱 무좀 진료 현황' 자료에 따르면, 2013년 무좀으로 병원 진료를 받은 여성은 64만 6,449명으로 남성 무좀 환자보다 73,000여 명이 더 많았습니다. 2014년 1~5월 자료를 봐도 병원 진료를 받은 무좀 환자 51만 1,915명 중 여성은 27만 1,479명(53%), 남성은 24만 436명(47%)이었습니다.

이처럼 여성 무좀 환자가 더 많은 이유는 무엇일까요? 여성들은 통풍이 잘 안 되는 스타킹, 하이힐 등을 즐겨 신기 때문입니다. 아름다움도 좋지만 건강이 먼저입니다. 평소 발이 편한 신발, 통풍이 잘 되는 양말을 신는 것이 좋겠습니다.

무좀! 이럴 때는 병원으로!

사람들은 발바닥이 갈라지거나 가렵고 진물이 나면 보통 대개 무좀이라고 스스로 판단합니다. 그리고 약국에서 무좀약을 구입해 바릅니다. 무좀약이 진품인 경우에도 효과를 못 볼 수 있지만 접촉성 피부염, 칸디다증, 농포성 건선 등의 질환도 무좀과 비슷한 증상입니다. 그러므로 무좀약을 용법에 맞게 잘 발랐는데도 증상이 지속된다면 병원에 가 정확한 진단을 받아볼 필요가 있습니다. 병원에서는 검사를 통해 이 증상이 무좀균에 의한 것인지 아닌지 확인할 수 있습니다.

한편 당뇨 환자는 혈액순환이 잘 안 되고 세균에 대한 저항력이 약해 무좀에 취약합니다. 그래서 증상이 쉽게 호전되지 않고 심할 경우 피부가 괴사할 수 있으므로 병원에서 진료받을 것을 권합니다.

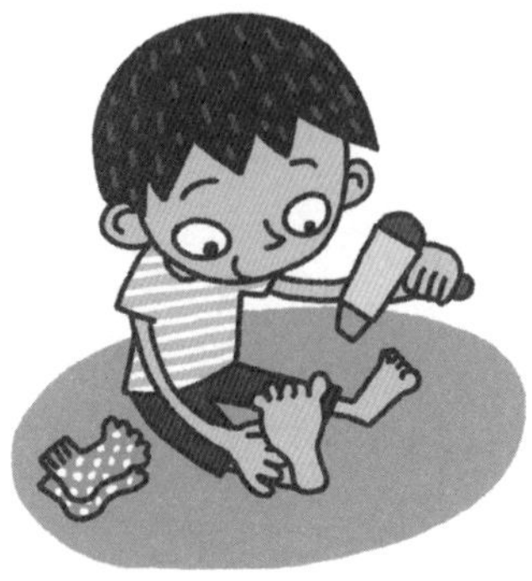

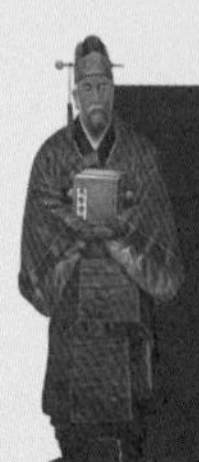

新 동의보감

무좀 처방전 무좀을 막아주는 생활습관 익히기

증상 무좀 때문에 미치겠어요 **진단** 발이 처한 환경이 문제다 **처방** 볼이 넓고 편한 신발을 신으세요

무좀 치료의 요건 : 운동화, 통풍

발은 '제2의 심장'입니다. 누군가가 심장을 꽉 조인다면 굉장히 답답하겠죠? 발도 마찬가지입니다. 발을 압박하지 않고 여유있는 신발을 신어야 무좀으로부터 자유로울 수 있습니다. 발이 편해야 온 몸이 편하고 하루가 편해집니다.

무좀 치료에 도움이 되는 팁이 있다면 알려주세요.

오염물 No! 습기 No!

- 발가락 사이를 구석구석 깨끗이 씻고 드라이기로 사이사이를 잘 말려주기
- 발가락양말 신기
- 집에 오면 곧바로 발 씻기
- 맨발로 슬리퍼 신지 않기
- 신발 속에 신문지를 넣어 습기 제거하기
- 사무실에서는 구두나 운동화를 벗고 슬리퍼로 갈아 신기

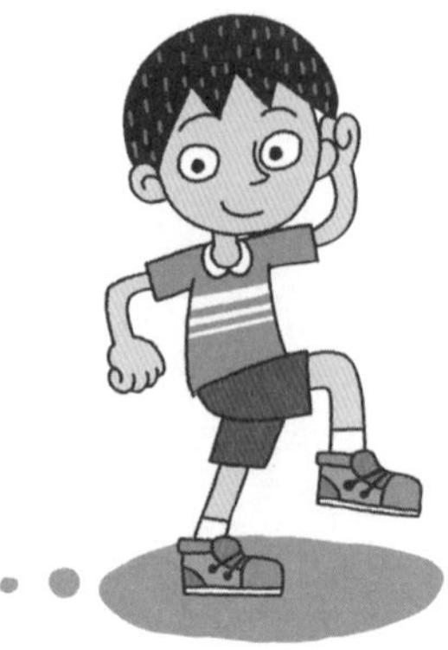

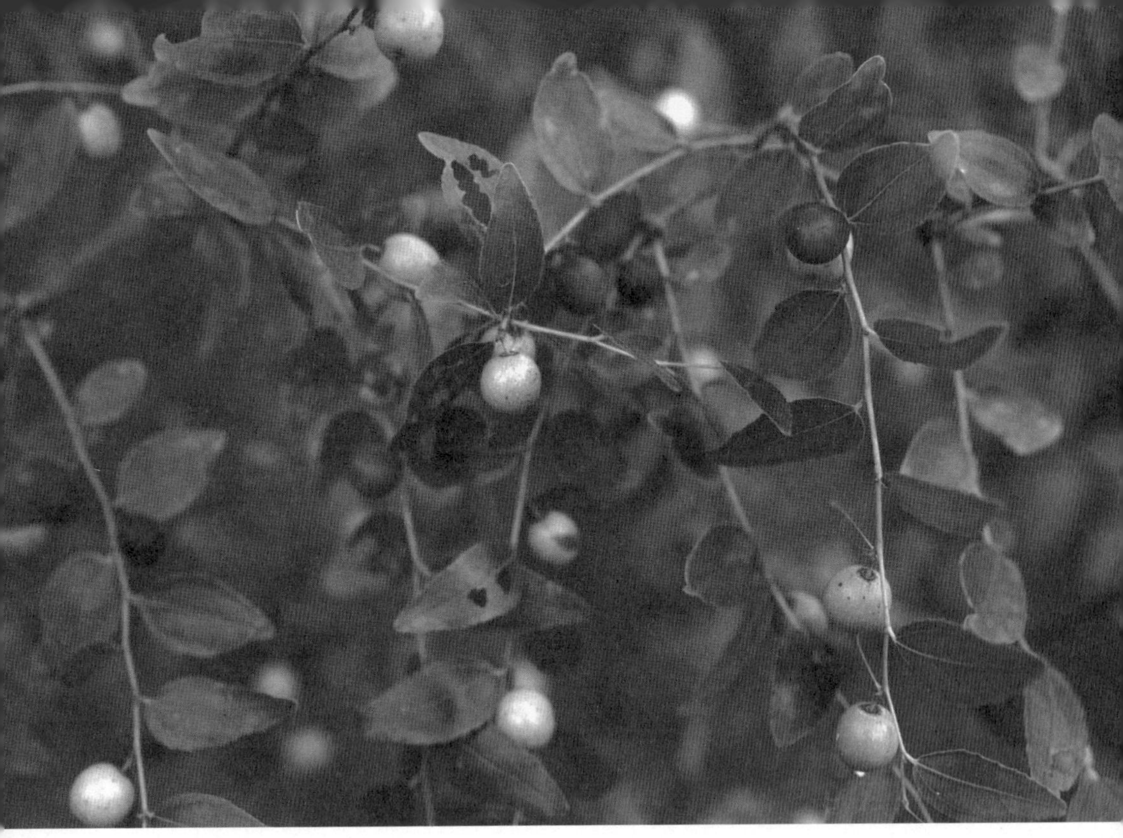

신맛은 근육을 상하게 하고, 쓴맛은 뼈를 상하게 한다, 단맛은 살을 찌우고, 매운맛이 지나치면 정기를 해치며, 짠맛이 지나치면 수명을 재촉한다 하였습니다. 어느 한 맛에 편중되지 않고 고르게 먹어야 합니다. 저녁 늦게 먹는 것 보다 이른 시간에 일어나 먹는 것이 좋습니다. 빈속에 차를 많이 마시는 것도 좋지 않습니다. 대신 식후 1, 2잔의 따뜻한 차는 소화흡수에 도움이 됩니다.

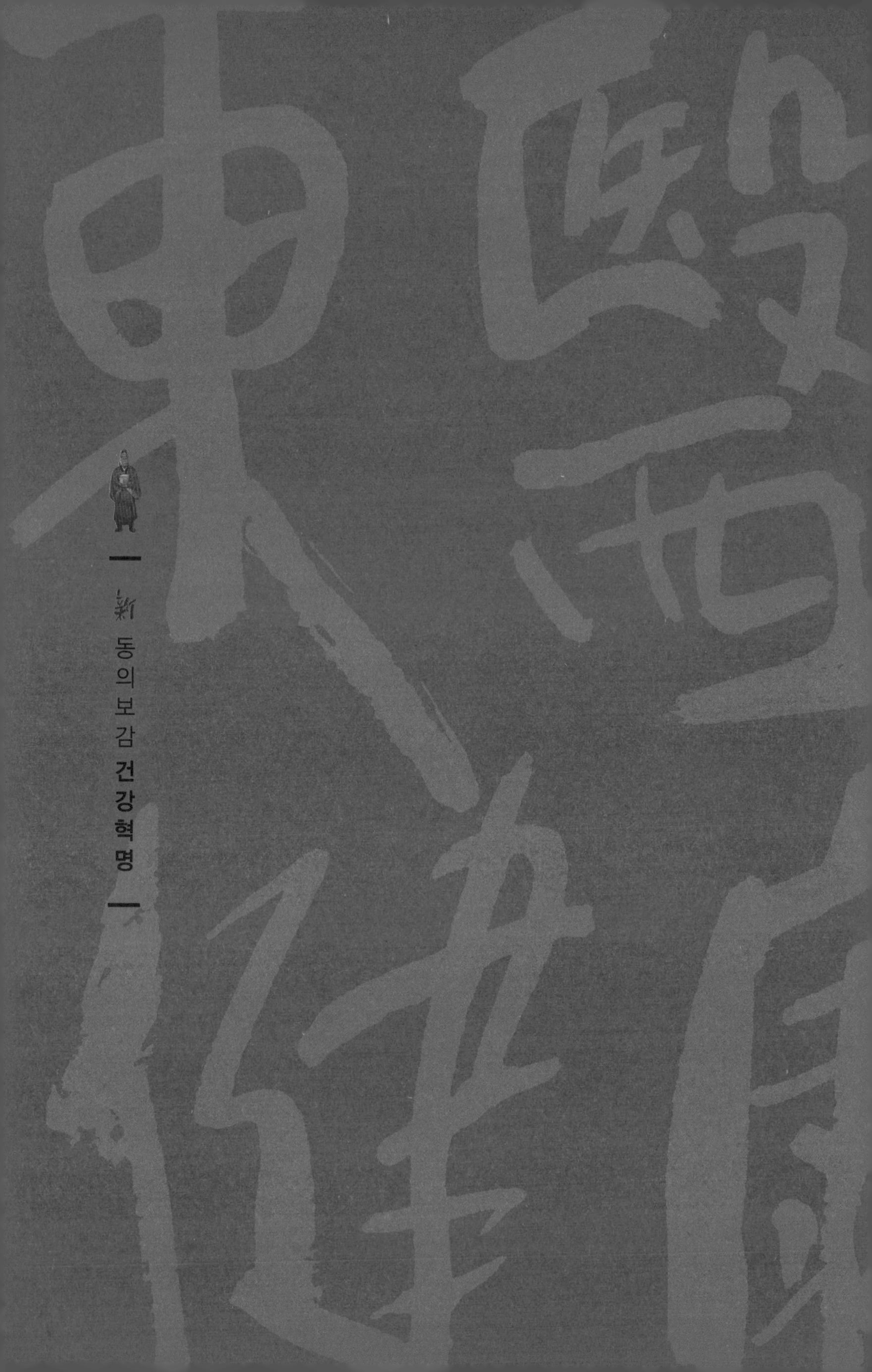
新 동의보감 건강혁명

제 7 부

신체·전신 편

44 아토피

아토피성 피부염은 주로 유아기나 소아기에 시작해 지속되는 만성 재발성 피부염입니다. 가려움증과 습진, 피부건조증, 진물, 태선화 등의 특징을 보이며 성인이 되면서 자연스레 없어지는 경우가 많습니다. 생활습관상 알레르기 인자를 제거해주며 관리해주는 것이 중요합니다.

이런 분들은 꼭 보세요

피부가 가렵다 | 피부를 자꾸 긁는다 | 피부에서 진물이 나고 두꺼워진다 | 우유나 계란만 먹으면 피부가 일어난다

실제 환자 케이스

이름 : 송민서　나이 : 12세 여성　직업 : 성격이 예민한 초등학생

증상 : 항상 음식을 가려 먹는 편이고 성격이 예민하다. 잘 때 피부가 너무 가려워 깰 때가 많다. 최근 가려움이 더 심해져 목과 엉덩이, 팔을 긁고 피부가 붉어지면서 두터워졌다.

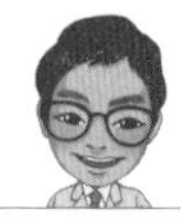

1. 위장과 폐에 독소가 들어오면 피부에 증상이 나타난다

"선생님, 저희 우리 아이 좀 봐주세요."

"귀엽게 생겼네요. 몇 살이에요?"

"얼굴만 예쁘죠. 여기 좀 보세요."

"흠, 목이랑 엉덩이로 피부가 다 거칠어져 있네요. 딱지처럼 떨어지는 곳도 보이고…"

얼마 전 허리 통증 치료를 받으시다가 제 덕분에 완치가 되셨다며 감사 인사를 전해오신 환자분과의 대화입니다. 어느 날 그 분께서 딸아이와 함께 오셔서 아이의 피부를 다짜고짜 보여주셨습니다. 아이의 피부를 보니 딱해서 보기 힘들 정도로 거칠고, 심한 곳은 딱지가 떨어지거나 갈라진 상태였습니다.

증상에 대해 좀 더 정보를 얻기 위해 제가 물었습니다.

"언제부터 이런 건가요?"

"서너 살 때부터 피부가 붉어지거나 가려워했는데 언제부터인가 건조하고 딱지가 지기 시작하더니 작년부터 좀 심해져 낫질 않네요."

"치료는 하고 있고요?"

"네, 피부과 다니면서 약도 먹이는데 잠시 가라앉는 듯하더니 다시 올라오고 반복되고 있어요. 음식도 조심해 먹이고 집 청소며 옷가지까지 모두 가려 챙기고 있는데…."

어머니와 대화하는 동안 얌전히 앉아 기다리던 아이는 새초롬한 얼굴로 대화 사이사이 등이나 팔을 긁고 있었습니다. 치료해도 소용없는 것 같고 아이는 음식을 제대로 못 먹으니 짜증을 내고 너무 힘들고 지쳐있으니 안타까운 마음이 컸습니다. 한 학급에 4~5명 정도는 겪고 있다는 이 피부 증상, 왜 그런 걸까요?

《동의보감》에서는 피부질환 그 중에서도 반점이 생기고 돋아나는 증상들은 위장과 폐에 문제가 생긴 것으로 보았습니다. 즉, 위장과 폐를 통해 들어온 독소가 폐를 상하게 해 피부로 증상이 나타난다는 것입니다.

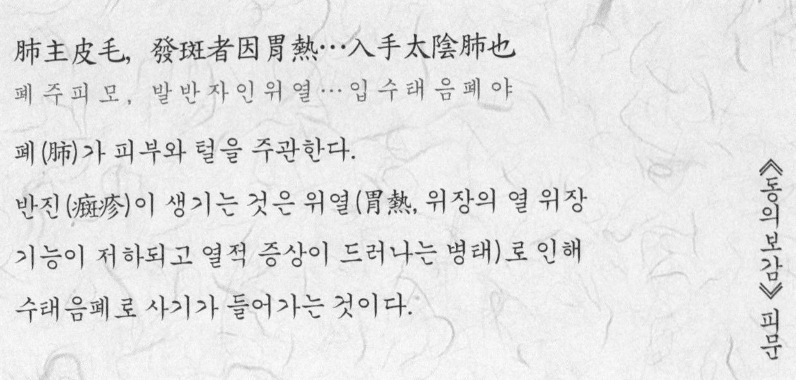

肺主皮毛, 發斑者因胃熱…入手太陰肺也

폐주피모, 발반자인위열…입수태음폐야

폐(肺)가 피부와 털을 주관한다.

반진(瘢疹)이 생기는 것은 위열(胃熱, 위장의 열 위장 기능이 저하되고 열적 증상이 드러나는 병태)로 인해 수태음폐로 사기가 들어가는 것이다.

《동의보감》 피문

동의보감에 따르면 피부는 폐 건강을 판단할 수 있는 신체 부위입니다. 즉 피부가 가렵거나 붉은 반점이 생기는 증상은 폐가 제대로 기능하지 못해 피부순환이 저하되거나 영양을 공급해주지 못한 것이 원인이라는 것입니다. 그 중에서도 위장에 독소가 들어오거나 제대로 음식물을 소화시키지 못해 노폐물이 쌓이면 폐에도 독소와 노폐물이 생겨 피부가 제대로 호흡을 못하고 영양을 못 받아 피부병이 되는 것으로 여겼습니다. 우리가 찬 음식물이나 알레르기를 유발하는 음식물을 섭취해 아토피와 함께 천식이나 비염과 같은 알레르기성 호흡기 질환이 오는 것을 보면 위장과 폐의 연관성을 유추해볼 수 있습니다. 그러고보면 옛 의가들의 인체 생리에 대한 파악이 놀랄 만큼 정확합니다.

아토피는 이상한 피부병이다?

우리에게 이제 너무 익숙한 '아토피', 어디서 온 단어일까요? 우리는 아토피라는 명칭을 특징적인 증상을 가진 피부질환으로 사용하고 있지만 정확한 명칭은 아토피 피부염atopic dermatitis입니다. 그리스어로 '이상한', '일반적이 아닌'이라는 뜻의 아토피atopy와 피부염dermatitis이 합쳐진 말입니다. 말 그대로 피부염 중에서도 잘 낫지 않는 이상한 녀석이라는 겁니다. 아토피는 1923년, 미국 학자 쿠크(Cooke)와 코카(Coca)가 처음 사용한 단어로 과민성 반응으로 생기는 질환들 중에서도 원인이나 기전이 불분명했습니다. 아토피 피부염은 지금까지 그 원인이 명확히 밝혀지지 않았고 그 기전도 분명히 밝혀지지 않아 난치에 속하니 이름은 제대로 지은 것 같습니다.

아토피는 뉴스, 인터넷이나 이 시대 똑똑한 엄마들의 입을 통해 너무 자주 접해 누구나 아는 병이지만 누구도 알지 못하는 병이기도 합니다. 아직도 원인이 불분명해 치료법도 없는 셈입니다. 단, 그 동안의 환자 데이터와 환자들을 추적 조사한 결과, 다양한 알레르겐의 영향을 받고 유전적 소인이 있음을 추측할 뿐입니다. 유전성이 있다고는 하지만 부모에게 아토피가 있을 때 자녀에게도 나타날 확률이 높았다는 결과론적 근거만 있을 뿐 전염 경로나 관여하는 유전자에 대해서는 알려진 바 없습니다. 아토피의 원인 물질, 즉 알레르겐은 집먼지나 화학약품으로 이루어진 화장품, 주위에서 발생하는 화학적, 물리적 독소들이 영향을 미친다는 것 정도입니다. 따라서 치료법도 현 상황을 완화시키기 위한 국소 스테로이드제, 항히스타민제, 일부 외용제와 보습제의 사용을 위주로 이루어집니다. 원인과 결과라는 명확한 경로를 알지 못한 채 부작용을 감수하고 약을 사용할 수밖에 없는 상황인 것입니다.

아토피가 어렵고 알 수 없는 병이라고 손놓고 앉아 있을 수는 없는 일입니다. 이 시간에도 아토피가 있는 아이들은 가려움과 피부 진물, 태선화에 괴로워하고 그것을 지켜보는 부모님들도 가슴 아파하고 있을 테니 말입니다. 원인과 치료가 불분명하다면 할 수 있는 것은 지금까지 밝혀진 사실들로 아토피에 악영향을 미치는 인자들을 제거해주는 것, 즉 지속적인 관리가 최선입니다. 전국 어느 병원을 가도 아토피를 약으로만 치료할 수 있다고 말하는 의사는 없을 것입니다. 반드시 선행되어야 할 올바른 관리를 모두 강조하리라 확신합니다. 아토피 환자의 생활관리 수칙은 다음과 같습니다.

목욕 | 매일 목욕해야 합니다. 현대사회에는 수많은 화학물질과 미세먼지가 주위에 항상 존재하고 있습니다. 특히 유해성분 중에는 흡착력이 크고 물에 녹지 않아 물로만 씻으면 씻겨나가지 않아 반드시 비누로 씻어주어야 합니다. 천연성분의 비누여야 합니다.

먼지 | 집먼지나 진드기, 세균 등도 중요한 알레르겐이 됩니다. 반드시 집안과 실내 곳곳을 청결히 유지해야 합니다.

습도 및 온도 | 아토피는 온도와 습도 변화에 민감한 반응을 보입니다. 특히 건조한 겨울철에 심해지는 경향이 있습니다. 항상 실내 온도와 습도를 일정하게 유지해야 합니다.

음식 | 알레르기를 유발시키는 대표적인 음식물인 유제품, 계란, 땅콩, 밀가루 음식, 찬 음식은 항상 주의해야 합니다. 그렇다고 무조건 먹지 않으면 성장기 아이들의 경우, 성장에 악영향을 미칠 우려가 있으니 음식물에 대한 충분한 검토를 통한 균형 잡힌 식단이 중요합니다. 농약이나 가공식품에 대한 주의도 필요하며 유기농식품이 도움이 됩니다.

정서적 안정 | 대부분의 알레르기 반응들이 그렇듯이 아토피도 정서 변화로부터 상당한 영향을 받습니다. 밝고 긍정적인 정서 상태를 유지하도록 합니다.

의복 | 합성섬유와 합성세제는 다양한 유해 화학성분들을 함유하고 있으므로 피해야 합니다. 피부 마찰이 적은 느슨한 순면 옷이 좋습니다.

주거 환경 | 새집증후군 때문에 없던 아토피가 생기기도 합니다. 새집의 플라스틱, 페인트, 벽지 등에서 나오는 유해 화학물질을 경계하고 합성발향제나 탈취제, 스프레이의 사용에 조심할 필요가 있습니다.

사실 실행하기 어려운 것들도 있고 항상 신경쓰며 살아가기에는 습관처럼 익숙해진 내용들이 들어 있습니다. 하지만 현 시점에서 아토피의 괴로움을 극복하려면 어쩔 수 없이 최선의 관리를 하는 것이 중요합니다.

2. 아토피 건강목욕법을 실천하자

아토피 환자들의 생활습관은 이제 널리 알려져 규칙적인 치료 습관을 지키려고 노력하는 사람들이 많습니다. 그 중에서 목욕법은 중요하지만 천연비누를 사용하는 것으로 만족하고 신경쓰지 않는 경우가 많습니다. 하지만 하루에 한 번 제대로 된 목욕을 시키면 증상을 완화하고 편안히 자는 데 도움이 될 수 있습니다.

쌀이나 쌀겨를 이용한 입욕제를 사용하며 가볍게 땀을 내는 목욕법은 독소를 배출하고 피부를 재생시키는 기능을 합니다. 우리 아이의 피부, 건강한 목욕법으로 지켜보는 것은 어떨까요?

건강목욕법으로 아토피 피부 증상을 완화시키세요.

☞ 건강목욕법은 316쪽에 있습니다.

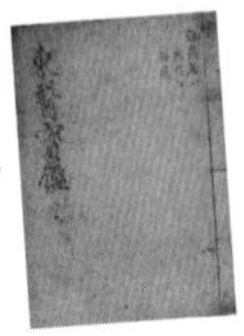

新동의보감 **상담실**

문 : 아토피는 성인이 되면 자연적으로 없어진다는데 사실인가요?

답 : 아토피는 소아기의 유병률이 20%인 반면, 성인이 되면 1~3% 정도로 줄어듭니다. 대부분 없어지는 것은 사실이지만 환경 악화에 따라 증상이 발현되기도 합니다. 특히 증상이 심한 아이들의 경우, 자연치유의 경과를 밟는 비율이 낮고 아토피가 아니더라도 민감한 피부 상태가 지속될 가능성이 많습니다.

문 : 아토피에 특정 음식이나 약이 좋다는데 사실인가요?

답 : 그렇지 않습니다. 한약도 체질과 증상에 맞는 약이 있듯이 특정한 병에 특정 음식이나 약이 알맞다는 것은 근거가 없습니다. 당사자의 특성과 증상 형태, 상태에 따라 좋은 음식과 약이 있는 것입니다. 아토피 치료에 만능인 것처럼 인터넷이나 TV에서 알려주는 치료 정보에 주의할 필요가 있습니다. 특히 약이나 건강기능식품의 경우, 전문가 상담을 통해 사용해야겠습니다.

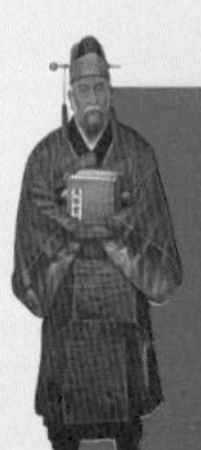

新 동의보감

아토피 처방전 아이들 피부 보호를 위한 목욕법

증상 피부가 가렵고 진물이 나요 **진단** 피부순환 저하, 알레르기 유발 음식 **처방** 아토피 건강목욕법

건강목욕법의 효과 : 피부질환 예방

몸에 묻은 유해물질들을 씻어내고 땀을 통해 독소를 배출시키며 피부가 습기를 머금을 수 있도록 도와주는 건강목욕법이 아이들의 아토피 피부 증상을 완화시키는 데 도움을 줄 수 있습니다. 목욕 전, 뜨거운 차를 마셔 체온을 높이고 자연스레 땀이 나도록 해줍니다. 쌀이나 쌀겨는 피부 재생을 도와주고 피부 각질층을 보호해주는 효능이 있습니다. 더불어 피부를 보호해주는 목욕법이 중요합니다.

아토피 건강목욕법

1. 목욕 전에 뜨거운 차 한 잔을 마십니다.
2. 쌀을 끓여 만든 풀을 입욕제로 사용합니다. 쌀겨를 삶은 물을 첨가할 수도 있습니다. 물은 36~37℃ 정도로 너무 뜨겁지 않고 체온에 가까운 온도로 해줍니다.
3. 씻을 때는 때를 밀거나 문지르기보다 물을 뿌려 두드리듯 씻어냅니다.
4. 하루 한 번 실행하며 1회 15분 실행합니다.
5. 입욕을 마친 후, 입욕 온도보다 낮은, 미지근하거나 약간 시원한 물로 헹구어냅니다.
6. 씻고 나와 깨끗한 수건으로 두드리듯 닦아냅니다.
7. 잘 두드려 닦은 후, 피부가 건조해지지 않도록 천연 성분의 보습제를 발라 피부를 보호해줍니다.

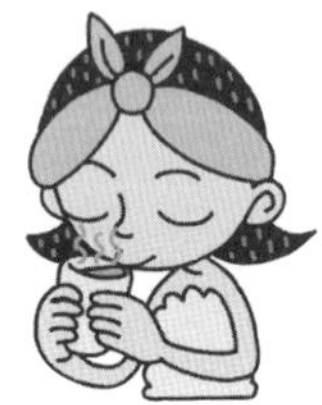

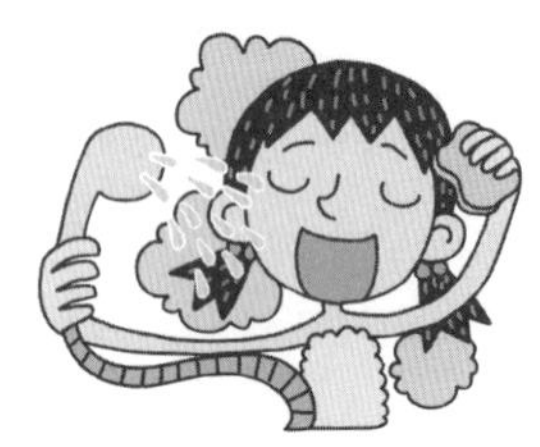

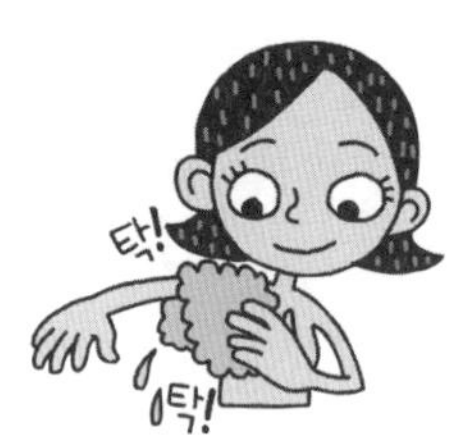

아토피 건강목욕법

45 다한증

몸의 일부나 전체에서 비정상적으로 땀이 많이 나는 증상입니다. 땀의 양은 사람마다 차이가 있으므로 남보다 땀을 더 흘리는 것은 문제가 안 됩니다. 그러나 땀을 너무 많이 흘린다거나 땀이 나지 않을 상황에서 땀을 흘린다면 일상생활 및 대인관계에 지장을 줄 수 있습니다.

이런 분들은 꼭 보세요

긴장하면 손바닥이 땀으로 흥건해진다 | 조금만 더우면 얼굴에 땀이 비오듯 흐른다 | 겨드랑이에서 땀이 많이 난다 | 땀냄새 때문에 주위를 의식하게 된다

실제 환자 케이스

이름 : 이대식 나이 : 47세 남성 직업 : 여름이 무서운 대기업 부장

증상 : 매년 여름만 되면 땀과의 사투를 벌인다. 남들은 땀을 흘리지 않는 온도에도 땀이 나고 날이 더우면 비오듯이 땀을 흘린다. 특히 겨드랑이 땀이 많아 회사 프레젠테이션 때마다 민망할 정도로 곤욕을 치르고 있다고 한다.

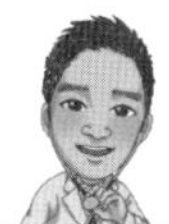

1. 위기衛氣가 허하면 땀이 줄줄 샌다

"제가 땀이 너무 많아요, 선생님. 날이 더워지면 몸에서 땀이 줄줄 나요."
"땀을 흘리면 기운이 빠지는 편이신가요?"
"네, 맞아요. 그래서 여름만 되면 너무 힘들어요. 몸이 축축 처지는 데다 제가 또 겨드랑이 땀이 많거든요. 더울 때만 그러는 게 아니라 긴장할 때도 겨드랑이부터 땀이 나 옷이 다 젖어요. 가수 싸이가 겨드랑이에 땀 많은 거 아시죠? 싸이는 저리 가라 할 정도에요. 냄새도 좀 나고요. 사람들과 함께 있을 때 모두 제 겨드랑이만 쳐다보는 것 같아 신경이 많이 쓰이고 민망해요."

주위사람들을 생각해보면 유난히 땀이 많은 사람이 한둘 있을 겁니다. 어떤 사람은 온도가 조금만 높으면, 또 어떤 사람은 긴장하면 땀을 줄줄 흘립니다. 얼굴,

가슴, 등, 겨드랑이, 사타구니 등 부위도 다양합니다.

학교 다닐 때 겨드랑이에서 땀이 많이 나는 친구가 있었습니다. 이 친구는 여름이 되면 겨드랑이 부분이 땀으로 흥건해 친구들의 놀림을 받았습니다. 겨드랑이에는 아포크린선이라는 땀샘이 있는데 여기서 끈적끈적한 점액이 분비됩니다. 분비량이 많으면 이것이 피부 세균에 의해 분해되면서 불쾌한 냄새를 유발합니다. 이 냄새 때문에 주위사람들이 눈살을 찌푸리기도 하고 본인도 스트레스를 받아 심하면 대인기피증까지 생기는 경우도 있습니다.

한의학에 위기衛氣라는 개념이 있습니다. 위기는 몸의 바깥쪽에 있는 기운으로 피부를 보호하고 외부에서 침입하는 나쁜 기운들로부터 인체를 방어하는 작용을 합니다.

衛氣者 所以肥腠理 司開闔者
위기자 소이비주리 사개합자

衛氣虛則腠理疎 開闔無司而汗多矣
위기허즉주리소 개합무사이한다의

위기의 작용은 주리(살가죽)를 살찌게 하고
그것의 개합(열고 닫음)을 관리하는 것이다.
그러므로 위기가 허하면 주리가 성글고
개합 작용을 맡을 수 없게 되어 땀이 많이 나오는 것이다.

《동의보감》 진액문

위기는 살가죽을 튼튼히 하고 땀구멍을 여닫는 기능을 합니다. 위기가 충실하면 좀 무리하거나 날이 더워도 땀이 적당히 나고 많이 지치지 않습니다. 그러나 위기가 약하면 병균이 쉽게 들어와 감기에 잘 걸립니다. 또 땀구멍이 쉽게 열리고 제때 닫히지 못해 진액이 몸 안에서 밖으로 새나갑니다. 출산이나 수술 후에 몸이 허해져 조금만 힘들어도 땀이 나는 것이 바로 이런 경우입니다.

사실 땀을 적당히 흘리는 것은 꼭 필요합니다. 운동으로 열이 발생하거나 외부 온도가 높을 때 인간은 땀으로 열을 배출해 체온을 조절합니다. 인간이 지구를 지배할 수 있게 된 원동력 중 하나는 일정한 체온을 유지하는 능력입니다. 그렇게 하기 위해 우리 몸에는 수백만 개의 땀샘이 있습니다. 수많은 땀샘에서 땀을 내보내면서 노폐물도 함께 배설합니다. 또한 땀은 피부가 건조해지지 않도록 피부 표면의 보습을 유지해주고 물건을 잡을 때 마찰력을 제공해 손에서 미끄러지지 않도록 해줍니다. 이처럼 중요한 기능을 하지만 땀을 너무 많이 흘리는 것은 문제가 됩니다.

일상생활을 불편하게 만드는 다한증

몸의 일부나 전체에서 비정상적으로 땀이 많이 나는 것을 다한多汗증이라고 합니다. 땀의 양은 개인마다 차이가 나므로 남들보다 땀을 조금 더 흘리는 것은 문제가 되지 않습니다. 그러나 땀을 너무 많이 흘린다거나 땀이 나지 않을 상황에서 비정상적으로 땀을 흘려 일상생활에 지장이 있다면 다한증으로 진단할 수 있습니다.

다한증 환자들은 땀이 나는 기전이 다른 사람에 비해 쉽게 작동합니다. 한의학적으로는 위기가 허하다고 표현합니다. 그래서 약간의 온도 상승이나 사소한 긴장에도 뇌가 민감히 반응해 땀이 많이 나게 됩니다. 땀샘 자체에 이상이 있는 것은 아닙니다. 다한증은 소심하고 강박적인 사람에게 나타나는 경향이 있습니다. 그리고 무더운 여름철에 증상이 심해집니다.

다한증은 신체 여러 부위에서 나타날 수 있는데 손바닥에서 땀이 많이 나면 서류작업을 하거나 키보드 조작을 할 때 불편함을 느낍니다. 악수할 때 상대방에게 불쾌감을 줄 수 있기 때문에 사회생활을 하는 데 스트레스를 받으며 악기 다루는 것이 직업인 사람에게는 치명적인 약점이 됩니다. 최악의 경우, 운전 중 핸들을 놓쳐 목숨을 잃을 수도 있습니다. 얼굴에서 땀이 많이 나면 안경이 흘러내리거나 화장이 지워져 신경이 쓰입니다. 사타구니나 발의 경우, 속옷과 양말, 신발 때문에 통풍이 안 되면서 가려움, 냄새, 피부염을 유발하기도 합니다. 이처럼 다한증은 어느 부위에서 나타나든 불편합니다.

2. 황기로 위기를 충실하게 하라

우리나라는 예로부터 땀이 많이 날 때 황기를 찾았습니다. 황기는 콩과의 식물입니다. 무더운 여름날, 닭에 황기를 넣어 푹 고아 백숙으로 먹으면 기운이 나고 땀을 많이 흘리지 않게 된다고 했습니다. 황기의 뿌리는 물을 빨아들이는 능력이 강합니다. 우리가 황기를 섭취하면 그런 성질이 발현되어 몸속 깊은 곳의 원기를 표면까지 끌어당겨 살가죽을 튼튼히 해줍니다. 또한 우리 몸의 피부 쪽에서 몸을 지키는 위기가 충실해집니다. 그래서 날이 덥거나 긴장해도 땀구멍이 짱짱해 땀이 줄줄 새나가지 않는 것입니다. 한의학에서는 이런 황기의 작용을 '고표固表, 겉을 견고히 한다'라고 표현했습니다.

황기가 다한증에 효과가 있다고는 하지만 매번 닭과 함께 먹을 수는 없습니다. 걱정할 필요 없습니다. 황기는 그냥 차로 끓여 마셔도 좋습니다. 끓여놓고 냉장 보관했다가 매일 한 잔씩 마시면 비정상적으로 많이 나는 땀을 억제해줄 겁니다.

성질이 따뜻하고 원기를 끌어당기는 황기차로 다한증을 치료하세요

☞ 차 만드는 법은 322쪽에 있습니다.

新동의보감 **상담실**

문 : 수술로 다한증을 치료할 수 있다는데 안전한가요?

답 : 땀이 나게 해주는 신경을 잘라내는 교감신경 절제술이라는 치료법이 있습니다. 이 방법을 사용하면 신체 특정 부위의 과도한 땀 분비를 줄일 수 있습니다. 부작용이 없다면 좋겠지만 안타깝게도 다른 부위에서 땀이 나는 '보상성 다한증'을 유발할 수 있습니다. 한 번 수술 받으면 결과를 되돌릴 수 없기 때문에 신중히 결정하셔야 합니다.

다한증으로 고생하는 사람이 피해야 할 음식

- 맵고 뜨거운 음식(땀 배출을 촉진함)
- 술(알코올이 혈액순환을 촉진하고 체온을 높여 땀을 많이 흘리게 됨)
- 카페인 음료(커피나 홍차 등의 카페인 성분이 신경을 흥분시켜 땀이 날 수 있음)

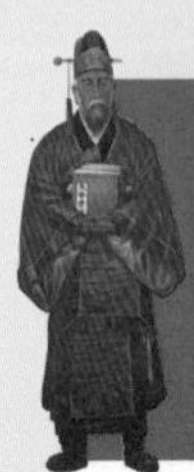

新 동의보감

다한증 처방전 위기衛氣를 강화해주는 황기차 끓이기

증상 땀이 많이 나요 **진단** 몸의 1차 방어선을 지키는 위기衛氣의 허약 **처방** 위기를 강화시키는 황기차

황기차의 효능 : 땀 배출 조절

황기는 뿌리를 약으로 사용하는데 색이 밝고 단맛이 나는 것이 좋습니다. 성질이 따뜻해 열이 많은 사람에게는 안 맞을 수도 있고 소화가 안 되는 분들도 주의가 필요합니다. 마트에서 쉽게 구할 수 있습니다.

제조법

1. 황기 40g을 깨끗이 씻습니다.
2. 물 2ℓ에 황기를 넣고 센불에 20분가량 끓입니다.
3. 약한 불에 30분가량 더 우려냅니다.
4. 냉장고에 보관해두고 하루 한 번씩, 1컵을 아침식사 후에 마십니다.

Tip

중국산은 나무처럼 막대기 모양이며 딱딱하고 뻣뻣합니다. 국내산은 밝은 색을 띠고 단맛이 나며 향이 좋습니다. 황기는 구수한 냄새가 나는 강원도산이 좋습니다.

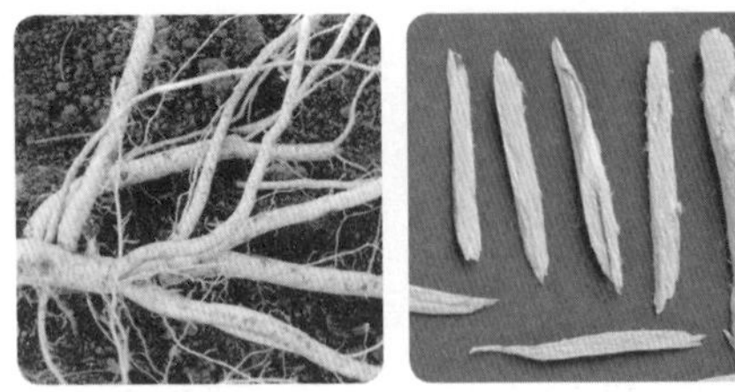

황기

46 비만

체중kg을 신장m의 제곱으로 나눈 BMI 지수가 25 이상인 경우를 비만이라고 합니다. 그러나 사실 BMI 지수 자체보다는 체지방률체중에서 체지방이 차지하는 비율이 더 중요합니다. 과도한 지방은 염증물질을 내보내 혈관에 상처를 내고 고혈압, 뇌졸중, 심근경색을 유발할 수 있습니다.

이런 분들은 꼭 보세요

열심히 운동해도 살이 안 빠진다 | 조금만 먹어도 살이 찐다 | 자꾸 요요 현상이 생긴다 | 식욕을 억제하기 힘들다 | 물만 먹어도 살이 찐다

실제 환자 케이스

이름 : 박효영 나이(성별) : 48세 여성 직업 : 쉴 새 없는 전업 주부

증상 : 주부로서 아이들 뒷바라지하면서 집안 살림하느라 정작 본인 건강은 챙기지 못했다. 이제 자식들도 모두 대학생으로 다 컸고 뚱뚱해진 몸을 다이어트로 관리하려고 했으나 번번이 실패했다고 한다.

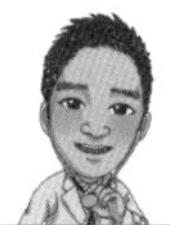

1. 과식은 생명의 근원인 원기를 손상시킨다

"살을 빼고 싶어 왔습니다, 선생님."

"잘 오셨습니다. 혹시 다이어트해본 적 있으신가요?"

"많죠. 단식도 해보고 핫 요가도 다녀보고 레몬 디톡스도 해봤는데 좀 빠지는 것 같다가 다시 찌더라고요."

"이것저것 많이 해보셨네요. 다이어트 쉽지 않으시죠? 살 빼는 것 자체도 힘들지만 사실 유지하는 게 더 어렵습니다."

다이어트가 처음으로 화제가 된 후, 지금까지 단 한 번도 다이어트에 대한 관심이 사라진 적이 없었습니다. 몸짱 열풍과 자기관리를 중시하는 사회 분위기가 되면서 언제부터인가 남성들도 다이어트에 동참하게 되었습니다. 그동안 원 푸드 다이어트, 황제 다이어트, 레몬 디톡스 등 수많은 방법이 소개되었지만 아직까지

확실한 비법이나 특효약은 없는 상태입니다. 먹는 양을 극단적으로 줄이면 살이 빠지지만 중간에 포기하면 모든 게 수포로 돌아가는 요요현상이 찾아옵니다. 다이어트 약은 무서운 부작용이 있습니다. 식욕억제제는 심혈관 질환 가능성을 높이고 장에서 지방 흡수를 억제하는 약은 대장 점막을 손상시킵니다. 살을 주고 뼈를 깎는 방법인 것입니다. 다이어트에 비법 같은 것은 없습니다. 꾸준히 지속할 수 있는 방법이 아니라면 결국 실패하게 됩니다. 다이어트는 장기전입니다.

《동의보감》에는 곡기와 원기라는 말이 나옵니다.

穀氣勝元氣 其人肥而不壽
곡기승원기 기인비이불수

元氣勝穀氣 其人瘦而壽
원기승곡기 기인수이수

곡기를 지나치게 섭취해 원기를 이기면 그런 사람은 살이 쪄 오래 살지 못한다. 그러나 원기가 곡기보다 많으면 여위어도 오래 산다.

《동의보감》 신형문

곡기는 음식을 뜻하고 원기는 타고난 기운을 말합니다. 옛날 사람들은 살이 쪘을 때 우리 몸에서 어떤 일이 있는지 지금처럼 자세히는 몰랐지만 장수하지 못한다는 것은 알고 있었습니다. "곡기를 지나치게 섭취해 원기를 이기면 그런 사람은 살이 쪄 오래 살지 못한다"라는 말은 스스로 감당할 수 없을 정도로 과식하면 생명의 근원인 원기가 손상된다는 뜻입니다. 그래서 건강을 위해 적당히 먹을 것을 권했습니다. 조선시대 임금들 중 가장 장수한 영조의 비결은 소식小食입니다. 영조는 하루 다섯 차례 들던 수라를 세 번으로 줄였고 반찬 수도 반으로 줄여 평생 큰 병 없이 건강할 수 있었습니다.

내 몸 안의 적, 내장 지방

현대사회에서 비만은 수많은 질병의 원인이 됩니다. 그러나 사실 비만 자체보다는 체지방률체중에서 체지방이 차지하는 비율, 그 중에서도 내장 지방 비율이 중요합니다. 내장 지방은 피부 밑에 있는 피하 지방과 달리 내장 사이사이에 분포합니다.

먹을 것이 부족했던 과거에는 굶는 경우가 많았습니다. 그래서 가끔 배불리 먹을 기회가 생기면 기아 상황을 대비해 당장 필요한 칼로리만 사용하고 남는 에너지는 내장에 지방 형태로 저장했습니다. 생존을 위한 진화의 결과라고 보면 됩니다. 지금은 삶이 윤택해져 배고플 일이 많이 줄었지만 인체가 작동하는 방식은 쉽게 변하지 않습니다. 그래서 필요 이상으로 섭취한 음식물은 내장 지방 형태로 차곡차곡 쌓이게 됩니다. 서구식 식습관과 외식 문화가 확산되면서 우리가 섭취하는 칼로리는 점점 늘고 몸속은 내장 지방으로 가득 차고 있습니다.

과도한 지방(특히 내장 지방)은 염증 물질을 내보냅니다. 이것이 혈관을 타고 돌아다니다가 혈관에 상처를 냅니다. 곧이어 콜레스테롤, 지방 찌꺼기 등 나쁜 물질이 상처 위에 쌓여 혈관의 흐름을 방해하면서 고혈압을 유발합니다. 이런 현상이 뇌혈관에 나타나면 뇌졸중, 심장 관상동맥에서 나타나면 심근경색이 발생하는 것입니다. 뇌졸중은 뇌가 졸지에 중태에 빠진 상태로 암에 이어 사망률 2위의 질병입니다. 크게 뇌혈관이 막혀 발생하는 뇌경색과 뇌혈관이 파열되어 발생하는 뇌출혈로 나눌 수 있습니다. 심근경색은 심장에 산소와 영양분을 공급하는 관상동맥이 막혀 심장의 전체나 일부 근육 조직이 죽는 상황을 말합니다. 대부분의 환자들은 갑자기 가슴이 아프다고 호소합니다.

2. 다이어트에는 하루 30분 파워 워킹이 최고다

그렇다면 어떻게 지방을 줄이고 살을 뺄 수 있을까요? 원리는 간단합니다. 들어오는 양을 줄이고 나가는 양을 늘리는 겁니다. 적게 먹고 많이 움직여야 합니다. 하지만 극단적인 소식少食은 권하지 않습니다. 이런 방법은 요요현상을 부르고 몸을 망칠 뿐입니다. 또한 인간에게 가장 큰 즐거움 중 하나인 먹는 것을 심하게 제한하면 우리 몸은 많은 스트레스를 받게 됩니다.

포인트는 교감신경의 특성을 잘 이용하는 것입니다. 운동 초기에는 교감신경이 활성화되면서 식욕이 감소합니다. 그런데 보통 운동 시간이 30분을 넘어가면 식욕 중추가 자극되어 급격히 식욕이 올라갑니다. 따라서 한 번에 오래 운동하지 말고 하루 30분 이내(주 4회 이상)로 조금씩, 꾸준히 하는 것이 좋습니다. 이렇게 칼로리 소모를 늘리면서 식욕을 억제해 과식을 방지하면 시간은 좀 걸리더라도 몸에 무리를 주지 않으면서 살을 빼고 지방을 줄일 수 있습니다. 역시 다이어트의 왕도는 조금 조금씩 무리하지 않고 몸을 만들어 나가는 것입니다.

사람들은 흔히 살을 빼기 위해 러닝머신 위를 달립니다. 달리기는 칼로리 소모량은 많지만 지방을 태우는 효과는 약합니다. 반면, 걷기는 지방소모율은 높지만 칼로리 소비량이 적습니다. 달리기와 걷기의 단점을 보완하면서 장점을 살릴 수 있는 운동이 바로 '파워 워킹'입니다. 파워 워킹은 팔을 앞뒤로 저으면서 힘차게 걷는 방법입니다. 지방도 잘 태우면서 칼로리 소비량도 높고 근력 운동 효과도 있기 때문에 다이어트를 위한 일석삼조 운동입니다.

조금만 먹어도 살이 찐다면 스쿼트

《동의보감》에는 적게 먹어도 살이 찌고 평소 팔다리에 기운이 없는 사람들의 이야기가 나옵니다.

少食而肥 雖肥而四肢不擧
소식이비 수비이사지불거

적게 먹어도 살이 찌는 경우,
비록 살은 쪄도 사지를 잘 못쓴다.

《동의보감》 위부문

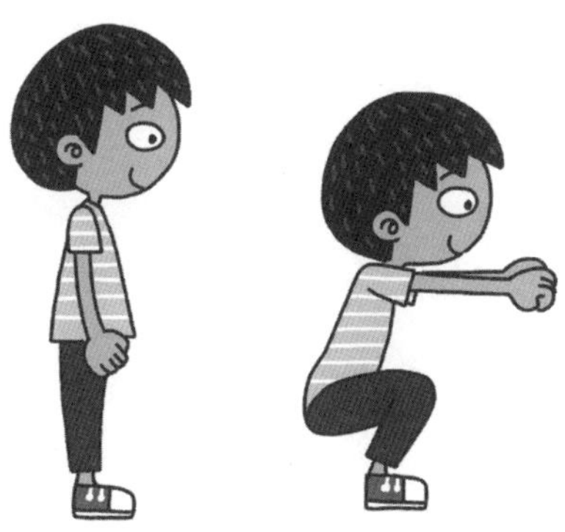

다리를 어깨 너비로 벌리고 서서히 무릎을 굽혀 허벅지가 지면에 평행이 될 때까지 앉는다. 허리는 꼿꼿이 세우고 무릎이 발끝을 넘지 않도록 한다.

이런 사람들은 신진대사가 원활하지 않아 음식물이 순환하지 못하고 쌓여 살이 찌는 것입니다. 순환이 정체되니 몸이 무거워 팔다리를 잘 못쓰는 것입니다. 따라서 기초대사량몸에 필요한 최소한의 칼로리을 올려주어야 합니다. 기초대사량을 높이기 위해서는 근육량을 늘려야 합니다. 근육량이 많아지면 근육을 유지하기 위해 가만히 휴식을 취할 때도 에너지가 필요하기 때문입니다.

이 목적을 위해 '스쿼트'라는 운동이 좋습니다. 스쿼트는 앉았다 일어서는 운동입니다. 전신을 사용하고 허리, 엉덩이, 허벅지와 같은 큰 근육을 강화할 수 있기 때문에 기초대사량을 높이는 데 최상입니다. 또한 몸의 뒤쪽을 자극해 양기陽氣가 잘 돌게 합니다(한의학에서는 몸의 앞쪽을 음, 뒤쪽을 양으로 봅니다).

음기陰氣가 가만히 있게 하는 기운이라면 양기는 활발히 움직이도록 하는 기운입니다. 그래서 신진대사가 약하고 팔다리까지 기운이 가지 못하는 사람들에게 매우 좋습니다.

신체 · 전신 편

다이어트를 위한 일석삼조 운동,
파워 워킹으로 비만을 날려버리세요.

☞ 파워 워킹 운동법은 329쪽에 있습니다.

新동의보감 **상담실**

문 : 물을 많이 마시면 다이어트에 도움이 되나요?

답 : 일반적으로 물을 많이 마시면 혈액순환이 빨라져 에너지 사용률이 올라가고 노폐물이 잘 배출되어 다이어트에 도움이 됩니다. 하지만 신진대사가 안 좋은 분들이나 노인의 경우, 물을 많이 마셨을 때 수분이 정체되어 물 먹은 스펀지처럼 몸이 무거워집니다. 따라서 무작정 많이 마시면 안 됩니다. 본인에게 안 맞는다고 느껴지면 적당히 마시는 것이 낫습니다.

정상적인 체지방률은?

남성은 약 15~20%(체중대비), 여성은 약 20~25%가 적당합니다. 남성은 25%, 여성은 30%를 넘으면 비만으로 봅니다. 보건소나 헬스클럽에 가면 체성분 분석기가 있습니다. 5분도 채 안 걸리니 한 번 측정해보시기 바랍니다. 결과가 비만으로 나오면 관리가 필요합니다.

살빼기 7계명

날씬한 몸매를 만들기 위해서는 노력이 필요합니다. No pain, no gain!

■ 과식은 금물! 30번 이상 씹으면서 천천히 먹기 ■ 식이섬유(채소, 과일, 해조류)가 풍부한 음식 먹기 ■ 싱겁게 먹기(소금 섭취 줄이기) ■ 고단백, 저탄수화물, 저지방 식사하기 ■ 3白(흰 쌀밥, 흰 설탕, 흰 밀가루) 피하기 ■ 술자리 줄이기 ■ 야식 금지

新동의보감 **건강용어**

원기元氣와 곡기穀氣란?

원기元氣는 부모로부터 선천적으로 물려받은 기운으로 생명 활동의 근본이 됩니다. 곡기穀氣는 곡식으로부터 얻은 기운입니다. 타고난 원기가 튼실해야 곡기를 잘 받아들일 수 있고 곡기를 잘 섭취해야 원기를 잘 보존할 수 있습니다. 이렇듯이 원기와 곡기는 상호보완적인 관계로 균형을 잘 맞추는 것이 중요합니다.

음양陰陽이란?

인간이 지금처럼 직립보행하기 전, 그러니까 네 발 짐승처럼 기어 다닐 때를 생각해봅시다. 등 쪽은 태양의 양기를 받았지만 배는 안쪽에 숨겨져 있어 빛을 받지 못했습니다. 생명은 빛이 있을 때 활동하고 어두울 때는 가만히 잠을 잡니다. 지금도 한의학에서는 뒤쪽의 척추를 따라 양기가 흐르고 앞쪽 배를 따라 음기가 흐른다고 봅니다.

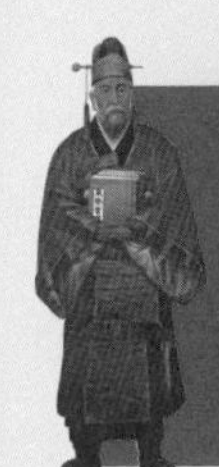

新 동의보감

비만 처방전 파워 워킹으로 하루 30분 다이어트하기

증상 살이 안 빠져요 **진단** 다이어트, 꾸준함이 최고 **처방** 하루 30분, 주 4회 이상 파워 워킹

파워 워킹의 효과 : 다이어트 근력 운동

파워 워킹은 팔을 앞뒤로 힘차게 저으며 평소보다 조금 빨리 걷는 운동입니다. 지방도 잘 태우면서 칼로리 소모량도 늘리고 근력 운동 효과도 있기 때문에 다이어트를 위한 일석삼조 운동입니다. 단, 너무 지나치면 모자란 것보다 못하니 무리하지 않도록 합니다.

주의점

1. 팔을 저을 때 팔꿈치가 밖으로 벌어지지 않도록 합니다.

2. 발뒤꿈치, 발바닥, 발가락 순으로 지면에 닿도록 합니다.

3. 어깨에 힘을 주지 않습니다.

4. 가슴을 펴고 턱을 밑으로 당깁니다.

5. 운동 전후 최소 5분씩 스트레칭합니다.

파워 워킹은 운동 전 준비도 중요합니다. 팔 들어 흔들기나 등배 운동 같은 온 몸 스트레칭이 중요합니다. 목, 팔, 다리, 허리 등 온 몸의 근육과 관절을 충분히 풀어줍니다. 그리고 본 운동 전, 5~10분 동안 천천히 걷는 워밍업도 효과적입니다.

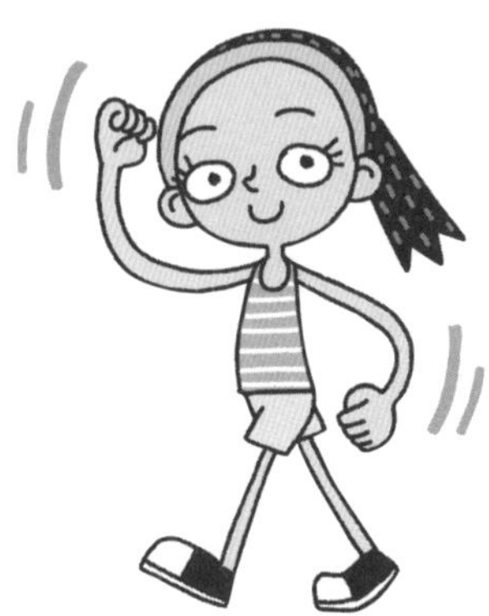

팔을 앞뒤로 힘차게 저으며 빨리 걷는 파워 워킹

47 체중미달

체중kg을 신장m의 제곱으로 나눈 BMI 지수가 18.5 미만인 경우를 저체중(체중미달)이라고 합니다. 먹는 양으로만 보자면 많이 먹으면 해결됩니다. 그러나 음식 섭취가 충분한데도 저체중에 체력이 약하고 만성피로라면 체크해 봐야 합니다. 음식이 잘 소화 · 흡수 되도록 체질 개선이 필요합니다.

이런 분들은 꼭 보세요

하루 세 끼를 챙겨 먹어도 비쩍 말랐다 | 몸이 비실비실하다 | 쉽게 피곤하고 항상 기운이 없다 | 조금만 무리하면 힘이 든다

실제 환자 케이스

이름 : 한미영 나이(성별) : 45세 여성 직업 : 전업 주부

증상 : 어릴 때부터 마른 체형이었고 체력이 약했다. 왜소하고 허약한 것이 싫어 살 좀 찌려고 밥을 많이 먹으면 여지없이 소화가 안 되고 부대껴 오히려 불편을 겪었다.

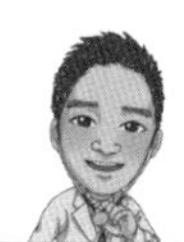

1. 비장脾臟이 약하면 살이 빠진다

"살 좀 찌게 해주세요, 선생님."
"굉장히 마르셨네요. 원래 이렇게 마르셨어요?"
"네, 어릴 때부터 한 번도 살이 찐 적이 없어요. 남들은 날씬하다고 부러워하는데 제 생각에는 너무 말라 몸이 비실비실한 것 같아요."

"어디 불편한 데라도 있으신가요?"

"항상 기운이 없고 조금만 무리하면 영락없이 몸살이 나요. 소화도 잘 안 되고 설사도 자주 하고…. 젊을 때는 그래도 좀 덜했는데 나이가 드니 점점 심해지고…. 남들은 적당히 나잇살이 쪄 넉넉해 보이는데 저만 비쩍 말라 초라해 보이는 것 같아요."

체질적으로 마른 사람들이 있습니다. 밥을 많이 먹어도 살이 잘 안 찌는 사람

들 말입니다. 이들은 남들보다 체력이 떨어져 쉽게 피곤해지고 잔병치레가 잦은 편입니다. 성격은 예민하고 급하고 완벽주의적인 면이 있어 자신을 코너로 몰아 스트레스에 시달리는 경향이 있습니다.

한의학에는 비장脾臟이라는 개념이 있습니다. 비장은 해부학적으로 지라spleen를 의미하지만 한의학적으로는 넓게 소화기 전체로 보기도 합니다.

脾主肉 脾虛則肌肉削
비주육 비허즉기육삭

食㑊者 謂飮食移易而過 不生肌膚 亦易飢也
식역자 위음식이이이과 불생기부 역이기야

비장은 살을 주관하는데 비가 허하면 살이 빠진다.
식역이란 음식 기운이 쉽게 빠져나가 살로 가지 않고
쉽게 배고픈 것이다.

《동의보감》 비장문

한의학에서는 입으로 들어온 음식물이 비장의 작용으로 소화, 흡수되어 전신으로 보내진다고 설명합니다. 이를 비주운화脾主運化라고 표현합니다. 만약 비장이 선천적으로 약하거나 후천적으로 손상되었다면 이 과정에 문제가 생깁니다. 음식물을 잘게 분해하는 '소화'가 잘 안 되거나 소화는 되었지만 장에서 '흡수'가 어려울 수 있습니다. 또는 흡수까지 잘 이루어졌는데 영양소가 온몸으로 전달되지 못하기도 합니다.

그래서 《동의보감》에서는 "비장은 살을 주관하며 비가 허하면 살이 빠진다"라고 했습니다. 입 안으로 들어온 음식이 제대로 소화되고 흡수되어 전신으로 공급되지 못하니 당연히 살로 가지 않는 것입니다. 평소 마른 체질에 살이 찌지 않아 너무 왜소해 보인다고 고민인 분들은 비장의 건강을 의심해 볼 필요가 있습니다. 이렇게 비장이 약하면 '밑 빠진 독에 물 붓기'와 같습니다. 영양분 섭취를 위한 음식을 먹어도 우리 몸은 밑빠진 독이어서 먹은 만큼 살로 가지 못하는 것입니다. 장기들은 음식이 들어오니 열심히 일했는데 정작 우리 몸에서 쓸 수 있는 알맹이가 된 것은 별로 없어 헛수고한 꼴입니다.

비장이 약한 사람들은 연료효율이 떨어져 축적되는 에너지보다 소모되는 에너지가 많습니다. 소화기관은 힘을 많이 썼는데 생성된 에너지는 얼마 안 되니 금방 피곤해지는 것입니다. 마치 최저생활비로 겨우겨우 살아가는 형국입니다. 이들은 소화력이 약해 식후 더부룩함을 느끼고 쉽게 체하기도 합니다. 손끝, 발끝까지 영양소를 보내지 못해 손발이 찬 경우도 많습니다. 소화, 흡수되지 못한 음식물 찌꺼기가 제때 배출되지 못하고 몸에 정체되어 순환을 방해하는 것도 손발을 차게 하는 원인입니다. 그리고 장에서 수분을 충분히 흡수하지 못해 묽은 변을 보거나 설사하기도 합니다.

비장이 약하면 식욕이 별로 없는 경우가 많은데 살이 찌려고 또는 가끔 식욕이 당겨 과식할 때가 있습니다. 그러나 과식이나 폭식을 해도 체질적으로 영양소가 잘 흡수되지 않아 살이 찌지도 않을 뿐만 아니라 위장에 큰 부담을 주어 오히려 몸에 해가 됩니다. 규칙적으로 적당한 양을 먹거나 조금씩 자주 먹는 것이 좋습니다.

2. 마를 섭취하여 비장을 튼튼히 하라

먹을 것이 부족했던 시절, 우리 조상들은 '마'를 캐먹으며 배고픔을 달랬습니다. 《동의보감》에서는 마를 "허로로 몸이 여윈 것을 보하며 오장을 충실히 해주고 기력을 도와주며 살찌게 하고 근골을 튼튼하게 해준다"라고 했을 정도로 좋은 약으로 보았습니다. 그래서 마는 '산에서 나는 약 중의 약'이라는 의미로 산약山藥이라는 이름도 있습니다. 세계에서 가장 빠른 사나이, 우사인 볼트는 자신의 폭발적인 스피드가 어릴 때부터 섭취한 마 덕분이라고 소개해 화제가 되기도 했습니다.

마는 성질이 부드럽고 비장을 튼튼히 만들어줍니다. 소화 효소도 풍부해 영양소가 잘 흡수될 수 있도록 도와줍니다. 그래서 마를 꾸준히 먹으면 체질이 개선되어 살이 찔 수 있는 토양이 마련됩니다. 마는 단단하고 매끈하며 젖의 빛깔 같은 유백색이 좋으며 생으로 먹어도 소화가 잘 되고 삶거나 전을 부치거나 죽을 끓여 먹어도 좋습니다. 한약재로 쓰이는 산약은 마를 딱딱하게 말려놓은 상태이므로 가정에서 먹을 때는 즙이 많은 생마를 사용하는 것이 편리합니다.

위장에 부담이 없고 마른 몸에
살을 더하는 데는 마죽이 최고입니다.

☞ 마죽 만드는 법은 335쪽에 있습니다.

新동의보감 **상담실**

문 : 살이 찌려면 밥이나 고기를 많이 먹어야 하나요?

답 : 물론 밥과 고기도 중요합니다. 살이 찌려면 기본적으로 3대 영양소인 탄수화물, 단백질, 지방을 충분히 섭취해야 하니까요. 하지만 그것만으로는 부족합니다. 3대 영양소가 잘 흡수되려면 비타민이나 무기질 같은 다른 영양소의 도움이 필요합니다. 그래서 잡곡, 해산물, 채소, 과일도 골고루 먹어야 합니다.

新동의보감 **건강용어**

비장脾臟이란?

한의학에서는 비장을 우리 몸에 필요한 물질과 에너지를 만드는 기관으로 인식합니다. 위胃가 단순히 음식물을 받아들인다면 실제적인 소화는 비脾가 담당한다고 생각하는 것입니다. 그에 반해 서양의학에서는 비장을 소화와 무관한 장기로 봅니다. 그러나 비장이 혈血의 생산에 관여한다고 보는 점에서는 한의학의 견해와 비슷합니다.

체중미달! 이럴 때는 병원으로!

음식량을 줄이거나 운동을 많이 하지 않았는데 즉 본인이 의도하지 않았는데도 체중이 감소하는 경우가 있습니다.

- 6~12개월 동안 체중의 5~10%가 감소했을 때
- 한 달에 2kg 이상씩 감소할 때

특별한 이유 없이 체중이 감소할 수도 있지만 암, 갑상선 기능 항진증, 당뇨 등이 원인일 수 있으니 위의 경우에 해당된다면 즉시 병원을 방문해 검진받으시기 바랍니다.

갑상선 기능 항진증 | 갑상선은 우리 몸의 신진대사를 활발히 만드는 호르몬을 분비합니다. 그러나 갑상선 호르몬이 과다분비되면 대사가 항진되어 체중 감소, 빈맥(맥박이 빨라지는 것), 두근거림, 손 떨림, 피로감, 불안감, 가슴 통증, 숨 가쁨 등의 증상이 나타날 수 있습니다.

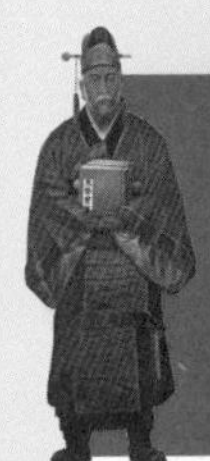

新 동의보감

체중미달 처방전 허약한 비장脾臟을 위한 마죽 레시피

증상 너무 말라 걱정이에요 **진단** 허약한 비장脾臟 **처방** 비장을 튼튼히 해주는 마죽

마의 효능 : 비장 강화, 소화 기능 향상

마는 약간 단맛이 있으면서 담담해 먹기 좋습니다. 성질이 화평해 위장에 부담을 안 주므로 만들어놓고 끼니 사이에 먹으면 마른 몸에 살을 채워줄 수 있습니다. 마트에서 쉽게 구할 수 있습니다.

제조법

1. 쌀(종이컵 1컵)을 씻어 물에 2시간 이상 충분히 불립니다.
2. 마는 껍질을 벗기고 적당히 썰어 믹서에 갈아줍니다.(종이컵 1컵)
3. 불려놓은 쌀을 중불에서 끓이다가 적당히 퍼지면 갈아놓은 마즙을 넣습니다.
4. 쌀이 완전히 퍼질 때까지 약한 불로 끓인 후, 살짝 소금 간으로 완성합니다.

Tip

마山藥산약는 퍼석퍼석한 것보다 진액이 응고되어 만지고 눌렀을 때 딱딱하고 상처가 없는 것이 좋습니다.

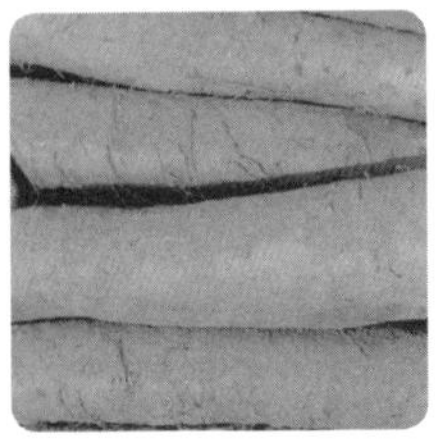

마

48 숙취

숙취의 사전적 의미는 '이튿날까지 깨지 않는 취기'입니다. 숙취가 있다는 것은 자신의 주량 이상 마셨다는 것입니다. 이런 과음이 잦으면 지방간, 알코올성 간염, 간경화, 간암을 유발할 수 있습니다. 또 과음은 필연적으로 안주 과식을 동반해 비만을 부르기 때문에 적당히 마셔야 합니다.

이런 분들은 꼭 보세요

머리가 깨질 듯이 아프다 | 속이 뒤집혀 토할 것 같다 | 어젯밤 일이 기억나지 않는다 | 속이 너무 쓰리다 | 몸이 천근만근 무겁다

실제 환자 케이스

이름 : 김황식　나이 : 50세 남성　직업 : 술자리가 많은 중소기업 사장

증상 : 평소 애주가이며 사교성이 좋아 술자리를 통해 많은 거래를 성사시켜 왔다. 40대까지는 매일 술을 마셔도 별 지장이 없었는데 50대가 되니 확연히 변화를 느끼게 되었다고 한다. 전날 술자리에서 과음했는데 숙취가 너무 심해 불편을 호소한다.

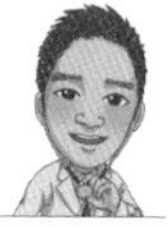

1. 열도 많고 독도 많은 술은 사람의 본성까지 바꾼다

"머리가 깨질 것 같아요, 선생님."

"무슨 일 있으신가요?"

"어제 거래처 사람이랑 술을 좀 많이 마셨어요."

"아침에 일어나기 힘드셨겠어요."

"아침에 겨우 일어나 출근하긴 했는데 오전 내내 속도 안 좋고 너무 힘들어 왔어요."

사회생활을 하다보면 술 마실 일이 종종 생깁니다. 직장 회식이나 오랜 만에 친구를 만나면 우리는 술을 마십니다. 업무가 영업 쪽이라면 술자리는 더 잦습니다. 술을 마시는 이유는 긴장을 풀고 기분을 좋게 하는 것인데 한 잔, 두 잔 마시다보면 과음하는 경우가 많습니다. 2011년 세계보건기구WHO의 국가별 증류주

소비량 통계에서 우리나라는 1위를 차지했습니다. 한국 성인 남성의 88.8%, 여성의 71.6%가 술을 마시는 것으로 나왔고 음주인구 1인당 연간 음주량은 양주 2병, 소주 120병, 맥주 204병이나 된다고 합니다. 사망이나 직장 결근의 10%는 과음 때문이라고 하니 '음주 한국'도 과언은 아닙니다. 오죽하면 119(1자리에서 1가지 술로 밤 9시 전에 끝내자)라는 말이 나왔을까요.

《동의보감》에서 술은 대열대독大熱大毒하다고 했습니다.

大飮則氣逆 酒有大熱大毒
대음즉기역 주유대열대독

飮之昏亂 易人本性 是其毒也
음지혼란 역인본성 시기독야

술을 많이 마시면 기가 술기운을 따라 거슬러 올라간다. 술에는 열도 많고 독도 많다. 술을 마시면 정신이 혼란해져 사람의 본성까지 바꾸어 놓는 것은 그 독성을 보여주는 것이다.

《동의보감》 내상문

주량의 기준은 무엇일까요? 한계까지 도달해 토하거나 정신을 잃게 만드는 양일까요? 그렇지 않습니다. 마시고 견딜 정도의, 다음날의 일상에 지장을 주지 않는 정도가 자신의 주량입니다.

술을 어느 정도 마시면 열이 오르면서 얼굴이 벌겋게 달아오릅니다. 곧이어 판단력이 흐려지고 몸이 말을 듣지 않게 됩니다. 여기서 멈추지 않고 혈중 알코올 농도가 0.3%를 넘으면 필름이 끊깁니다. 우리 뇌의 전두엽은 감정과 판단력을 주관합니다. 과음으로 전두엽이 마비되면 절제력을 잃어 평소 억눌렸던 감정을 표현하기도 하고 다른 사람에게 시비를 걸기도 합니다. 기억을 담당하는 해마까지 영향을 받으면 필름이 끊겨 잠에서 깼을 때 전날 일이 기억나지 않기도 합니다. 과음하면 이런 현상이 발생하므로 《동의보감》에서 술은 열도 많고 독도 많다고 한 것입니다.

술이 과했을 때 다음날 어김없이 찾아오는 숙취의 원인은 '아세트알데히드Acetaldehyde'라는 물질입니다. 이것은 간의 알코올 분해 과정에서 나와 두통이나 메스꺼움을 주고 간을 손상시킵니다. 손상이 누적되면 지방간, 알코올성 간염, 간경화, 간암으로 이어집니다. 흔히 지방간의 원인이 기름진 음식이라지만 사실 술이 더 문제입니다. 술이 과하면 몸에서 제대로 처리하지 못하고 중성 지방 형태로 간세포에 저장하기 때문입니다.

술은 적당히 마시면 건강에 좋습니다. 소주 두 잔 정도는 혈압을 떨어뜨리고 혈액순환을 촉진해 심혈관 질환을 예방하고 사망 위험을 낮추는 효과가 있습니다. 그러나 6~7잔 이상 마시면 돌연사 가능성이 올라갑니다.

소주 한 잔에 포함된 알코올을 처리하는 데 1시간가량 필요하기 때문에 하룻밤에 해독할 수 있는 술의 양은 소주 1병 정도이고 이보다 많으면 몸에 무리가 옵니다. 아무리 술을 천천히 마시고 안주를 먹어도 알코올 섭취량이 많으면 소용없습니다. 술과 안주를 함께 먹으면 술을 먼저 분해해 에너지로 쓰고 안주는 저장합니다. 결국 안주를 많이 먹으면 뱃살, 옆구리살만 두둑해질 뿐입니다.

덜 취하고 술이 빨리 깰 수 있는 팁이 있나요?

술자리로 가기 전에 30분 정도 누워 있으면 간으로 가는 혈류량이 증가해 덜 취하게 됩니다. 그리고 빈속에 술을 마시면 흡수가 빠르기 때문에 미리 식사를 하는 것이 좋습니다. 어느 정도 배를 채우고 술자리에서는 최소한의 안주만 섭취하는 것이 술 배를 막고 과음하지 않는 지름길입니다. 안주 대신 중간 중간 물을 섭취하거나 술에 얼음을 넣어 마시면 신진대사가 활발해져 숙취 해소에 도움이 됩니다.

술 마신 다음 날 사우나를 하시는 분들이 계십니다. 하지만 이것은 좋은 방법이 아닙니다. 사우나에서 땀을 빼면 알코올이 일부 배출될 수 있지만 그 양은 많지 않으며 오히려 탈수를 일으켜 혈압이 올라 심장에 무리를 줄 수 있습니다. 또 매운 음식은 술 때문에 예민해진 위장에 상처를 낼 수 있습니다. 콩나물국처럼 맑고 담백한 국물이 해장에 좋습니다.

2. 최고의 숙취 해소 약재는 갈근이다

시중에는 여러 가지 숙취 해소 음료가 나와 있습니다. 술 마신 다음날 아침을 상쾌하게 해준다고 광고합니다. 한 병 마시면 좀 개운해지는 느낌도 있습니다. 그러나 실제 효과는 미지수입니다. 숙취 해소 음료는 의약품이 아니라 식품이기 때문에 효능 검증이 까다롭지 않습니다. 제품에 포함된 물과 당 성분은 술을 깨는 데 도움이 되지만 나머지 성분은 제대로 검증되지 않은 경우가 많습니다.

옛 의서들을 살펴보면 갈근 이야기가 많이 나옵니다. 갈근은 말린 칡뿌리입니다. 칡은 우리나라 전역의 산과 들에서 자라는 덩굴성 식물로 한방에서는 칡의 꽃과 뿌리를 사용합니다. 말린 꽃을 갈화, 말린 뿌리를 갈근이라고 부릅니다. 전에 갈 씨 의사가 있었는데 본인이 치료할 때 잘 쓰던 약초에 자신의 성을 따 갈근, 갈화라고 했습니다.

갈근은 숙취 해소에 좋고 술 마신 다음 날 갈증을 치료한다고 했습니다. 갈근의 알코올 해독 능력은 이미 논문으로 검증되었습니다. 갈근 속에 있는 푸에라린 Puerarin이 숙취 유발물질인 아세트알데히드의 분해를 촉진시키고 혈액순환을 도와 술을 깨도록 해줍니다. 쓴맛 때문에 먹기 힘들다면 갈근을 끓여 꿀을 조금 타 주면 됩니다.

말린 칡뿌리로 만든 갈근차로 숙취를 날려버리세요.

☞ 차 만드는 법은 341쪽에 있습니다.

문 : 짜 먹는 위장약이 숙취에 도움이 될까요?

답 : 큰 도움이 안 됩니다. 이 약은 위벽을 코팅해 상처가 나지 않도록 보호해주지만 술 해독에는 영향을 미치지 못합니다. 술 마신 다음날 속 쓰림을 막아주는 정도의 효과가 있다고 생각하시면 됩니다.

건강을 해치지 않는 '1일 표준 음주 권장량'

건강을 해치지 않고 마실 수 있는 저위험 음주량(출처: 한국건강증진재단)

- 술자리는 주 1회 이하로 하고 소주 잔을 기준으로 한 번 섭취 시 남성 5잔, 여성 2.5잔을 넘지 않도록 한다.
- 음주가 건강에 미치는 폐해를 최소한으로 낮추는 1회 알코올 양은 남성 40g 이하, 여성 20g 이하다(세계보건기구(WHO) 제시 기준).
- 술에는 저마다 고유한 술 잔이 있는데 각 술을 그 잔으로 마실 때 한 잔에 함유된 알코올 양은 대개 비슷하다.

	남성	여성
소주(19도), 50㎖/소주 잔	5잔 이하	2.5잔 이하
생맥주(5도), 250㎖/맥주 잔	4잔 이하	2잔 이하
캔맥주(5도), 330㎖/캔	3캔 이하	1캔 이하
동동주(6도), 150㎖/대접	5대접 이하	3대접 이하
와인(13도), 125㎖/와인 잔	3잔 이하	1잔 이하
양주(43도), 35㎖/양주 잔	3잔 이하	1잔 이하

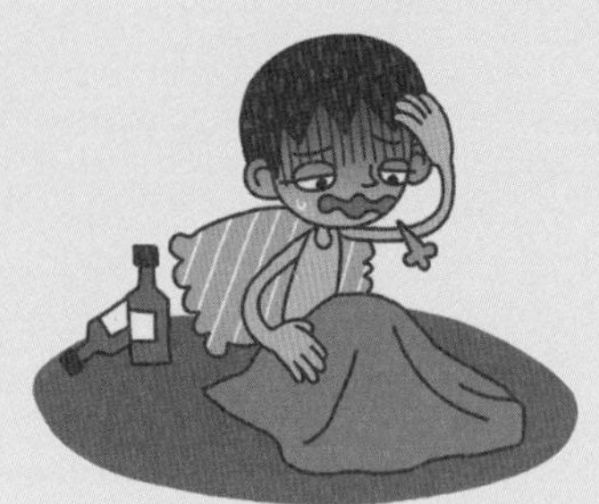

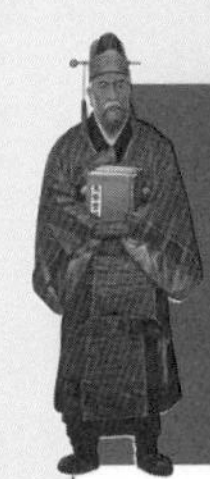

新 동의보감

숙취 처방전 숙취를 끝장내는 갈근차 끓이기

증상 숙취가 심해요 **진단** 주범은 아세트알데히드 **처방** 숙취 해소에는 갈근차

갈근차의 효능 : 숙취 해소, 혈액순환 개선

갈근차는 보통 칡차라고 부르며 숙취 해소 효능이 뛰어나 과음으로 힘들어하시는 분들에게 좋습니다. 갈근은 마트에서 쉽게 구할 수 있고 가격도 저렴합니다. 상처가 없는 것을 고릅니다. 갈근차 한 잔으로 술 마신 다음 날 상쾌한 아침을 시작해보세요.

제조법

1. 흙이 나오지 않도록 갈근을 깨끗이 씻어 햇볕에 바짝 말려 놓습니다.

2. 말린 갈근 40g을 다시 한 번 씻습니다.

3. 물 2ℓ에 갈근을 넣고 센불에 20분가량 끓입니다.

4. 약한 불에 30분가량 더 우려냅니다.(끓인 갈근차에 꿀을 조금 타면 쓴맛이 완화됩니다.)

Tip

갈근은 전국적으로 재배됩니다. 너무 흰 것은 표백제를 사용한 것일 수도 있으니 주의해야 합니다.

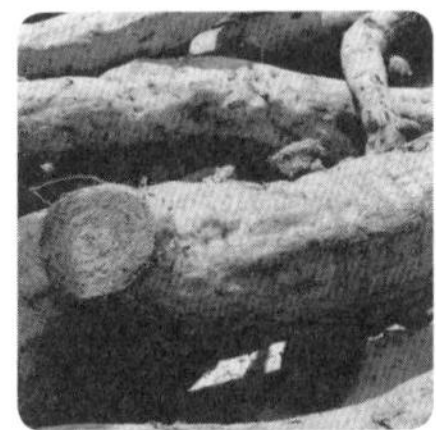

뿌리 상태의 갈근

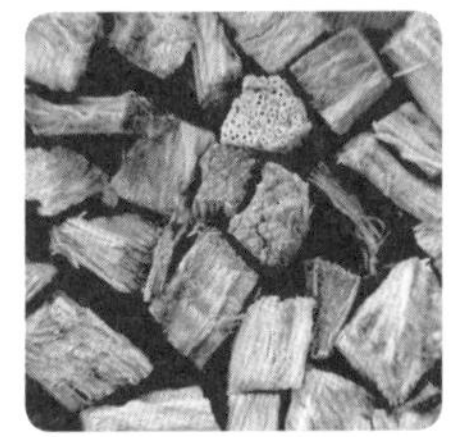

말린 갈근

49 만성피로

피로의 정의는 '비정상적인 탈진 증상, 기운이 없어 지속적인 노력이나 집중이 필요한 일을 할 수 없는 상태, 활동이 어려울 정도로 기운이 없는 상태'입니다. 피로와 밀접한 관련이 있는 장기는 부신이며 아침에 일어나기 힘든 것은 부신 때문입니다.

이런 분들은 꼭 보세요

아침에 일어나면 찌뿌둥하다 | 숙면하기 힘들다 | 항상 피곤하다 | 주말에 많이 자도 피곤하다 | 밤에 잠이 안 온다

실제 환자 케이스

이름 : 이원철 나이(성별) : 40세 남성 직업 : 시도 때도 없이 잠이 오는 라디오 PD

증상 : 오후 2~4시 라디오 방송을 담당하고 있다. 밤에 깊이 못자 아침에 일어날 때마다 고생한다고 했다. 오전 시간에 몽롱하게 방송을 준비하고 점심식사 후에 본 방송에 들어가면 잠이 쏟아져 곤란한 경우가 잦다.

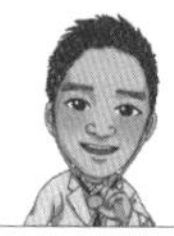

1. 만성피로의 원인은 운동 부족과 부신 기능 저하 때문이다

"항상 몸이 피곤해 진료받으러 왔습니다."

"밤에 잠은 잘 주무시나요?"

"아침에 출근해야 하니까 밤 12시 전에는 자려고 눕는데 잠이 안 와 한참 뒤척이다가 잠드는 것 같아요."

"아침에 일어나는 건 어떠세요?"

"알람 소리에 깨긴 하는데 보통 너무 졸려 꺼버리고 다시 자요. 와이프가 깨우면 그때 일어나 대충 밥 먹고 출근하죠."

"그러시군요. 아침에 일어나기 많이 힘드세요?"

"눈 딱 뜨면 몸이 무겁고 찌뿌둥해 계속 누워 있고 싶어요. 왜 그런 거에요, 선생님? 건강검진 해보면 별 이상 없는 걸로 나오던데…."

사실 “좋은 아침입니다. 잘 주무셨나요?”라고 물으면 “네, 잘 잤습니다”라고 대답하실 분이 별로 없으리라 생각됩니다. 술을 많이 마셨다거나 추석이나 설 명절 손님을 치른 다음날 아침에 일어나기 힘든 건 당연합니다. 그런데 남들 하는 만큼 일하고 수면 시간이 부족한 것 같지 않은데 아침에 일어나기 힘든 경우가 많습니다. 누가 침대 밑에서 잡아당기는 것처럼. 심지어 토요일 밤부터 일요일 낮까지 늘어지게 잤는데도 몸이 무겁고 피곤합니다. 도대체 이유가 뭘까요?

《동의보감》에 사기조신四氣調神, 사계절의 기후에 맞게 정신을 조절한다이라는 말이 나옵니다. 우리 조상들은 계절에 맞게 자연에 순응해 살았습니다. 여름에 무성했던 나무가 겨울에는 가지만 남기고 이듬해 봄을 준비하듯이 추수가 끝나면 그들은 푹 쉬었습니다. 그리고 겨우내 비축한 에너지로 힘차게 봄을 맞이했습니다. 현대인들이 춘곤증봄철에 나른하고 쉽게 피로를 느끼는 증상 때문에 힘든 이유는 겨울에도 쉬지 못하고 사계절 내내 일하기 때문입니다. 하지만 겨울에 일을 쉴 수는 없습니다. 모두 허리띠 졸라매고 사는 세상에 나 혼자 자연에 순응하려고 했다간 굶어 죽기 십상입니다. 선인들의 지혜를 본받되 현재에 맞게 융통성을 발휘해야 합니다.

한국인은 OECD 회원국 국민 중 가장 바쁘고 가장 많은 시간 일합니다. 유치원에 들어가기도 전부터 영어를 배우고 초등학생 때부터 고등학생 때까지 12년 동안 학교와 학원을 왔다 갔다 쳇바퀴를 돕니다. 어렵게 대학에 입학하면 좋은 곳에 취직하기 위해 부지런히 스펙을 쌓아야 합니다. 드디어 경쟁을 뚫고 꿈에 그리던 직장에 입사합니다. 그러나 현실은 냉혹합니다. OECD 1위라는 명성에 맞게 엄청난 노동 시간이 기다리고 있습니다. ‘피로 한국’의 단면입니다. 슬픈 현실이지만 적응하는 수밖에 없습니다. 내 힘으로 바꿀 수 없는 것에 대해 불평해 봤자 소용없기 때문에 받아들이는 것이 현명합니다. 대신 내가 컨트롤할 수 있는 부분을 개선해야 합니다.

《동의보감》에서는 기氣가 막히고 혈액순환이 저하되는 원인을 다음과 같이 설명합니다.

氣逸則滯 流水不汚
기일즉체 유수불오

不多運動氣力 飮食坐臥 經絡不通 血脈凝滯
부다운동기력 음식좌와 경락불통 혈맥응체

기가 안일해지면 체한다. 흐르는 물은 썩지 않는다. 대개 운동하지 않고 배불리 먹고 앉아 있거나 잠이나 자기 때문에 경락이 잘 통하지 않고 혈액순환이 안 되는 것이다.

《동의보감》 기문

현대인들은 운동이 너무 부족합니다. 일하는 시간은 많지만 사무직 종사자들은 주로 정신노동에 치우쳐 있습니다. 육체노동도 단순 작업의 반복인 경우가 많아 운동이 되는 것이 아니라 많이 쓰는 부위에 관절염, 디스크가 올 뿐입니다. 일이 끝나면 피곤하니까 운동하기는 귀찮고 맛있는 음식으로 스트레스를 풉니다. 친구 모임이나 회식이라도 있는 날이면 술을 마시며 과식하게 됩니다. 주말에는 늦잠 자고 밥 먹고 또 자고 소파에 앉아 TV를 보며 시간을 보냅니다. 전신을 움직이는 운동을 하지 않기 때문에 기氣가 순환하지 못하고 정체되어 있습니다. 고인 물은 썩는 것처럼 몸은 점점 병들어 만성피로에 시달립니다.

피로는 간 때문이야? 부신 때문이야

몸이 피곤하고 아침에 일어나기 힘들다는 것은 몸이 보내는 SOS입니다. 우리 몸에는 피로와 밀접한 관련이 있는 부신이라는 장기가 있습니다. 부신은 양쪽 신장위에 모자처럼 붙어 있는 내분비기관우리 몸 내부로 호르몬을 분비하는 신체기관입니다. 한의학에서는 신장과 비슷한 위치에 있어 부신의 기능을 신장에 포함시켜 설명했습니다. 이 기관은 매우 작고 무게도 5g 정도 밖에 안 됩니다. 하지만 매우 중요한 역할을 수행합니다.

부신은 시시각각 나타나는 환경 변화에 적절히 적응하기 위한 호르몬을 분비합니다. 긍정적인 것이든 부정적인 것이든 변화는 인간에게 스트레스로 작용합니다. 스트레스 초기에는 부신이 열심히 호르몬을 분비해 이를 극복하기 위한 에너지를 생산합니다. 하지만 스트레스가 계속되어 부신이 지쳐 호르몬을 제대로 분비하지 못하게 되면서 피로, 무기력 등을 주 증상으로 하는 부신피로증후군이 나타납니다. 정상적으로 부신 호르몬은 아침에 일어날 때(보통 아침 8시) 가장 많이 만들어지는데 부신 기능이 떨어지면 여기에 차질이 생겨 아침에 에너지를 만들어내지 못합니다. 그러나 일반적인 혈액검사나 종합검진에서는 발견되지 않는 경우가 많아 "그냥 피곤해 그런가 보다"라고 넘기곤 합니다.

2. 낮에는 햇볕을 쬐고 밤에는 숙면을 취하라

부신 기능을 회복하고 아침을 힘차게 시작하기 위해서는 생활습관을 바꿔야 합니다. 그 중 가장 중요한 것은 '잘 자는 것'입니다. 서울대 의대의 연구 결과에 따르면, 인간은 하루 7~8시간 수면을 취했을 때 가장 건강하다고 합니다. 하지만 시간만 채운다고 능사는 아닙니다. 깊이 잠들지 못하거나 꿈을 많이 꾼다면 자도 잔 것이 아니죠. 그렇다면 수면의 질은 어떻게 높일 수 있을까요?

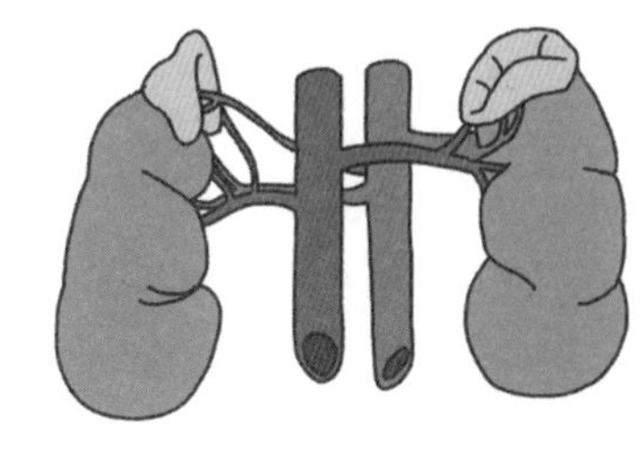

부신

적어도 자기 1시간 전에는 TV나 스마트폰에서 멀어져야 합니다. 우리 뇌는 전자기기에서 나오는 불빛을 아침이 밝았으니 일어나라는 신호로 인식해 수면 호르몬인 멜라토닌의 분비를 방해하기 때문입니다. 《동의보감》에서는 "눈은 몸의 거울이고 귀는 몸의 창문과 같다. 보는 것이 너무 많으면 거울이 흐려지고 듣는 것이 너무 많으면 창문이 닫힌다"라고 했습니다. 하루 종일 지친 내 눈과 귀, 밤에는 쉬게 해주세요.

꿀잠을 자기 위한 또 한 가지 팁은 낮에 햇볕을 쬐는 것입니다. 이것이 밤에 멜라토닌 분비를 증가시켜 줍니다. 점심식사 후 카페에 앉아 커피 한 잔 마시는 것보다 햇볕을 쬐며 산책하는 것이 숙면에 훨씬 도움이 됩니다. 꿀잠은 부신의 기능을 회복시킬 뿐만 아니라 아침을 상쾌하게 만들어줍니다.

꿀잠을 자고 싶다면 생활습관이 매우 중요합니다.

☞ 생활습관법은 348쪽에 있습니다.

新동의보감 **상담실**

문 : 너무 피곤할 때 고(高)카페인 음료 한 캔 정도는 마셔도 될까요?

답 : 핫식스, 레드불 등 카페인 함량이 매우 높은 음료가 한창 화제가 되었습니다. 잠을 쫓아준다는 말로 수험생들에게 특히 인기를 끌었죠. 하지만 이런 음료를 마신다고 절대로 몸 상태가 좋아지지 않습니다. 단지 뇌가 착각을 일으킬 뿐입니다. 카페인을 대량 섭취하면 부신 호르몬을 일시적으로 짜내어 각성 효과를 내지만 이것이 반복되면 결국 부신은 망가지고 맙니다. 중독성이 강한 음료이므로 애당초 손대지 않는 것이 좋습니다. 이런 합성음료보다 자연식품이 좋습니다. 바로 매실입니다. 매실에는 부신 호르몬 분비를 왕성하게 해주는 구연산이 많이 들어 있습니다. 매실 장아찌를 담가 반찬으로 먹으면 입맛도 돋우고 피로회복 효과도 있어 일석이조입니다.

新동의보감 **건강용어**

경락經絡과 경혈經穴이란?

한의학에는 12경락 개념이 있습니다. 경락은 신체 곳곳을 연결하는, 신경이나 혈관과는 다른 하나의 체계입니다. 우리 조상들은 우리 몸을 12구역으로 나누어 12개의 경락이 각각 지배한다고 보았습니다. 경락은 지하철 노선, 경혈은 지하철역, 그리고 기氣는 승객에 비유할 수 있습니다. 사람들은 역에서만 지하철에 타거나 내릴 수 있습니다. 역이 아닌 곳에서는 지하철이 서지 않습니다. 마찬가지로 인체에서도 경혈을 중심으로 기의 순환이 이루어지기 때문에 아무 데나 찌르는 것이 아니라 경혈을 자극해 질병을 치료했습니다.

만성피로! 이럴 때는 병원으로!

- 자고 일어났는데 개운하지 않을 때
- 하루 종일 피곤할 때
- 오후 3~5시만 되면 가장 졸리고 무기력해질 때
- 밤 9~10시가 되면 피곤하기는 한데 잠이 안 올 때
- 늦은 밤이나 새벽에 집중이 가장 잘 될 때
- 밤 11시까지 잠이 안 들면 새벽 1~2시까지 잠을 못 잘 때
- 심한 스트레스를 받아가며 일하고 앓아 누울 때

위의 경우들은 부신 기능이 떨어졌을 때 나타날 수 있는 증상들입니다. 7개 경우 중 4개 이상 해당된다면 병원을 방문해 진료받아 보시기 바랍니다.

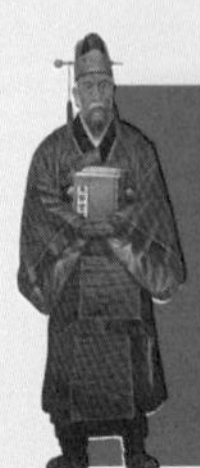

新 동의보감

만성피로 처방전 거뜬한 아침을 위해 TV, 스마트폰 멀리하기

증상 아침에 일어나기 힘들어요 **진단** 부신피로증후군 **처방** 잠자기 전에는 TV나 스마트폰을 멀리 하세요

규칙적인 생활습관의 효과 : 부신 호르몬 분비

다음 날 아침 출근을 위해 밤 11시 전에는 잠자리에 들어 6~7시까지 자는 것이 좋습니다. 잠이 안 온다고 TV를 보면 숙면을 취할 수 없습니다. 잠들기가 너무 힘들다면 마음을 편안히 해주는 음악을 들어보는 것은 어떨까요? 잠이 편안해야 아침이 편안합니다.

Have a Good 잠!

만성피로로부터 벗어나는 생활습관 Tip

- 가능하면 밤 11시, 늦어도 자정 전에는 잠자리에 들기
- TV, 스마트폰 보는 시간을 줄이기
- 점심시간을 이용해 햇볕 쬐기
- 잔잔한 음악 듣기
- 잠자기 전, 따뜻한 두유 한 잔 마시기

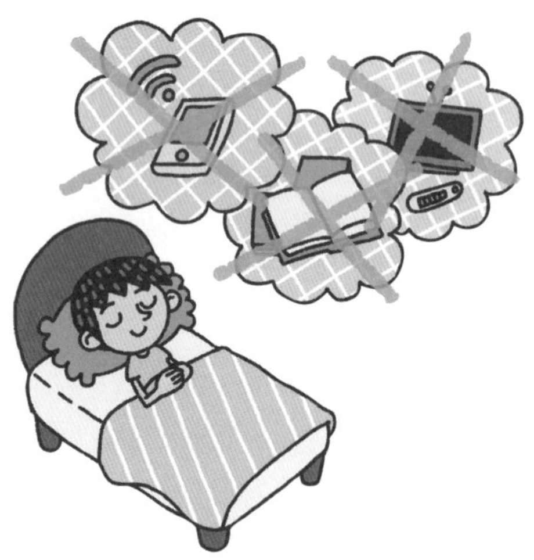

침대에서는 오직 잠만!

50 부종

부종은 혈관 안의 수분이 밖으로 몰리거나 세포 안의 수분이 세포 밖으로 몰릴 때 나타납니다. 이런 현상은 혈액순환 저하나 과도한 염분 섭취로 나트륨이 증가했기 때문입니다. 동의보감에서는 비위를 튼튼히 해주어 수분대사를 조절하고 소변이 잘 나오도록 해 부종을 치료했습니다.

이런 분들은 꼭 보세요

아침에 일어나면 얼굴이 달덩이처럼 부어 있다 | 팔다리가 퉁퉁 잘 붓는다 | 다크 서클이 심하다 | 얼굴이 푸석푸석하다

실제 환자 케이스

이름 : 박후기　나이(성별) : 43세 여성　직업 : 사무실에만 앉아 일하는 출판사 직원

증상 : 직업 특성상 앉아 있는 시간이 많고 활동량이 적은 편이다. 평소 다리가 잘 붓는데 최근 아침에 일어나 거울을 보면 부쩍 부어 있다.

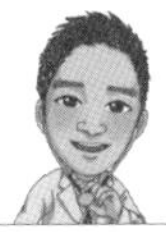

1. 신장과 비장의 기운이 약해지면 몸이 붓는다

가난했던 시절, 달덩이 같은 얼굴은 부와 복의 상징이었습니다. 살림이 어려워 자녀들을 배불리 먹이지 못하는 부모들은 토실토실한 부잣집 아이들을 보면서 비쩍 마른 자식들에게 미안한 마음뿐이었습니다. 그러나 지금은 상황이 180° 달라졌습니다. 이나영, 강동원처럼 작은 얼굴, 갸름한 V라인이 대세이며 얼굴이 둥글고 넉넉한 아이들은 왜 나를 이렇게 낳았냐며 부모를 원망합니다.

"선생님, 아침에 일어나면 항상 제 얼굴이 부어 있어요. 안 그래도 남들보다 얼굴이 커 스트레스받는데…. 일부러 저녁 식사 후에는 아무 것도 안 먹는데 왜 부을까요?"

"많이 신경쓰이시겠네요. 평소 소변은 잘 보세요?"

"아뇨, 소변이 시원치 않고 화장실에 자주 가고 그래요."

"얼굴 말고 손이나 발도 붓나요?"

"네, 맞아요. 아침에 거울보면서 얼굴만 신경썼는데 생각해보니 손발을 무심코 주무른 이유가 부기 때문인 것 같아요."

얼굴도 큰데 붓기까지 하면 아침에 거울을 보면서 하루를 시작할 의욕이 꺾여 버립니다. 둥글넙적하고 푸석푸석하고 눈 밑엔 다크 서클까지. 밤에 술도 안마시고 야식도 안 먹으려고 참는데 도대체 왜 이렇게 붓는 걸까요?

《동의보감》에서는 몸이 붓는 원인을 비신양허脾腎陽虛로 보았습니다. 비장과 신장의 양기陽氣가 허해져 그렇다는 것입니다. 여기서 양기는 원활한 신진대사가 이루어질 수 있도록 도와주는 따뜻한 에너지를 말합니다.

下焦溢爲水
하초일위수

上下溢於皮膚 故爲胕腫
상하일어피부 고위부종

하초가 기능을 잃어 수기(水氣)가 넘치면 수종(水腫)이 된다.
수기가 상하로 넘쳐 피부에 머무는 까닭에 부종이 된다.

《동의보감》 부종문

먼저 신장과 관련된 내용을 살펴보겠습니다. 한의학에서는 우리 몸을 상초, 중초, 하초로 분류하기도 하는데 하초는 신장이 포함된 개념입니다. 신장은 하루에 무려 180ℓ나 되는 혈액을 여과하면서 노폐물을 걸러 소변으로 내보내고 수분과 전해질량을 조절해 인체의 항상성을 유지합니다. 체질적으로 신장이 약하거나 약물 복용 등으로 신장이 고장나면 이 수분대사에 문제가 생깁니다.

우리 몸의 60% 이상을 차지하는 수분이 원활히 순환하지 못하면 반드시 이상이 나타납니다. 가슴이 답답하면서 어지럽고 소변이 시원치 않기도 합니다. 몸이 붓는 경우도 있습니다. 건물이 무너질 때 가장 약한 부분부터 내려앉듯이 부종은 몸의 취약한 부위에서 시작됩니다. 약한 부위는 사람마다 달라 얼굴, 손, 허리, 배, 정강이, 종아리, 발 등 위아래를 안 가리고 다양합니다. 유난히 아침에 더 붓는 것은 깨어 있을 때는 활동을 하지만 밤에 자는 동안 몸 움직임이 거의 없어 수분이 정체되기 쉽기 때문입니다.

《동의보감》에서는 비장脾臟, 즉 소화기관도 부종과 관련 있다고 말합니다.

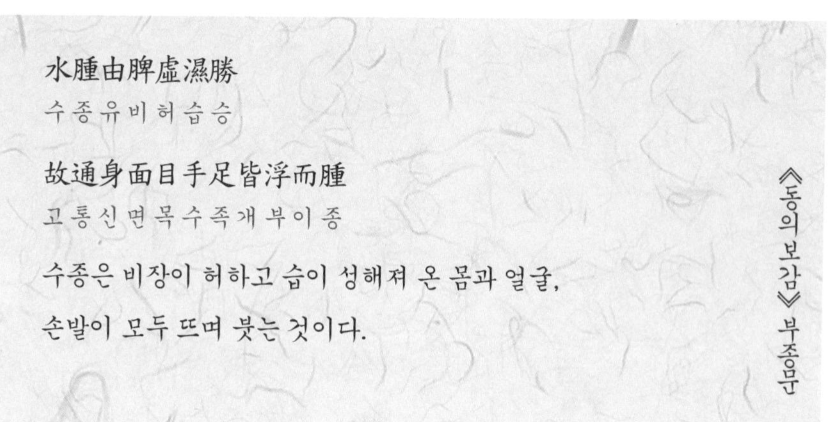

水腫由脾虛濕勝
수종유비허습승

故通身面目手足皆浮而腫
고통신면목수족개부이종

수종은 비장이 허하고 습이 성해져 온 몸과 얼굴,
손발이 모두 뜨며 붓는 것이다.

《동의보감》 부종문

비장이 튼튼하면 소화 과정에 문제가 없고 흡수도 잘 되어 에너지가 넘칩니다. 그러나 비장이 약하면 음식물을 소화시키는 데 시간이 오래 걸리고 흡수율도 떨어집니다. 몸의 한가운데 있는 소화기관이 정체되어 있으니 수분대사가 원활히 이루어질 수 없으며 곳곳에 습이 머물러 얼굴과 손발이 붓는 것이죠. 이런 분들은 식사 후에 배가 빵빵하면서 속이 더부룩하고 졸려 자꾸 눕고 싶어하는 특성이 있습니다. 《동의보감》에서는 이런 경우, '보중補中 행습行濕 이소변利小便'으로 치료하라고 했습니다. "가운데 있는 비위를 튼튼히 해주어 습이 고이지 않도록 하고 소변이 잘 나가도록 하라"라는 뜻입니다. 몸이 붓는다고 신장만 생각한 것이 아니라 비장 문제와 관련시킨 조상들의 지혜를 엿볼 수 있습니다.

부종의 적, 소금

몸이 붓는 것은 염분과 밀접한 관련이 있습니다. 염분을 구성하는 나트륨은 물을 끌어당겨 잡아두는 역할을 합니다. 김장할 때 배추를 생각하시면 이해하시기 쉽습니다. 빳빳한 배추에 소금을 뿌려놓으면 배추가 물을 쫙 빨아들여 흐물흐물해집니다. 나트륨의 성질을 이용한 것이죠. 우리 몸도 마찬가지입니다. 몸에 소금이 많으면 소금을 따라다니는 물도 많아져 붓게 됩니다. 그래서 몸이 잘 붓는 분들의 식습관을 체크해보면 짜게 드시는 경우가 많습니다. 국물이나 장류를 많이 먹는 음식문화 탓에 한국인은 다른 나라 사람들보다 훨씬 많은 소금을 섭취합니다.

염분이 부종만 유발하는 것은 아닙니다. 소금을 많이 먹으면 혈압이 올라가 뇌졸중이나 심근경색처럼 생명을 위협하는 질환이 발생할 위험이 커집니다. 짜게 드시는 분들은 반찬이나 찌개에 들어가는 소금량을 줄이시는 것이 좋겠습니다. 야채를 된장이나 쌈장에 팍팍 찍어 드시는 것도 피해야 합니다. 처음에는 싱거워 못 먹겠다는 생각이 들지만 인체의 적응력은 생각보다 뛰어납니다. 1주일만 싱겁게 먹으면 원래 먹던 음식이 굉장히 짜게 느껴질 정도로 우리 몸은 이미 저염식에 적응해 있답니다.

2. 수분 배출을 도와주는 팥과 복령으로 부종을 완화시켜라

적소두赤小豆, 작고 붉은 콩는 팥을 가리킵니다. 우리 조상들은 붉은 팥이 양기陽氣를 상징한다고 생각했습니다. 그래서 달이 가장 긴 음기陰氣가 치성한 동짓날 팥죽을 쒀먹으면서 추운 겨울을 잘 이겨낼 수 있기를 기원했습니다. 추위를 견디기 위해 지금도 우리는 겨울이 되면 팥죽을 먹고 팥이 들어 있는 호빵과 붕어빵을 찾습니다.

이 외에도 우리는 팥빙수, 단팥빵, 찹쌀떡 등 다양한 형태로 팥을 먹습니다. 좋은 팥은 알이 굵고 크며 광택이 납니다. 그리고 균일하게 짙은 붉은색을 띠며 흰

띠가 뚜렷합니다. 팥은 부종을 완화시켜주는 효능이 있습니다. 이뇨작용을 돕는 사포닌 성분이 있어 불필요하게 축적된 수분을 배출시켜 줍니다. 이런 성질 때문에 전에는 임산부가 아이를 낳으면 잉어와 팥을 함께 달여 먹으면서 영양을 보충하고 부기를 뺐습니다. 이처럼 몸의 문제를 해결할 때는 가능하면 자연식품 형태로 섭취하는 것이 안전합니다. 이뇨제와 같은 인위적인 약물의 복용은 수분뿐만 아니라 전해질도 배출시켜 대사장애를 초래할 수 있습니다.

몸이 잘 붓는 경우, 팥과 함께 먹으면 좋은 약재로 복령茯苓이 있습니다. 복령은 소나무 뿌리에 기생하는 균체입니다. 기생, 균체라고 하면 뭔가 찝찝한 느낌이 드는데 실제로 이 약재를 보면 분필처럼 희고 깨끗하고 담담하고 은은한 단맛이 납니다. 복령은 '소나무의 신령한 기운이 땅 속에 스며들어 뭉친 것'이라는 의미가 있습니다. 부기를 빼주는 다른 약들은 기氣를 소모하는 경우가 많지만 복령은 비위脾胃, 비장과 위장를 보하면서 수분을 내보내기 때문에 비위가 허약해져 붓는 경우에 매우 효과가 좋습니다. 어금니로 깨어 물면 딱 붙어 쉽게 안 떨어지는 것이 좋은 복령입니다.

몸의 부기를 빼는 데는 복령팥죽만한 것이 없습니다.

☞ 복령팥죽 만드는 법은 355쪽에 있습니다.

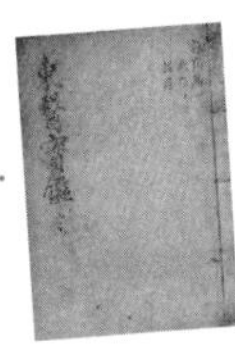

新동의보감 **상담실**

문 : 마사지를 하면 얼굴 부기가 좀 가라앉을까요?

답 : 가라앉을 수 있습니다. 우리 몸에는 혈액순환계와 림프순환계가 있습니다. 얼굴 주위의 림프 흐름을 좋게 해주면 얼굴 부기를 빼는 데 도움이 됩니다. 손으로 턱밑부터 귀 뒤쪽으로 밀어주고 귀 뒤쪽부터 쇄골 안쪽으로 쓸어주면 됩니다. 시간나실 때 틈틈이 해보시기 바랍니다.

新동의보감 **건강용어**

하초下焦**란?**

하초는 상초, 중초, 하초의 삼초三焦 중 하나로 해부학상의 기관은 아닙니다. 상초는 호흡기관, 중초는 소화기관, 하초는 비뇨 · 생식기관에 해당한다고 볼 수 있습니다. 하초는 배꼽부터 항문까지며 인체 장기 중 맨 아래쪽에 있어 원기를 제공하는 뿌리가 되며 우리 몸의 물을 다스립니다.

부종! 이럴 때는 병원으로!

- 신체 특정 부위가 부으며 통증이 함께 나타날 때
- 전신 발열이나 부종 부위의 열감을 동반할 때(봉와직염, 심부정맥 혈전증)
- 정강이 앞쪽을 눌렀을 때 움푹 들어가 다시 안 나올 때(심장질환, 신장질환)

심장질환, 신장질환, 봉와직염, 심부정맥 혈전증 등 때문에 부종이 생기면 위의 증상들이 나타날 수 있습니다. 이럴 때는 원인이 되는 질환을 치료해야 합니다.

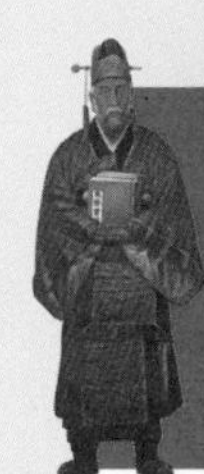

新 동의보감

부종 처방전 부기를 빼주는 복령팥죽 레시피

증상 아침마다 얼굴이 부어요 **진단** 수분대사장애 **처방** 부기를 빼주는 복령팥죽

복령팥죽의 효능 : 비장 강화

복령팥죽은 몸에 부담을 주지 않으면서 부기를 빼주는 좋은 음식입니다. 복령은 벌채한 소나무 뿌리에 기생하는 약재입니다. 바쁜 현대인들에게 한 끼 식사로도 손색이 없습니다. 아침, 점심, 저녁 아무 때나 상관없습니다. 복령과 복령 가루는 마트나 온라인 쇼핑몰에서 구입하실 수 있습니다.

제조법

1. 쌀(종이컵 ½컵)은 씻어 물에 2시간 이상 충분히 불려둡니다.
2. 팥(종이컵 ½컵)은 씻어 물을 충분히 부어 무를 때까지 푹 삶습니다.
3. 복령을 믹서에 넣어 곱게 갈아줍니다.
4. 팥을 삶은 물에 불려놓은 쌀과 복령 가루(1 중간 술, 5cc)를 넣고 잘 저어 끓입니다.
5. 쌀이 완전히 퍼지면 삶아놓은 팥을 넣고 잘 어우러지도록 약한 불에서 5분 동안 끓여 완성합니다.

Tip

벌채한 소나무 뿌리에 기생하는 복령은 강원도에서 많이 생산됩니다.

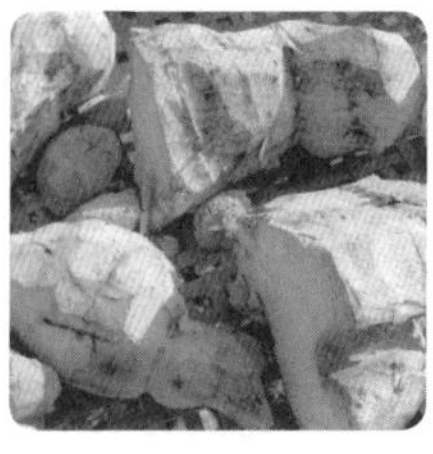

복령

신체 · 전신 편

51 당뇨병

몸의 혈당 조절 기능이 정상적으로 이루어지지 않는 질환으로 다식 단것을 많이 먹고, 다뇨소변을 자주 보고, 다갈갈증을 잘 느끼는의 3가지 증상이 특징입니다. 높은 포도당 농도로 끈적끈적해진 혈액이 혈관에 동맥경화를 유발할 수 있으며 여러 장기의 손상과 기능 저하를 유발합니다.

이런 분들은 꼭 보세요

물을 자주 찾는다 | 소변을 자주 본다 | 갑자기 체중이 빠졌다 | 당뇨약을 오랫동안 복용 중인데 혈당 조절이 잘 안 된다 | 부모님 모두 당뇨병이 있다

실제 환자 케이스

이름 : 최영철 나이(성별) : 46세 남성 직업 : 공무원

증상 : 키가 작고 살찐 체형이다. 평소 땀을 많이 흘리는 편이고 살이 물러 누르면 잘 들어간다. 체지방 검사 결과, 심한 근력 부족으로 나왔다. 가족력을 보니 어머니 쪽으로 당뇨병이 있고 본인은 30대 중반의 이른 나이에 당뇨가 시작되었다. 10년 이상 약을 복용하는 중이지만 아직 혈당 조절이 잘 안 되고 최근 심한 피로감을 느낀다.

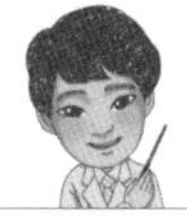

1. 달고 기름진 음식이 당뇨병을 유발한다

"저는 30대 중반부터 당뇨가 시작되었습니다. 그 후로 나름대로 관리하려고 노력했는데 생각보다 쉽지 않습니다. 먹는 것 하나부터 생활하는 것까지 신경이 쓰이다보니 스트레스도 많습니다. 당뇨병 관리에서 가장 중요한 점이 무엇일까요?"

여름철 기력이 떨어져 보약을 지으러 왔다는 이 환자분은 오랜 당뇨로 건강 걱정이 많은 상태였습니다. 40대 중반의 아직 젊은 나이지만 30대에 시작된 당뇨가 벌써 10년 이상 되었습니다. 평소 같으면 "당뇨는 자기관리가 중요하다. 의지를 갖고 헤쳐 나가야 한다"라고 환자분을 다그쳤겠지만 한창 사회활동이 활발한 나이에 현실적으로 관리가 쉽지 않았을 거라는 생각에 오히려 안타까움을 느꼈던 기억이 납니다.

흔히 당뇨를 '시한폭탄'으로 표현합니다. 언제 심혈관질환, 뇌졸중으로 이어질지 모르기 때문입니다. 젊을 때 생긴 당뇨병을 관리하지 않고 오래 두는 것은 언제 터질지 모르는 시한폭탄을 몸에 지니고 살아가는 것과 같습니다. 심각성을 깨닫고 치료 노력을 하셔야 합니다. 당뇨병 치료를 위해서는 당뇨가 생기는 원인을 환자 자신이 정확히 알고 개선해 우리 몸 스스로 극복할 수 있는 환경을 만들어 주는 것이 중요한 포인트입니다.

조선 왕조 500년을 통틀어 가장 훌륭한 임금으로 칭송받는 세종대왕의 사인은 소갈병으로 인한 합병증이라는 기록이 있습니다. 소갈병이란 현대 용어로 당뇨병인데 동의보감에서는 소갈병의 원인을 다음과 같이 정리하고 있습니다.

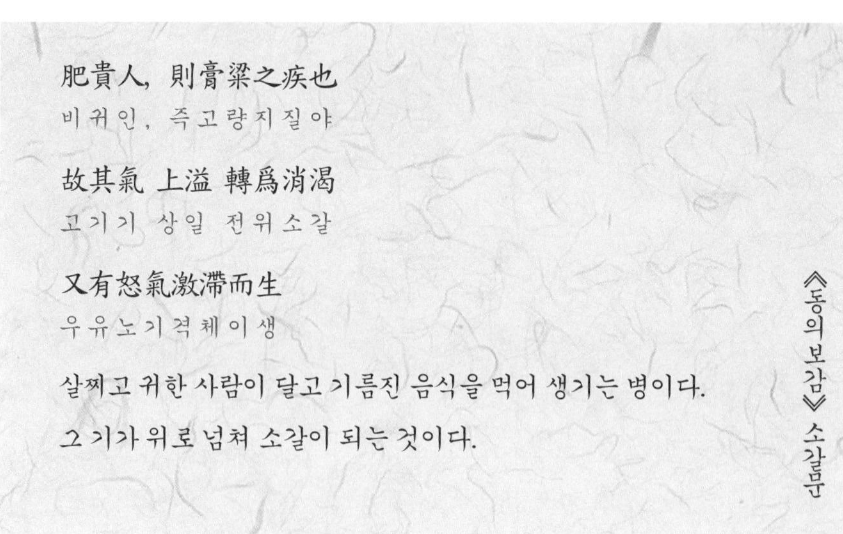

肥貴人, 則膏粱之疾也
비귀인, 즉고량지질야

故其氣 上溢 轉爲消渴
고기기 상일 전위소갈

又有怒氣激滯而生
우유노기격체이생

살찌고 귀한 사람이 달고 기름진 음식을 먹어 생기는 병이다.
그 기가 위로 넘쳐 소갈이 되는 것이다.

《동의보감》 소갈문

뛰어난 성군으로 불리는 세종대왕은 지나치게 정사에 몰두하다보니 운동이 많이 부족했다고 합니다. 또한 워낙 육식을 좋아해 항상 기름진 음식으로 식사하다보니 우리 생각과 달리 상당히 비만한 체격이었다고 합니다. 이미 30대 초반부터 당뇨 합병증으로 시력이 떨어져 책을 읽기 힘들었고 말년에는 궤양이나 종창으로 많이 고생하셨다고 합니다. 이처럼 당뇨병의 가장 큰 원인은 달고 기름진 음식입니다. 빵이나 떡, 지방질이 많은 고기, 설탕이 많은 음식들이 모두 포함됩니다. 그럼 달고 기름진 음식이 왜 당뇨병을 유발할까요? 또 똑같이 이런 음식을 자주 먹는데 누구는 당뇨병에 걸리고 누구는 건강한 이유는 무엇일까요? 정답은 바로 인슐린 저항성에 있습니다.

인슐린 저항성이 높을수록 당뇨병에 걸릴 확률이 높아진다

인슐린 저항성, 다소 생소하지만 현대인들이 꼭 기억해야 할 용어입니다. 음식이 우리 몸에 들어가면 혈액 속의 포도당 농도가 올라가는데기름지고 단 음식일수록 훨씬 더 많이 올라감 이 포도당을 몸에 필요한 조직에 보내주는 역할을 하는 것이 바로 인슐린이라는 호르몬입니다. 하지만 우리 몸의 인슐린 저항성이 높아지면 인슐린이 아무리 많이 분비되어도 그 기능을 못하게 됩니다. 비유하면 약을 많이 먹을 때 몸 안에 내성이 생기는 것처럼 우리 몸이 인슐린에도 내성이 생겨버리는 꼴입니다. 결국 조직으로 운반되지 못한 포도당은 혈액 속에 고농도로 축적되어 당뇨병을 유발하게 됩니다.

비만한 사람, 근육량이 부족한 사람, 폐경기 여성, 부모님이 당뇨병이 있는 사람 등은 인슐린 저항성이 높습니다. 같은 음식을 먹더라도 누구는 당뇨병에 걸리고 누구는 걸리지 않는 이유가 바로 여기 있습니다. 비만한 사람들 중에서 복부비만이 심한 사람은 특히 위험합니다. 복부 비만은 높은 내장 지방을 뜻하는데 이 내장 지방이 인슐린 저항성과 밀접한 관련이 있기 때문입니다. 결국 당뇨병을 예방하거나 치료하기 위해서는 인슐린 저항성을 높이는 요인들을 하나하나씩 제거해 나가야 합니다.

당뇨병에 유산소 운동보다 근력 운동이 좋은 이유는?

앞에서 체내 인슐린 저항성을 증가시켜 당뇨병을 유발하는 원인이 비만과 근육량 부족에 있다고 말씀드렸습니다. 하지만 제가 만난 대부분의 당뇨환자들은 살을 빼는 데만 집중하고 근력 운동에 소홀한 경우가 많았습니다. 결국 혈당 조절에 실패하고 10~20년 동안 당뇨약을 계속 복용해오고 계셨습니다. 근력 운동이 중요한 이유는 무엇일까요?

우리 몸에서 인슐린에 의한 포도당 대사는 주로 근육과 간에서 일어납니다. 그러므로 근육과 간에 직접적인 변화가 없으면 포도당 대사에도 변화가 없는 것입니다. 운동으로 근육을 단련시키면 인슐린 작용이 좋아져 혈액 속의 포도당이 근육에서 많이 소모됩니다. 또한 기초대사량이 늘어 살찌지 않는 체질로 바뀔 수 있습니다. 당뇨약을 끊고 싶다면 그리고 인슐린 저항성을 낮추고 싶다면 살 빼기보다 근력 운동에 초점을 맞추셔야 합니다.

2. 당뇨 환자의 음식 조절, 칼로리보다 당지수에 집중하라

당지수glycemic index; GI란 식후 포도당의 흡수 속도를 반영하기 위해 특정 식품의 식후 혈당 반응도를 비교하는 수치입니다. 쉽게 말해 GI지수가 높은 식품은 식후 2시간 안에 혈당이 급상승하는 식품이고 GI지수가 낮은 식품은 혈당이 완만히 상승하는 식품입니다. 칼로리보다 GI지수가 중요한 이유를 예를 들어 살펴보겠습니다. 우리가 많이 먹는 감자와 고구마의 100g당 칼로리를 비교했을 때 각각 55㎉, 120㎉로 고구마의 칼로리가 훨씬 높습니다. 하지만 GI지수는 각각 78, 63으로 감자가 높습니다. 비록 고구마의 칼로리가 높지만 혈당을 높이는 것은 감자이므로 당뇨 환자에게 감자는 대체로 안 좋습니다.

우리가 흔히 집착하는 칼로리는 단순히 음식 열량만 나타낼 뿐입니다. 반면 GI지수는 식후 혈당이 얼마나 상승하는지 판가름해주므로 당뇨 환자 관리에 유용합니다. 혈당을 낮추고 싶으시다면 지금부터 GI지수에 초점을 맞추시기 바랍니다.

만성질환인 당뇨병을 이겨내기 위해서는
생활 식습관이 매우 중요합니다.

☞ 당뇨 환자의 치료법은 361쪽에 있습니다.

新동의보감 **상담실**

문 : 당뇨병은 유전인가요?

답 : 꼭 그렇지는 않습니다. 대부분의 성인 당뇨병인 2형 당뇨(인슐린 저항성으로 인한 당뇨병)는 유전적 요인이 30%입니다. 그러므로 유전은 절대적인 원인이 아닙니다. 70%에 해당하는 생활습관의 개선을 통해 얼마든지 예방과 치료가 가능한 질환입니다.

문 : 폐경기 여성이 당뇨에 취약한 이유는 무엇인가요?

답 : 폐경기 여성은 호르몬 변화로 지방 조직이 많아지고 복부 비만 위험도 그만큼 높아지는데 이것은 인슐린 저항성의 증가로 이어져 당뇨 발병률을 높입니다. 폐경기는 당뇨 외에도 골다공증, 심혈관질환 등 여러 위험 요소가 있으니 건강관리가 중요한 시기입니다.

당뇨병의 흔한 합병증

당뇨병은 혈액 속의 포도당 농도가 필요 이상으로 높아진 상태입니다. 끈적끈적해진 혈액이 혈관에 동맥경화를 유발할 수 있으며 여러 장기의 손상과 기능 저하를 유발합니다.

■ 망막변증으로 인한 시력 저하 ■ 신장 손상으로 인한 단백뇨, 고혈압, 부종 ■ 신경계 변성으로 인한 팔다리 저림증 ■ 관상동맥질환(협심증, 심근경색), 뇌혈관질환(뇌졸중) ■ 당뇨병성 족부궤양으로 발의 피부나 점막이 허는 증상

GI지수별 음식 분류

■ 55 이하(저혈당 식품) : 정제되지 않은 곡물(콩, 귀리, 호밀, 현미), 대부분의 채소, 생선, 돼지고기(목살), 과일(포도, 배, 사과, 복숭아, 딸기, 망고, 오렌지 등), 버섯, 고추, 계란

■ 55~69(중혈당 식품) : 통밀, 고구마, 과일 주스, 아이스크림 등

■ 70 이상(고혈당 식품) : 흰 빵, 흰 쌀밥, 떡, 시리얼, 감자, 베이글, 프레즐, 수박, 메밀 등

출처 : 식품영양소 함량 자료집(한국영양학회) 2009년 자료

당뇨! 이럴 때는 병원으로!

■ 감각신경 이상으로 인한 손발 저림, 화끈거림, 통증, 감각 저하가 나타날 때 ■ 발의 피부와 점막이 헐어 궤양이 생겼을 때(초기에 치료해야 함) ■ 시력이 저하될 때 ■ 급격한 체중 감소가 나타날 때 ■ 심혈관질환, 뇌혈관질환 위험군에 해당할 때(비만, 가족력, 폐경기 여성, 과거 발병 경력)

당뇨병으로 인한 위의 합병증 증상이 보인다면 병원이나 한의원에서 치료받아야 합니다.

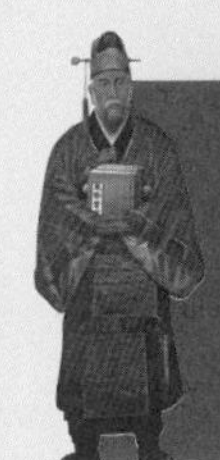

新 동의보감

당뇨병 처방전 식이요법과 근력운동법

증상 장기간 당뇨로 혈당 관리가 어려워요 **진단** 인슐린 저항성의 증가 **처방** 식이요법과 근력운동

식이요법과 근력운동의 효과 : 인슐린 저항성 강화

당뇨 같은 만성질환을 단번에 치료하는 마법약은 없습니다. 약으로 혈당을 조절하더라도 약을 끊으면 다시 문제가 생깁니다. 평생 약을 먹을 수는 없습니다. 바로 우리 몸이 치료제이므로 적정량의 인슐린 분비와 그것이 제대로 기능하도록 체질개선이 중요합니다. 음식조절과 운동이 근본적인 해결책입니다.

혈당을 낮추는 식이요법

1. 흰밥 대신 현미밥, 잡곡밥이 필수입니다. **2.** 주스보다 생과일, 생야채 형태로 섭취합니다. **3.** 가능하면 GI지수(혈당지수)가 낮은 음식을 택합니다. **4.** 100% 채식은 좋지 않습니다(탄수화물 : 단백질 : 지방 비율 2 : 1 : 1 유지). **5.** 적은 양이라도 하루 세 끼를 제때 먹습니다. 오래된 당뇨도 3개월 목표로 실천하면 변화를 느낄 수 있습니다.

근력운동법

1. 1주일 150분을 목표로 정합니다. **2.** 1회 50분씩 3회 실시하면 큰 무리가 없습니다. **3.** 아령은 반드시 무거울 필요는 없습니다. 여성은 1㎏짜리로도 충분합니다. **4.** 상체는 가벼운 아령을 사용하고 하체는 본인의 체중을 이용한 스쿼트나 런지 운동이 좋습니다. 복근 운동은 빠뜨리지 않고 합니다.

스쿼트 운동법

허벅지가 무릎과 수평이 될 때까지 앉았다 서기를 반복하는 동작으로 가장 기본적인 하체 운동입니다. 앉는 과정에 무릎끝이 발끝을 넘지 않도록 주의합니다.

런지 운동법

대표적인 하체 운동으로 허벅지와 엉덩이 근력을 강화하는 운동입니다. 두 발을 골반 너비로 벌리고 허리에 손을 올리고 정면을 봅니다. 오른발을 앞으로 70~100㎝가량 내밀고 왼발 뒤꿈치를 세웁니다. 등과 허리를 똑바로 펴고 오른쪽 무릎을 90° 구부리고 왼쪽 무릎은 바닥에 대는 느낌으로 몸을 내립니다. 하체에 힘을 주어 다시 처음 자세를 취합니다. 발을 바꾸어 반복합니다. 앉는 과정에 무릎끝이 발끝을 넘지 않고 허리를 굽히지 않도록 주의합니다.

고혈압, 침묵의 살인자

어느덧 국민병이 되어버린 고혈압

우리는 살아가면서 심한 스트레스를 받거나 충격을 받았을 때 뒷목을 잡으며 "아, 혈압 올라!"라고 외칩니다. 그러나 이런 현상은 실제로 혈압이 올라 나타나는 것이 아닙니다. 뒷목이 뻣뻣하고 뒷골이 당기는 것은 순간적으로 스트레스가 근육을 긴장시키기 때문입니다. 흔히 생각하는 것과 달리 고혈압은 평소에는 잘 모르고 증상을 보이지 않습니다. 그러다가 어느 순간 대형 참사를 초래하므로 침묵의 살인자라는 무서운 별명을 갖게 되었습니다.

혈압은 혈액이 혈관벽에 가하는 힘입니다. 보통 최고 혈압과 최저 혈압 두 가지를 함께 기록하죠. 최고 혈압(수축기 혈압)은 심장이 수축하면서 혈액을 내뿜을 때 혈관에 미치는 압력입니다. 최저 혈압(이완기 혈압)은 심장이 이완하면서 혈액을 받아들일 때 혈관에 가해지는 압력입니다. 미국 국립보건원NIH과 고혈압합동위원회JNC가 제시하는 고혈압의 기준은 60세 미만 성인의 최고 혈압수축기 혈압 140mmHg(60세 이상은 150mmHg) 이상 또는 최저 혈압(이완기 혈압) 90mmHg 이상입니다. 이 두 가지 중 하나만 해당되어도 고혈압으로 간주합니다. 보건복지부 조사에서 우리나라 30세 이상 성인의 1/3 이상이 고혈압 환자라는 결과가 발표되었습니다. 또한 2012년 보건복지부 국민건강영양조사에 따르면 본태성本態性 고혈압의 치료비는 약 2조 2,811억 원으로 단일 질환 중 1위를 차지했습니다. 국민병이 과언이 아닙니다.

낄 데 안 낄 데 모두 끼는 최악의 적, 비만

고혈압은 비만과 관련이 많습니다. 우선 뚱뚱하면 혈액량이 많아집니다. 그런데 살 때문에 혈관이 눌려 좁아지니 혈압이 오릅니다. 호스를 생각해보면 이해하기 쉽습니다. 물을 틀고 호스를 손가락으로 누르면 압력이 세지죠? 그런데 수도꼭지를 돌려 물을 더 세게 틀면 어떻게 되겠습니까?

여기서 끝나는 것이 아닙니다. 항상 비만을 따라다니는 고지혈증도 짚고 넘어가야 합니다. 뚱뚱한 사람은 대부분 몸에 지방이 많습니다. 이 지방은 혈액 중에도 분포해 피를 탁하게 하고 혈관벽을 두껍게 해 탄력을 잃게 만듭니다. 이것도 혈압을 높이는 원인이 됩니다. 실제로 과체중의 비만 환자는 정상인보다 고혈압 발생률이 2~6배 높다고 합니다.

혈관을 터뜨릴까, 막을까?

그런데 혈압이 높으면 도대체 무슨 문제가 생기는 걸까요? 첫째, 혈관이 터지기 쉽습니다. 둘째, 혈관이 막히기도 쉽습니다. 첫 번째는 알겠는데 두 번째는 선뜻 이해되지 않습니다. 왜 그럴까요? 혈관 속의 혈액은 시냇물처럼 졸졸 흐르지 않습니다. 심장의 주기적인 수축과 이완에 의해 혈액은 파도가 방파제에 부딪치듯 혈관벽을 때리면서 지나갑니다. 혈압이 높아지면 이 과정에서 혈관벽에 상처가 나기 쉽고 그 결과, 많은 혈전이 만들어집니다. 이 혈전이 뇌로 들어가 혈관을 막으면 뇌경색이 되고 심장에 영양을 공급하는 관상동맥을 막으면 심근경색이 되는 것입니다. 이처럼 고혈압은 혈관을 터뜨리거나 막아 뇌출혈과 뇌경색 모두 일으킬 수 있습니다.

고혈압약 꼭 먹어야 하나?

고혈압 진단을 받은 사람들 중 다수는 혈압약 복용을 꺼립니다. 일단 먹기 시작하면 몸이 약의 기전에 맞춰져 끊기 어렵기 때문입니다. 또한 혈압약을 장기간 복용하면 혈압이 낮아져 혈액순환이 저하되고 그것이 어지럼이나 치매, 손발 저림을 초래할 수 있습니다.

약의 노예가 될 것인가 말 것인가 이것이 문제로다

고혈압 중 원인이 분명한 2차성 고혈압은 5~10%에 불과하고 나머지 90~95%는 원인이 불분명한 본태성 고혈압입니다. 이것은 고혈압이 생활습관병이라는 뜻입니다. 즉 나트륨 과다섭취, 운동 부족, 비만, 음주, 흡연, 가족력 등이 원인이라고 할 수 있습니다. 그렇다면 생활습관을 이와 반대로 교정하면 약을 먹지 않고도 혈압을 낮출 수 있는 것입니다.

지금부터 평생 고혈압약을 먹으면서 살 것인지, 아니면 스스로 노력해 극복할 것인지는 본인의 선택에 달렸습니다.

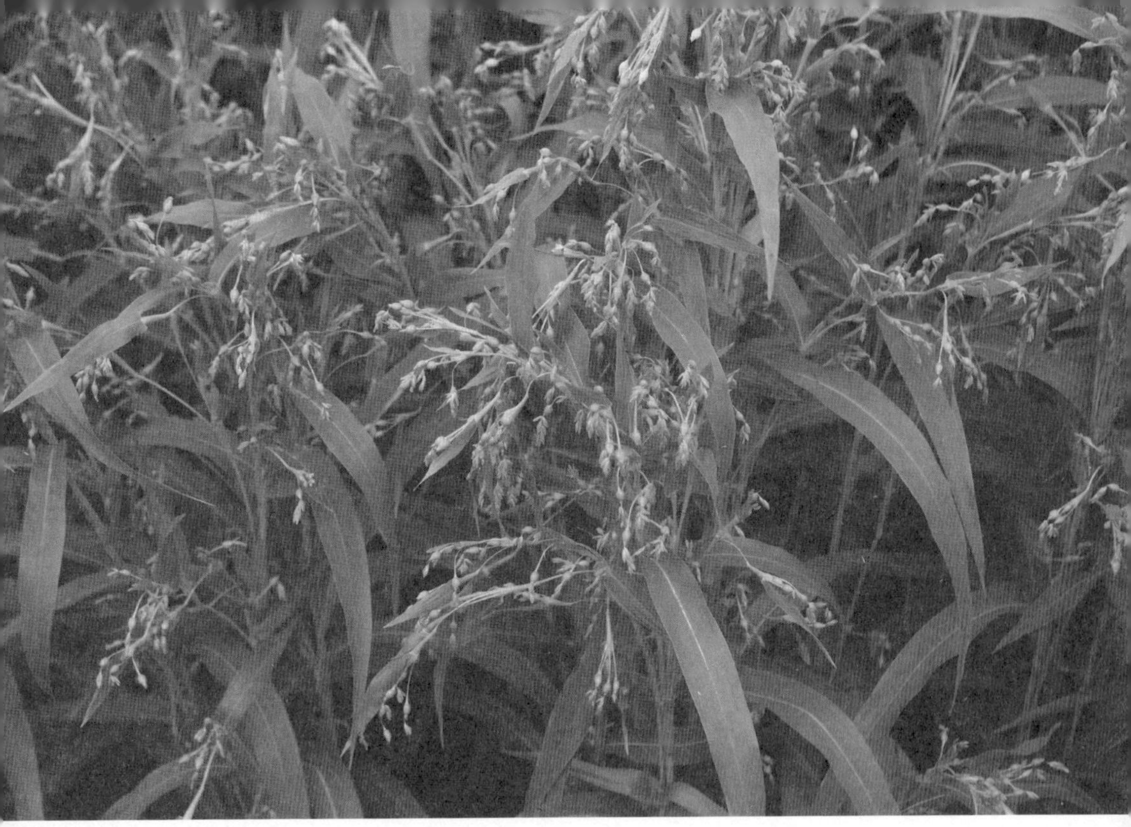

가을에는 일찍 자고 일찍 일어납니다. 겨울에는 일찍 자고 늦게 일어나며 봄, 여름에는 늦게 자고 일찍 일어나는 것이 이롭습니다. 하지만 봄, 여름에 밤늦게 자라고 해서 늦은 시간까지 놀러 다니라는 얘기가 아닙니다. 각 계절별로 해가 뜨고 지는 시간에 맞춰 생활하는 것이 건강에 좋다는 뜻입니다.

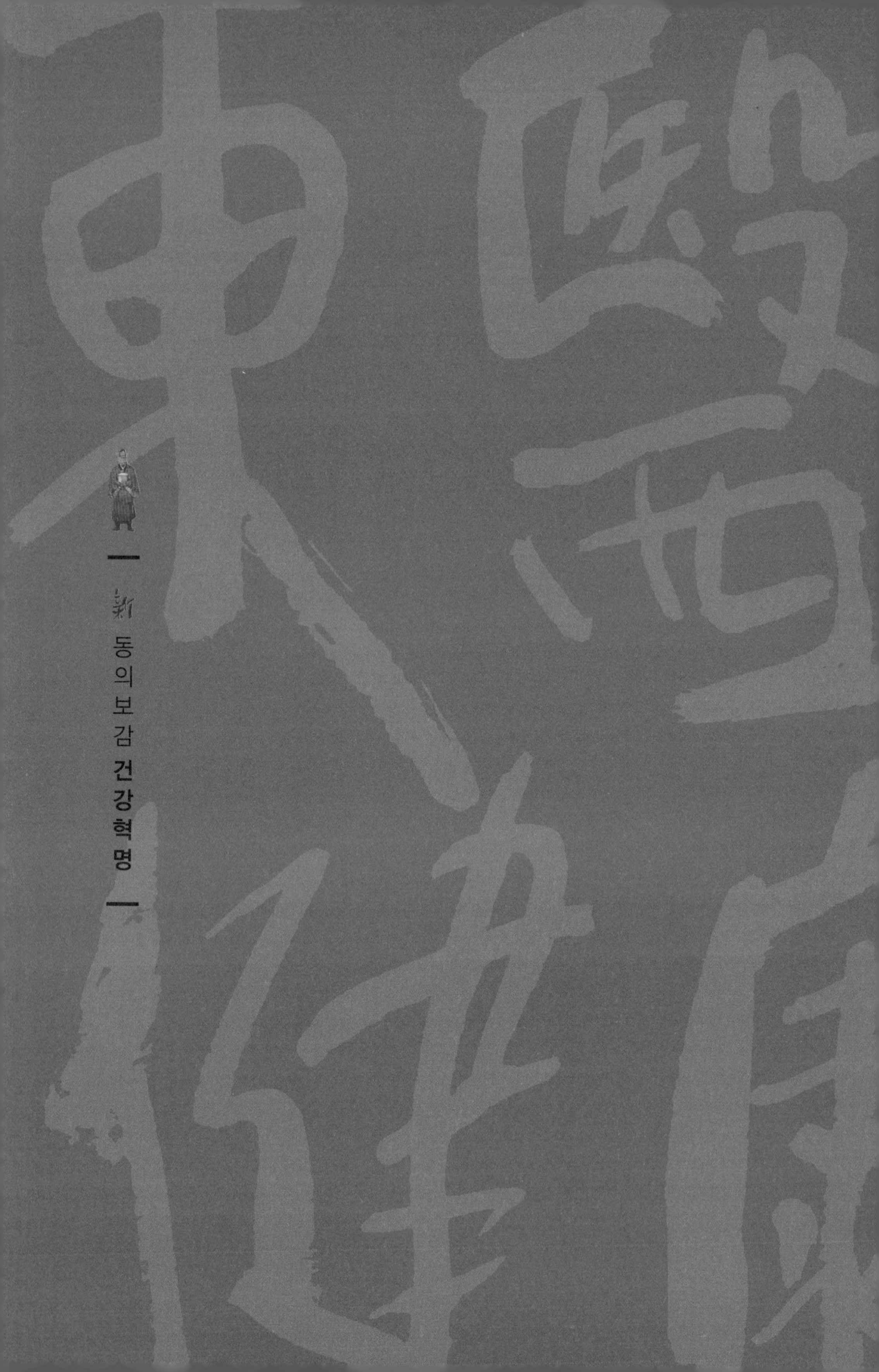
新
동의보감
건강혁명

제 8 부

정신 편

52 **강박증**
- 생각이 많으면 소화기관이 상한다
- 행동을 전환해 생각으로부터 탈출하라

53 **우울증**
- 감정이 쌓이면 병이 된다
- 세로토닌을 늘려주는 습관으로 우울증을 극복하라

54 **화병**
- 화병은 가슴 속의 '화' 때문이다
- 걷기 명상법과 치자박하차로 분노를 다스려라

55 **공황장애**
- 걱정이 지나치면 공황장애를 부른다
- 호흡 조절로 공황장애를 예방하라

56 **수면장애(불면증)**
- 생각이 지나치면 잠이 오지 않는다
- 올바른 수면 습관으로 수면장애를 극복하라

57 **건망증**
- 건망증은 지나친 고민 때문에 생긴다
- 새로운 자극으로 뇌의 젊음을 되찾아라

52 강박증

강박장애는 불안장애의 한 종류입니다. 원하지 않는 행동과 생각을 계속 반복합니다. 주로 손 씻기나 숫자 세기, 순서대로 정리하기와 같은 강박적 행동compulsion과 가스레인지를 켠 채로 또는 현관문을 열어두고 외출했는지를 생각하는 등 강박적 사고obsession가 나타나는 것이 특징입니다.

이런 분들은 꼭 보세요

가스레인지를 확인하느라 집에서 나가지 못한다 | 뭔가 정리되어 있지 않으면 도저히 못 견딘다 | 몸에 더러운 것이 묻으면 필요 이상으로 스트레스 받는다 | 계속 한 가지 행동만 반복한다

실제 환자 케이스

이름 : 김일선　나이(성별) : 32세 남성　직업 : **몇 년째 취업 준비생**

증상 : 소화 장애와 함께 피로감을 호소, 목소리가 작고 사람을 대하는 모습이 어색해 보인다. 대화에 집중하지 못하고 불안해한다.

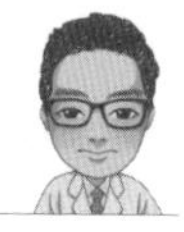

1. 생각이 많으면 소화기관이 상한다

며칠 동안 밥맛이 없고 소화가 잘 안 되어 찾아오신 환자분이 계셨습니다. 나이는 30대 초반, 하지만 소화기에는 별 이상이 없었습니다. 환자분은 소화가 안 되어 속이 불편하다고 했지만 신체적인 문제보다 축 처진 어깨와 항상 아래쪽을 향한, 초점 잃은 시선이 내내 마음에 걸렸습니다.

"요즘 무슨 일 있나요? 뭐 걱정 있으세요?"

"사실 집에 가스 밸브는 잠갔는지, 수도는 새는 곳이 없는지 아까 제대로 확인 못한 것 같아서요. 계속 신경 쓰이네요."

"아, 신경 쓰이시겠네요. 원래 걱정이 많으신가 봐요?"

"괜찮을 텐데…. 저도 이렇게 걱정하는 것이 문제인 줄 알아요. 그래서 그렇게 생각 안 하려고 애써 무시하는데…. 생각하지 말아야지, 말아야지 하면 더 생각나고 더 힘들어지고."

"도대체 뭐 때문에 그렇게 확인하시죠?"

"집에 불이 날 것 같고 집이 물에 잠길 것 같아요. 제대로 확인하지 않고 집을 나오면 계속 그 생각만 나 다른 것을 할 수가 없어요."

전형적인 강박장애였습니다. 강박장애는 발생 가능성이 거의 없는 일이 일어날까 계속 불안해하고 계속 같은 것을 검토하거나 치우는 증상을 보입니다. 소화불량과 식욕부진은 이것 때문에 나타난 현상일 뿐입니다.

思傷脾者 氣留不行 積聚中脘 不得飮食
사상비자 기류불행 적취중완 부득음식

腹脹滿 四肢怠惰
복창만 사지태타

생각을 많이 하면 비장을 상하게 해
기가 머물러 운행되지 못한다.
그리하여 중완에 적취가 생겨 음식을 먹지 못하고
배가 창만해 사지가 나른해진다.

《동의보감》 신문

《동의보감》에서는 강박장애를 생각思이 많은 병으로 보았습니다. 강박장애는 일단 어떤 생각에서 벗어나지 못하고 심하면 아무 것도 못하고 같은 생각에만 사로잡히는 질병입니다. 머릿속에 고민이 많으면 밥 생각이 안 납니다. 《동의보감》에서는 생각이 많으면 비장脾臟, 소화기관을 대표하는 장부을 상하게 한다고 했습니다. 진료실에서 이런 대부분의 환자들이 식욕이 없거나 소화가 잘 안 되는 소화 장애가 있다는 것을 금방 알 수 있습니다.

원하지 않는 생각을 계속하는 강박적 사고가 주요 특징입니다. 또 수시로 손을 씻고결벽증 확인하는확인 장애 강박적 행동을 동반하기도 합니다. 강박장애 환자들은 그 이유를 두려움 때문이라고 말합니다. "집이 불타 없어질까 봐.", "더러운 것이 손에 묻어 병에 걸릴까 봐." 계속 생각하게 되는 것입니다.

사실 많은 사람들이 이런 생각을 조금씩 갖고 있지만 정상적인 경우라면 가벼운 염려에 그치고 곧바로 해결 방안을 모색하고 실행합니다. 하지만 강박장애인 경우에는 사로잡힌 생각 때문에 도저히 다른 행동을 못합니다.

한 번 강박적 사고에 빠지면 다른 것들을 생각하지 않기 때문에 강박장애 환자들은 매사 의욕도 식욕도 사라집니다. 식욕이 떨어지고 소화능력이 줄면 당연히 몸에 기운이 없어지고 축 처지게 됩니다. 이런 상황이 장기간 지속되면 우울증도 오는데 이로 인해 더 예민해지고 증상이 악화됩니다.

불안한 미래가 가져오는 강박 증상

강박증상은 생각보다 많은 사람들이 겪고 있습니다. 특히 20~30대 젊은 층에 가장 많은데 건강보험심사평가원 통계(2013년 기준)에 따르면, 강박장애 진료 인원 총 23,846명 중 20대가 24%로 가장 높고 30대가 21.2%로 그 뒤를 이었습니다. 20~30대 젊은 층에 강박 증상이 많은 것은 불확실한 미래에 대한 두려움과 스트레스가 주는 심리적 압박 때문입니다. 또한 경기 승패 결과에 따라 천국과 지옥을 오가는 운동선수, 인기에 따라 하루 아침에 스타가 되거나 나락에 떨어지는 연예인도 불안한 미래 때문에 강박 증상을 많이 호소합니다.

그 예로 영국의 유명한 미남 축구선수인 데이비드 베컴도 강박 장애가 있었습니다. 그는 자신의 주위에 모든 것을 줄을 세워 배치시키고 반드시 쌍으로 함께 있어야 한다는 강박이 있어 경기를 마친 후 호텔 방에 들어오면 가장 먼저 하는 일이 냉장고 안의 음료수 캔들의 줄을 맞춰 세우는 것이었습니다. 그 뿐만 아니라 그의 집에는 다른 용도의 냉장고 세 대가 있었다고 합니다. 한 대에는 음식들만, 다른 한 대에는 야채만, 나머지 냉장고에는 음료수만 들어 있었는데 냉장고 안의 물건들이 짝이라도 안 맞으면 집어 던져버렸다고 합니다.

일상에서 정돈과 청결은 매우 좋은 습관입니다. 하지만 꼭 정리해야 한다는 생각에 다른 일을 못하고 안절부절 한다면 강박 장애입니다.

강박장애의 원인

강박장애의 원인은 아직 정확히 밝혀지지 않았습니다. 두 가지 원인이 제기되는데 하나는 대뇌의 신경 전달물질인 '세로토닌'이 부족해 생긴다는 이론과 대뇌 앞쪽의 전두엽에 기능 이상으로 나타난다는 이론입니다.

세로토닌이 부족해 나타나는 경우, 세로토닌 재흡수 억제제SSRI를 약으로 쓰게 됩니다. 약을 통해 세로토닌 농도를 조절하면 단기간에 효과를 보지만 원인이 사라진 것은 아니므로 약에만 의존하면 안 됩니다. 결국 강박 장애를 일으키는 근본 원인을 제거해 나중에는 약 없이 스스로 생활하게 해야 합니다.

대뇌 앞쪽 전두엽의 이상으로 강박 증상이 나타나는 경우도 있습니다. 실제로 과도하게 생각하고 강박적인 행동을 하는 경우, 뇌의 앞부분인 전두엽 쪽이 과하게 활성화되어 있는 것을 확인할 수 있습니다. 그래서 심한 강박 증상을 가진 사람이 머리 앞쪽의 두통을 호소하는 경우가 많습니다.

2. 행동을 전환해 생각으로부터 탈출하라

강박 장애에서 가장 중요한 것은 계속되는 생각의 고리를 끊어내는 것입니다. 단기적으로 스트레칭을 통한 생각의 전환, 장기적으로 일기 쓰기를 통해 탈출하는 방법이 있습니다.

첫째, 걷기나 스트레칭을 통해 강박적 사고에서 신속히 탈출합니다. 강박적인 사고가 시작되면 그것을 억제하고 다른 생각으로 회피하는 것은 거의 불가능하므로 그 자리를 떠나 걷기 시작하거나 정신을 다른 곳에 집중할 수 있는 스트레칭을 통해 강박적인 생각으로부터 탈출해야 합니다.

둘째, 일기와 메모를 통해 걱정과 고민을 줄입니다. 강박적인 사고의 특징은 계속 생각만 할 뿐 건설적인 해결책을 찾지 못한다는 것입니다. 이때 한 가지 생각에 빠져 다음 사고로 넘어가지 못합니다. 이것의 행동 치료로 메모와 일기 쓰기가 있습니다. 자신에게 강박적 사고를 주는 인자를 찾아내 적고 그것은 아무것도 아니며 견뎌낼 수 있다고 생각하도록 노력해야 합니다.

마지막으로 강박 장애에 좋은 인삼 대추차를 마십니다. 강박 장애가 있다면 분명히 소화 장애가 동반되기 때문에 체력이 고갈됩니다. 체력을 충전하고 정신을 안정시켜주는 인삼 대추차로 몸과 마음을 동시에 회복해야 완전한 치유가 가능해집니다.

끊임없이 반복되는 생각들을 날려버리고
마음의 안정을 찾으세요

☞ 차 만드는 법은 374쪽에 있습니다.

新동의보감 **상담실**

문 : 책상 정리가 안 되어 있으면 불안한데 이것이 강박증이 맞나요?

답 : 강박증에 대한 가장 많은 질문은 "제게 ○○○ 증상이 있는데 강박 장애가 맞나요?" 라고 물어보는 것입니다. 대부분은 어느 정도 불안감이 있거나 사소한 일에 신경쓰며 살아갑니다. 잠깐 신경을 쏟았다가 그 일이 생활에 큰 지장을 안 준다고 판단되면 더 이상 신경쓰지 않습니다. 그러나 증상이 심하다면 "나만 이런 것 아닌가?" 라고 걱정만 하지 마시고 전문가 상담을 통해 걱정을 떨쳐버리는 것이 현명합니다.

대뇌의 구조와 기능

전두엽 | 대뇌의 앞쪽 부위로 이마 안쪽 부위입니다. 우리 몸에서 생각하는 사고와 언어, 감정, 운동을 담당합니다. 전두엽은 이성적인 판단을 하는 부분으로 흔히 전두엽을 다친 사람은 주의력이 급격히 떨어지거나 폭력적으로 변하는 성향이 있습니다.

두정엽 | 머리 한가운데 부위로 통각, 촉각과 같이 몸 안에 들어오는 감각을 인식합니다.

측두엽 | 청각을 받아들이고 사물을 인지하고 기억하는 기능을 합니다.

후두엽 | 시각 정보를 받아들이고 인지하는 기능을 합니다. 청소년기에는 특히 후두엽이 발달해 남들과 자신의 시각적인 차이에 민감해지고 외모에 관심이 많아집니다.

중완中脘이란?

갈비뼈 아래쪽의 윗배 부위이며 위胃의 중간이므로 중완이라고 부릅니다. 여기서 완脘이란 위를 말합니다. 위 운동과 관련 깊어 중완혈을 자극하면 위 운동이 활발해진다는 연구가 있었습니다.

강박증! 이럴 때는 병원으로!

아래의 항목들에 모두 해당되신다면 치료받아야 하는 강박장애에 해당합니다. 생활습관 개선과 함께 전문가의 도움을 받는 것이 좋습니다.

- 강박적인 사고나 행동이 있을 때
- 특정 사고나 행동이 지나치거나 비합리적이라는 것을 인식하고 있을 때
- 하루 1시간 이상을 강박적인 사고나 행동에 소모하며 그로 인해 정상적인 생활에 지장을 받을 때

강박적 사고 | 생각이나 충동이 반복적이고 지속적으로 나타나는 것으로 때와 장소에 상관없이 갑작스럽게 시작되며 현저한 불안을 유발합니다. 이런 생각이 들기 시작할 때 본인은 다른 생각이나 행동을 통해 무시하려고 시도하지만 잘 되지 않습니다.

강박적 행동 | 시도 때도 없이 손을 씻거나 물건이 조금이라도 삐뚤어져 있으면 똑바로 정리 정돈하는 행동입니다. 숫자를 세거나 같은 단어를 속으로 반복하는 것도 이것에 해당합니다.

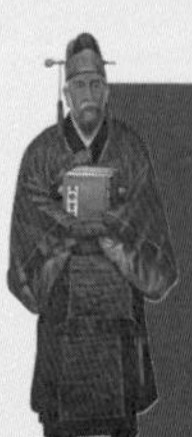

新 동의보감

강박증 처방전 강박장애에 좋은 인삼대추차 만들기

증상 불안하고 항상 한 가지 생각만 해요 **진단** 강박장애 **처방** 행동요법을 통해 생각으로부터 탈출하자

행동요법들의 효과 : 스트레스와 불안신경증 해소

강박적인 사고가 시작되면 그것을 다른 생각으로 전환하는 것이 어렵습니다. 스트레칭과 문제 상황을 적어나가는 메모를 통해 강박증상으로부터 벗어나야 합니다.

1. 걷기나 스트레칭을 통해 강박적인 사고로부터 탈출하라

야외에서 걷는 것이 가장 좋으며 목이나 등 근육의 가벼운 스트레칭도 좋습니다.

2. 메모와 일기 쓰기로 걱정과 고민을 줄여나가자

고통을 주는 일이나 상황을 메모합니다. 그리고 그 상황을 피하지 않고 차근차근 해결해나갑니다. 생각만 하면 절대로 해결되지 않습니다. 오히려 글을 쓰면서 정리하다보면 고통스런 상황들이 별 것 아니라는 것을 깨닫게 됩니다. 항상 메모하는 습관을 잊지 마세요.

제조법

재료 : 인삼 1뿌리, 대추 15개, 물 1ℓ

1. 말린 인삼(건삼)과 대추를 깨끗이 씻어 물기를 뺀 후, 인삼을 잘게 썰어 놓습니다.

2. 냄비에 인삼과 대추를 넣고 물을 부어 끓입니다.

3. 물이 끓으면 불을 줄이고 물이 ⅔ 정도가 될 때까지 졸여줍니다.

4. 완전히 끓인 후, 찌꺼기는 걸러내고 물만 찻잔에 부어 꿀을 타 마십니다. 황기나 생강을 넣어 마시면 좋습니다.

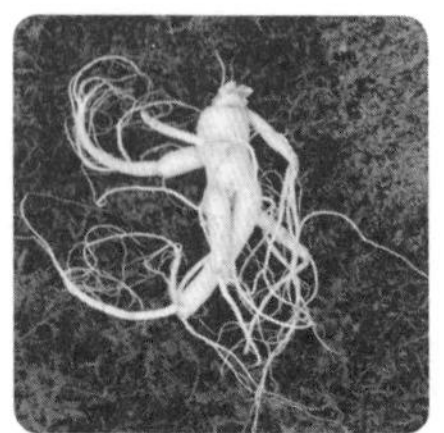

인삼

Tip

예로부터 인삼은 충남 금산이 유명합니다. 그러나 그 중에서도 좋은 인삼을 고르는 것이 중요합니다. 주름이나 반점이 없고 탱탱하면서 표면은 매끈하고 껍질이 일어나지 않아야 합니다. 6년근이 가장 좋지만 가격을 생각하면 4년근도 나쁘지 않습니다.

대추는 경북 봉화가 유명합니다. 유달리 색이 좋거나 반질거리는 것은 왁스를 칠한 것일 수도 있습니다. 이런 대추는 끓여보면 거품이 생기고 기름 성분이 뜹니다. 그런 경우, 반품하셔야 합니다.

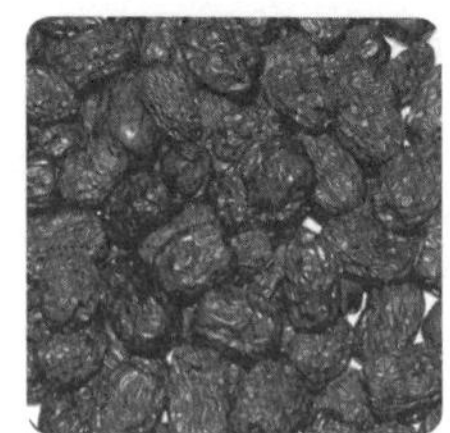

대추

53 우울증

우울한 기분과 함께 일상 전반에 대한 의욕 저하가 나타나는 질환입니다. 일시적인 기분 저하와는 달리 우울한 기분과 의욕 저하, 식욕 저하, 피로감, 집중력 감소, 결정 곤란장애와 같은 증상이 2주 이상 지속되는 증상입니다. 우리나라 국민의 약 15%가 겪고 있는 것으로 알려져 있습니다.

이런 분들은 꼭 보세요

정말 몸이 아픈데 병원에서는 이상이 없다고 말한다 | 의욕이 떨어지고 일을 끝까지 마치지 못한다 | 기운이 없어 일상생활을 하기 힘들다 | 식욕이 없고 잠도 잘 안 온다 | 매사 의욕이 없고 아무 일도 하기 싫다 | 자책감이나 자괴감이 많이 들고 뭔가를 결정하는 것이 어렵다 | 공허한 느낌이 들고 죽음에 대해 자주 생각한다

실제 환자 케이스

이름 : 강한서　나이(성별) : 28세 여성　직업 : 조금 소심한 취업 준비생

증상 : 말이 없고 의기소침한 편. 평소 소화 기능이 별로 안 좋아 밥을 적게 먹고 잘 체한다. 양쪽 어깨와 목의 통증으로 여러 번 치료받았지만 호전되지 않았다.

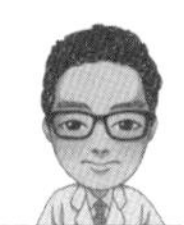

1. 감정이 쌓이면 병이 된다

"이 병원 저 병원 정말 많이 돌아다녔어요. X-ray, MRI Magnetic Resonance Imaging, 자기공명영상 모두 찍어봤는데 이상 없다는 말만 하네요."

양쪽 어깨와 뒷목의 무거운 통증으로 찾아온 20대 여성 환자의 말입니다. 약간 마른 체형에 예민해 보이는 얼굴에는 피로감이 묻어 있었습니다. 뒷목과 어깨 치료를 마치고 이틀 후 다시 찾아온 환자에게 증상 호전이 있는지 물었습니다.

"약간 나은 것 같은데 계속 무겁고 아프고…."

다시 세세히 물어보니 나은 것이 없었습니다. 오히려 환자가 '조금 나아졌다며' 제 눈치를 보는 것 같았습니다. 손상이 없고 단순한 근육 문제라면 분명히 나아야 하는데 왜 안 낫는지 저도 알 수 없는 노릇이었습니다.

정신편

"요즘 무슨 일 있으세요?"

환자는 잠시 머뭇거리더니 어렵게 말을 이어갔습니다.

"앉아서 오래 공부해 그런가? 공무원 시험 준비 중이에요. 집에서 몇 년 동안 시험 준비만 하다 보니 이제는 부모님 눈치도 보이고 저 때문에 많이 싸우시는 것 같아요. 정말 요즘 기운도 없고 아무 것도 하고 싶지 않아요."

자세도 자세이지만 목 통증의 원인은 우울증이었습니다. 계속되는 시험 불합격의 좌절과 함께 갑자기 생긴 부모님의 불화마저 자신의 탓으로 돌리며 혼자 힘들어하는 것이었습니다. 이렇게 마음의 병이 심하면 자신도 모르게 몸으로 나타나기도 합니다.

우울증은 30~40대에 흔하지만 어느 연령대에서도 발병할 수 있습니다. 하지만 점점 그 발병 연령이 낮아지고 있고 진료실에서도 우울증 증상을 가진 젊은 환자들을 자주 만납니다. 88만원 세대라고 불리는 현재 20대의 우울증도 심각한 문제입니다.

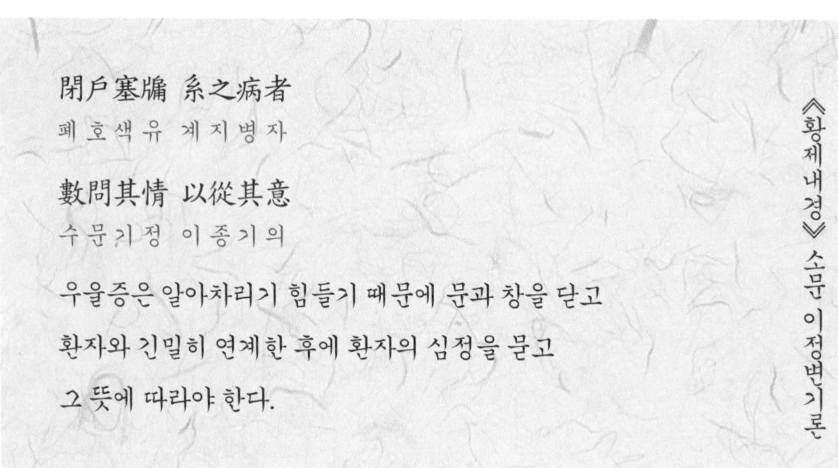

《황제내경》의 〈소문〉에 기록된 우울증과 관련된 이 구절은 우울증을 발견하

려면 세심한 관심이 필요하고 환자와 공감해야 우울증의 원인을 찾아낼 수 있다는 내용입니다. 환자가 직접 우울증을 호소하며 병원을 방문하는 경우는 거의 없기 때문입니다. 오히려 병의 원인이 마음인 줄 모르고 계속 참고 억제하다가 몸에 문제가 생긴 후에야 비로소 병원에 오게 됩니다. 그럴 때 몸의 병에만 집중하다 보면 놓치기 쉽기 때문에 마음의 병을 진단하기 위해서는 세심한 관심이 필요합니다.

우울증은 삶의 의욕 자체를 떨어뜨립니다. 그래서 말 수도 줄고 속을 잘 드러내지 않아 속 깊은 이야기를 듣기 어려울 때가 많습니다. 특히 남성들은 자신의 감정을 많이 억제하기 때문에 우울증이 심각해질 때까지 병원을 찾지 않습니다. 이것은 어쩌면 "남자는 태어나 평생 세 번만 눈물을 흘린다"라는 말처럼 자신의 감정을 숨기고 억제해야 한다는 사회적 분위기 때문일지도 모릅니다. 이런 이유로 주위 사람은 물론 본인도 자신이 우울증을 겪고 있는지 모를 때가 많습니다. 따라서 우울증이 발병하기 시작할 때 "요 며칠 의욕이 좀 떨어지는구나"라고 무시하고 넘어가기 쉬운 것이죠.

대한민국은 국민 전체가 우울증을 앓고 있다고 할 정도로 발병률이 매우 높습니다. 전체 인구의 15%가 한 번쯤 앓고 여성은 25%가 겪습니다. 특히 젊은 세대의 우울증이 심각한 사회문제로 대두되고 있습니다. 서울시에서 18,745명을 조사한 결과, 20대 미혼 여성이 우울증을 가장 심하게 겪는 것으로 나타났습니다.

여성은 특히 우울증을 막아주는 호르몬인 세로토닌의 생산량이 남성보다 적어 스트레스 상황에서 쉽게 우울증에 빠지게 됩니다.

감정은 감정으로 치료해야 한다

평소 감정 표현을 잘하고 그때그때 화를 풀 줄 아는 사람은 절대로 우울증에 걸리지 않습니다. 반대로 할 말을 못하고 속으로 삭히면 마음이 병들게 됩니다. 우울증은 감정이 쌓여 병이 된 것으로 감정으로 풀어야 합니다. 한의학에서 인간의 5가지 감정인 노怒, 분노, 희喜, 기쁨, 사思, 고민, 비悲, 슬픔, 공恐, 두려움을 이용해 치료하는 것을 오지상승요법이라고 했습니다. 그 중에서도 슬픔과 걱정이 함께 나타나는 우울증은 분노와 기쁨을 이용해 치료했습니다. 《동의보감》에 그 사례가 자세히 소개되어 있습니다.

약혼자가 장사를 떠난 지 2년 넘게 돌아오지 않았다. 상심한 여자는 음식을 제대로 먹지 못하고 넋을 잃고 지냈다. 평소 여자에게 딱히 병은 없었지만 항상 침상 속에 누워 지냈다. 이것은 약혼자를 그리워하다가 심해져 기가 맺힌 것으로 약만으로 치료하기 어려웠다. 여자를 기쁘게 하든지 노하게 만들어야 했다. 그래서 나는 그녀를 몹시 충동질해 화를 돋웠다. 그리고 서너 시간 후, 부모를 시켜 풀어주게 하고 약 한 첩을 먹였더니 곧 밥을 찾았다. 내가 말하길 "비록 병은 나았으나 반드시 기쁜 일이 있어야 완치될 것입니다." 약혼자가 돌아온다고 속삭였더니 과연 병이 발작하지 않았다.

《동의보감》 신문

우울증을 호소하는 환자는 주위 사람이 그의 기분을 전환시켜주지 않는 이상, 침전된 감정으로부터 스스로 벗어나기 힘듭니다. 주위 사람들의 관심과 기분 전환을 위한 환자 본인의 노력이 더 중요합니다. 사람의 따뜻한 관심이야말로 최고의 치료입니다.

2. 세로토닌을 늘려주는 습관으로 우울증을 극복하라

우울증에 걸린 사람은 뇌 과학적으로 세로토닌이라는 신경 물질이 부족합니다. 그래서 대부분 세로토닌 양을 늘려주는 '선택적 세로토닌 재흡수 억제제SSRI'를 우울증 약으로 복용합니다. 심각한 우울증 치료가 필요한 사람에게는 우울증 약 복용이 필수이지만 스트레스를 주는 상황처럼 근본적인 원인을 개선하지 않고 약에만 의존하는 것은 한계가 있습니다. 약으로 세로토닌을 공급하는 방법은 일시적인 개선에는 효과가 있지만 근본적인 원인 치료는 아닙니다. 그러므로 우울증 치료는 마음의 문제를 해소하고 약에 의존하지 않고 세로토닌 양을 늘리는 생활습관부터 시작해야 합니다.

첫째, 할 말은 하고 살아야 합니다. 처음부터 시어머니나 직장 상사처럼 갈등의 당사자에게 직접 말하기란 참 어렵습니다. 그것이 어렵다면 친구나 지인에게 꼭 말하고 풀어야 합니다. 주위의 지지와 대화가 마음의 병을 극복하는 첫 번째 열쇠입니다.

둘째, 햇볕을 쬐어 공짜로 세로토닌을 만들어냅시다. 햇볕을 쬐면 체내에서 세로토닌 농도가 증가합니다. 딱딱한 과학 이론이 아니더라도 점심식사 후, 햇볕을 쬐면서 산책하면 자신도 모르게 기분이 좋아지는 것을 느낄 수 있습니다. 오후 산책은 태양이 주는 공짜 선물입니다.

셋째, 우울증에 가장 효과적인 세인트 존스 워트 차를 마시는 것입니다. '성 요한 풀'이라는 애칭의 세인트 존스 워트는 가벼운 우울증 치료에 널리 쓰이는 허브차입니다. 대규모 임상실험에서도 거의 우울증 약과 비슷한 효능을 보여 독일에서는 우울증과 불안 장애, 불면증 치료에 널리 쓰이고 있습니다.

약에 의존하지 않고 생활습관 개선만으로 우울증을 치료할 수 있습니다.

☞ 세인트 존스 워트 차 만드는 법은 382쪽에 있습니다.

新동의보감 **상담실**

문 : 우울증과 조울증의 차이는 무엇인가요?

답 : 조울증은 기분이 가라앉는 우울증과 기분이 들뜨는 조증이 번갈아 나타나는 증상입니다. 여기서 조증은 기분이 좋아지는 정도를 넘어 지나치게 고양되고 과대망상에 빠지는 것을 뜻합니다. 평소보다 말이 많아지고 근거 없는 자신감을 보이며 실현 불가능한 계획을 세웁니다. 하지만 대부분 계획이 실패하면서 크게 분노하고 우울한 기분에 빠집니다. 조울증은 우울증에 비해 만성적이고 치료가 어려운 것이 특징입니다.

新동의보감 **건강용어**

황제내경

황제내경黃帝内经은 약 2,200년 전, 중국에서 편찬된, 가장 오래된 의학서적입니다. 황제와 여러 명의들의 대화를 문답 형식으로 기재한 소문素問과 침구에 대한 내용이 담겨 있는 영추靈樞 두 부분으로 구성되어 있습니다. 환경과 인간의 생활방식, 정신이 인간의 삶에 미치는 영향을 기록했고 질병치료와 함께 예방과 조기 치료를 강조하고 있습니다. 현재에도 전 세계의 의사들에게 큰 영감을 주고 있으며 2011년 세계기록 문화유산으로 등재되었습니다.

우울증! 이럴 때는 병원으로!

최근 2주 동안 다음 중 5개 이상의 증상이 있었다면 심각한 우울증에 해당하므로 적극적인 치료를 받으셔야 합니다.

- 거의 하루 종일 우울한 감정일 때(슬픔을 호소하거나 눈물을 글썽임)
- 거의 매일 대부분의 활동에서 흥미가 감소되었을 때
- 식사 조절을 하지 않았는데도 현저히 체중이 감소하거나 증가할 때
- 거의 매일 불면증이나 과다수면에 시달릴 때
- 거의 매일 안절부절 못하거나 축 늘어져 있을 때
- 거의 매일 피로할 때
- 거의 매일 죄책감에 시달리거나 자신을 비난할 때
- 거의 매일 사고와 집중력이 감소되어 의사결정하기가 곤란할 때
- 죽음에 대해 반복적으로 생각이 들 때

□ 미국 정신의학회American Psychiatric Association 정신장애 진단 통계 편람DSM-Ⅳ-TR의 진단 기준임

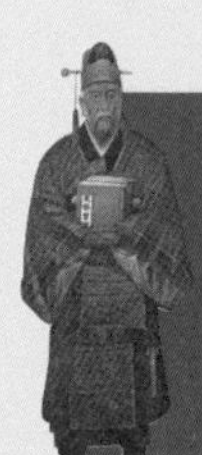

新 동의보감

우울증 처방전 우울증을 해결하는 세인트 존스 워트 차 만들기

증상 아무 것도 하고 싶지 않아요 **진단** 우울증 **처방** 세로토닌을 늘려주는 습관으로 우울증 해소하기

세로토닌의 효과 : 의욕 저하 예방

우울증 치료는 그 원인이 되는 마음의 문제를 해결하고 약에 의존하지 않고 세로토닌 양을 늘리는 생활습관이 그 시작입니다.

1. 할 말은 하고 살자

속마음을 털어놓을 친구나 지인을 자주 만납니다. 최소한 일주일에 한 번은 친구들을 만나거나 전화 통화로 마음을 터놓아야 합니다.

2. 매일 점심식사 후, 산책을 합니다

햇볕을 통해 공짜로 세로토닌을 만들어 봅시다. 점심식사 후, 햇빛이 좋을 때 20분가량 산책합니다. 가볍게 걷는 산책은 소화에도 도움이 됩니다. 친구나 동료와 함께 걷는다면 일석삼조의 효과를 볼 수 있습니다.

3. 세인트 존스 워트 차를 자주 마십니다

오전이나 오후에 1~2잔의 세인트 존스 워트 차를 우려내 마시면 가벼운 우울증의 치료에 매우 효과적입니다. 그 효과는 우울증 치료제와 비슷합니다.

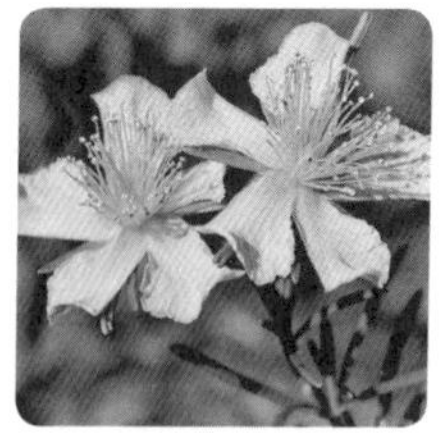
세인트 존스 워트

세인트 존스 워트는 주로 외제가 많으며 온라인 쇼핑몰을 통해 구입이 가능합니다. 단, 다른 약들처럼 복용할 경우, 그 약효가 줄거나 부작용이 나타날 수 있으니 주의하셔야 합니다. 백혈병 치료제인 글리벡을 복용 중이라면 세인트 존스 워트는 반드시 피하셔야 합니다. 면역억제제인 '시클로스포린'이나 혈액응고제인 '와파린'을 복용하고 계신다면 효능이 저하될 수 있고 강심제나 항경련제를 복용하고 계시다면 섭취할 때 주의하셔야 합니다.

Tip

세인트 존스 워트는 여러해살이 풀과의 허브로 유럽과 서아시아가 원산지이므로 주로 완제품 형태로 수입됩니다. 믿을 만한 제품을 구입하시는 것이 좋습니다.

의지를 무너뜨리는 우울증 체크

생활 속 그 증상들

우울증은 전 연령대에 나타날 수 있는 질환입니다. 의욕 저하와 우울한 감정이라는 큰 증상은 비슷하지만 나이와 직업에 따라 다른 양상으로 나타날 수 있습니다.

청소년 우울증 | 아동과 청소년의 우울증은 성인과 다른 양상으로 나타나므로 주의 깊게 살펴야 합니다. ■ 평소 조용한 성격이지만 갑자기 과격해지거나 작은 일에도 화를 낸다. ■ 큰 이유 없이 아프다거나 학교나 학원에 가지 않으려고 한다. ■ 말이 없어지고 식사를 못한다. ■ 잠을 못자고 멍하니 앉아 있다.

회사 우울증(직장인 우울증) | 회사 밖에 있을 때는 정상이지만 회사 안에만 있으면 처지고 기운이 없다면 직장인 우울증일 수 있습니다. 40대에 가장 많이 나타납니다. ■ 출근만 하면 무기력해지고 우울해진다. ■ 업무 집중력이 떨어지고 의사결정에 어려움을 겪는다. ■ 건망증 때문에 업무에 지장이 있다. ■ 부쩍 실수가 늘었다.

산후 우울증 | 산후 우울증은 출산 후 4~6주 사이의 증상으로 초산일 때 많이 나타납니다. 산모의 약 10~15%가 겪고 있으며 1년 이상 지속될 수도 있습니다. ■ 양육에 대해 큰 부담을 느낀다. ■ 갑자기 눈물을 흘리거나 불안한 모습을 보인다. ■ 사소한 일에도 과민 반응하고 매사 의욕이 떨어진다. ■ 이유 없이 죄책감이 들고 불안하다.

갱년기 우울증 | 남녀 불문하고 50세 전후 갱년기와 함께 나타나는 우울증입니다. 다른 우울증보다 자살률이 높아 주의가 필요합니다. ■ 건강에 대한 불안과 걱정이 심하다. ■ 지금까지 살아온 삶이 허무하게 느껴진다. ■ 평소보다 건망증이 심해졌다. ■ 부쩍 의심이 늘었고 반대로 죄책감이 들 때도 있다.

54 화병

화병은 정신적인 우울감이나 억울함과 함께 가슴 답답함, 열감, 명치나 목 부위의 이물감과 같이 신체적 증상이 함께 나타나는 질환입니다. 화병은 오랫동안 분노를 표출하지 못하고 참기 때문에 나타나게 됩니다.

이런 분들은 꼭 보세요

가슴이 답답하다 | 화가 나면 얼굴이 붉어지고 열이 치밀어 오른다 | 목이나 명치에 덩어리가 만져진다 | 입이 자주 마르고 목이 마르다 | 가슴이 두근거리고 두통이 있다

실제 환자 케이스

이름 : 나금희 나이(성별) : 65세 여성 직업 : 며느리와 함께 사는 주부

증상 : 오랫동안 며느리 사이의 갈등으로 스트레스가 극에 달했다. 분노와 우울증뿐만 아니라 가슴 답답함이나 심장 두근거림과 같은 신체 증상도 나타난다.

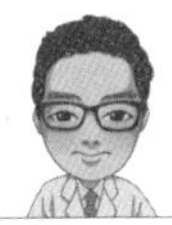

1. 화병은 가슴 속의 '화火' 때문이다

대기실에서 들려오는 대화에서 목소리가 커지면 저도 모르게 귀를 기울일 때가 있습니다. 어느 날 바깥에서 여성의 격한 목소리가 들려왔습니다. 간간히 탄식이 섞인 말은 함께 사는 며느리가 자신의 말을 전혀 안 듣는다는 것이었습니다.

"방을 닦으라고 했는데 걸레로 안 닦고 물티슈로 닦았다."

"며느리가 자신의 비누와 샴푸를 못 쓰게 한다. 내 것은 쓰면서…."

"자기 방 방문도 안 열어준다."

찬찬히 들어보면 큰 문제는 아니지만 충분히 감정을 상하게 할 수 있는 일들이었습니다.

그래서 요즘 며느리가 무슨 말만 하면 얼굴에 열불이 올라오고 화가 치밀어 거북해 죽겠다는 겁니다.

곧 익숙한 목소리의 환자가 진료실로 들어왔습니다. 그 중년 여성이 호소한 증상은 심한 안면경련. 안면경련의 이유는 여러 가지가 있지만 밖에서 들린 대화로 병의 원인을 충분히 짐작할 수 있었습니다.

"화병이신 것 같네요."

환자분은 "어떻게 알았냐?"라는 듯이 매우 만족스런 표정으로 밖에서 들린 이야기를 다시 해주셨습니다.

諸逆衝上皆屬於火
제 역 충 상 개 속 어 화

諸躁狂越皆屬於火
제 조 광 월 개 속 어 화

기운이 위로 복받쳐 올라오는 것은 모두 화(火)에 속한다.

조급해하고 사나워지는 것은 모두 화(火)에 속한다.

《동의보감》 소문 지진요대론

《동의보감》에서는 이렇게 조급해지고 사나워지고 화가 머리 위로 솟아오르는 것을 모두 화火로 보았습니다. 특히 화병은 우울증과 달리 성격이 적극적으로 변하는 것이 특징으로 자신의 병을 숨기거나 감추지 않고 주위에 적극적으로 알리려고 합니다.

화병의 증상으로는 가슴 답답함, 뜨거운 열감, 뭔가 치밀어 오르는 느낌, 목이나 명치에 뭔가 뭉친 느낌과 같은 신체적 증상이 억울하고 분한 감정과 함께 나타나는 것이 특징입니다. 이런 것들의 원인은 모두 가슴 속에 있는 화火 때문인데 이것을 제대로 풀어내지 못하고 자꾸 억제하다보면 신체적으로 증상이 나타나는 것입니다. 열감이나 치밀어 오르는 핵심 증상 외에도 입 마름, 두통이나 어지럼,

불면증, 가슴 두근거림 등이 있다면 이것도 화병을 의심해볼 수 있습니다.

화병은 주로 부부관계나 고부 갈등과 같은 가족 관계 안에서 시작되며 그런 문제가 생겨도 가족을 위해 참고 넘어갈 수밖에 없는 우리나라만의 특수한 환경 때문에 생깁니다. 그래서 화병을 우리나라에만 있는 '문화특유증후군'으로 분류했고 미국의 정신의학회에서도 화병을 우리나라 발음 그대로 'hwabyung'으로 표기했습니다.

이런 특수한 가족 관계로 생기는 화병의 기록은 조선왕조실록에서도 찾아볼 수 있습니다.

> 죄인 비희가 평소 시부모에게 불순했을 뿐만 아니라 그 시어미가 화병이 나 결국 죽게 되었다는 말이 남편인 유진의 공초에서 이미 나왔다.
>
> 《조선왕조실록》 <현종 9년 10월 3일>

자세한 속 이야기는 알 수 없지만, 화병으로 죽은 시어미와 죄인 비희 모두 결코 행복하진 않았을 것입니다. 이렇게 화병은 고부 관계와 같은 우리나라의 독특한 가족 관계와 인간 관계에 기인합니다. 결혼이 단순한 두 사람의 만남이 아닌, 집안과 집안의 결합으로 이어지기 때문에 많은 사람들이 부딪히고 서로 상처를 주기 때문입니다. 또 이런 문제가 발생해도 잘 표현하지 않고 억지로 참는 문화 탓에 가슴 속의 화는 점점 더 커지게 됩니다.

화병의 4단계

다른 스트레스 질환과 달리 화병은 동일한 문제에 대한 분노를 6개월 이상 참고 견디며 발전되는 병입니다. 그래서 기간에 따라 분노기, 갈등기, 체념기, 신체증상기로 나누어 진행되고 그에 따라 증상이나 치료법이 달라집니다.

1. 분노기 | 처음 문제가 발생해 분노가 치밀어 오르며 화병이 시작되는 시기입니다. 감정이 최고로 격화되고 분노가 폭발하는 단계로 그 기간은 길지 않아 하루나 며칠 동안 지속되다가 사라집니다.

2. 갈등기 | 큰 분노가 사라진 후, 해결 방안에 대해 모색하는 시기입니다. "참아야 하나, 말해야 하나?", "용서해야 하나, 끝내야 하나?"와 같은 고민이 시작되는 단계로 이 시기는 걱정이 많아 불안이나 불면증 같은 정신적 증상이 심각하게 나타납니다.

3. 체념기 | 갈등 상황에 대해 체념하고 참으며 보내는 시기입니다. 하지만 분노는 사라지지 않고 가슴 속에 그대로 남아 있기 때문에 작은 자극에도 화가 치밀어 오르게 됩니다.

4. 신체증상기 | 오랫동안 분노를 억제해 분노보다 우울증이 나타나고 신체적 증상이 나타나는 시기입니다. 가장 흔한 증상인 가슴 답답함과 치밀어 오름, 목에 뭔가 걸린 느낌 등이 주로 나타납니다.

2. 걷기 명상법과 치자박하차로 분노를 다스려라

화병에 제대로 대처하기 위해서는 분노를 조절하고 지친 몸과 마음을 달래줘야 합니다. 그래서 효과적으로 분노를 조절할 수 있는 걷기 명상법과 화병에 좋은 차에 대해 알아보겠습니다.

화가 나 분노가 치밀 때는 일단 그 자리를 떠나십시오. 그 자리에서 분노를 폭발시키면 문제를 더 키우기 십상이기 때문입니다. 자리를 피하고 걸을 수 있는 곳으로 나가 걸어다니면서 화를 삭여야 합니다. 이때는 호흡이 중요한데 거칠고 짧게 숨쉬기보다 천천히 숨을 쉬며 들이쉬는 것보다 내쉬는 것을 2배 정도 길게 하면 마음이 차분해지는 것을 느낄 수 있습니다.

분노가 사라진 후에는 갈등 상황에 대한 고민이 깊어집니다. 그래서 걱정과 불안이 많아 불면증에 시달리기도 합니다. 고민 때문에 생긴 머리의 열을 식혀주고

기를 통하게 해주는 한방차는 바로 치자 박하차입니다. 치자는 몸의 열을 꺼주는 효능이 뛰어나고 박하는 막힌 것을 소통시켜주는 역할을 합니다. 단, 박하를 처음부터 넣고 끓이면 유효한 성분이 모두 날아갈 수 있으므로 나중에 넣어줘야 합니다.

하지만 이미 신체적인 증상으로 화병이 나타나기 시작했다면 혼자 생활요법으로 극복하기는 힘듭니다. 병원을 찾아 적극적으로 치료에 나서야 합니다.

치자박하차와 걷기 명상법으로 화병을 다스리세요.

☞ 화병 다스리는 법은 388쪽에 있습니다.

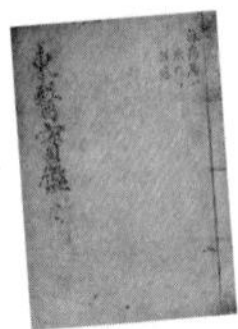

新동의보감 **상담실**

문 : 화병과 우울증의 차이는 무엇인가요?

답 : 화병과 우울증은 신체적 증상의 유무 외에도 태도나 방식에서 많은 차이점이 있습니다. 우울증 환자는 평소 침울하게 가라앉아 있으며 말 수도 적어 자신의 상황이나 증상에 대해 잘 말해주지 않습니다. 하지만 화병 환자는 자신의 증상을 적극적으로 표현하며 오히려 자신의 말을 끊으면 굉장히 싫어합니다. 감정의 양상도 달라 우울증 환자는 우울함이나 죄책감 등을 많이 호소하는 반면, 화병 환자는 분노나 억울함을 호소합니다.

新동의보감 **건강용어**

한의학과 '화'

한의학에서 화火는 매우 중요한 개념입니다. 우리 몸에 꼭 필요한 열에너지를 뜻하지만 병의 원인도 되기 때문입니다. 우리 몸에 꼭 필요한 '생리적인 화'가 부족해지면 손발이 차고 의욕이 생기지 않으며 몸이 축 처지게 됩니다. 하지만 화가 너무 증가하면 오히려 병이 생기는데 대표적으로 갱년기 증상과 같이 얼굴로 열이 확 오르거나 더워지는 것 등이 이것에 속한다고 할 수 있습니다.

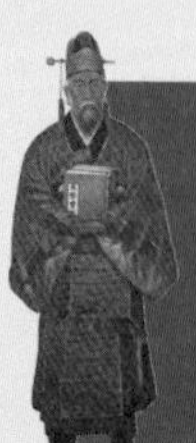

新 동의보감

화병 처방전 답답한 마음을 풀어주는 치자박하차

증상 가슴이 답답하고 화가 치밀어 올라요 **진단** 화병 **처방** 걷기 명상법과 치자박하차

걷기 명상법의 효과 : 상열 저하, 기의 순환

화병에서 가장 중요한 것은 순간적으로 치밀어 오르는 화를 조절하는 것과 끊임없는 고민과 체념을 극복하는 것입니다. 순간적인 화는 걷기 명상을 통해 가라앉히고 고민 때문에 약해진 몸은 한방차로 다스릴 수 있습니다.

화가 나는 순간 그 자리를 피해 무작정 걷습니다. 이때 호흡이 중요한데 들이마시는 숨보다 내쉬는 숨을 길게 해주면 마음이 차분해지는 것을 느낄 수 있습니다.

열을 식히고 답답한 마음을 풀어주는 치자박하차

치자박하차는 열을 식혀주고 막힌 것을 뚫어주는 효능이 있습니다. 열이 치밀어 오를 때 마시면 좋습니다.

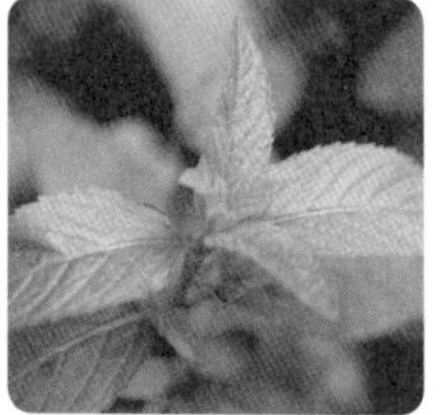

박하

치자박하차 만들기(4인분 기준)

재료 : 치자 3개, 물 6컵, 박하 작은 숟가락 3스푼

1. 치자를 씻어 잘게 잘라 물과 함께 냄비에 넣어 끓입니다.
2. 물이 끓으면 약한 불로 3분 동안 더 끓이고 불을 끕니다.
3. 박하를 넣고 3분 동안 더 우려낸 후, 체에 거릅니다.

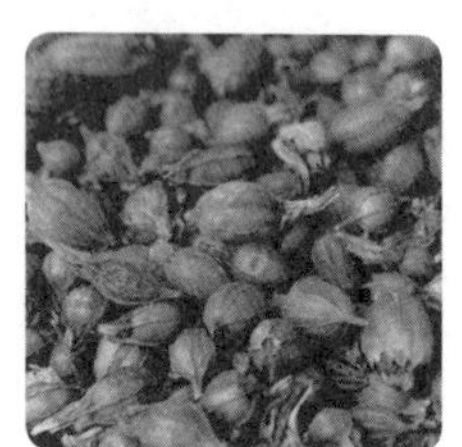

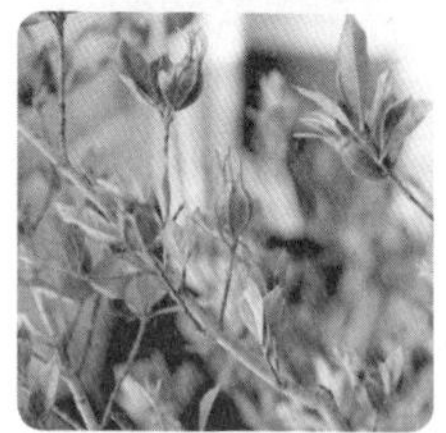

치자

Tip

치자는 주로 우리나라 남부 지방에서 재배됩니다. 야생 치자와 재배용 치자 중 야생 치자를 상품으로 칩니다. 야생 치자는 손가락 마디만큼 작습니다. 치자는 오래되지 않고 크고 실한 것이 상품입니다. 검게 변한 치자는 구매하지 말고 상태가 좋지 않은 치자는 부스러뜨려 판매할 수도 있으니 모양이 좋은 것을 고릅니다. 박하는 전국적으로 재배됩니다. 푸르고 싱싱하고 향이 강하며 오래가는 것이 좋습니다. 아무리 상품이라도 공기에 노출되면 색이 바랩니다.

55 공황장애

공황장애는 예상하지 못한 상황에서 발생하는 극단적인 불안 증상이 특징입니다. 이런 극단적인 불안은 죽을 것 같은 공포와 함께 숨이 막히고 가슴이 답답하고 식은땀이 나고 심장이 터질 듯이 뛰는 신체적 증상이 혼합된 공황 발작panic attack으로 나타납니다.

이런 분들은 꼭 보세요

엄청난 공포감과 함께 죽을 것 같은 느낌이 든다 | 심장이 빨리 뛰고 호흡하기 곤란하다 | 땀이 비오듯이 쏟아진다 | 무서워 사람들 많은 곳에 나가지 못한다

실제 환자 케이스

이름 : 전민희　나이 : 45세 여성　직업 : 교사

증상 : 오랜 스트레스로 심장 두근거림과 호흡 곤란을 호소하며 방문했다. 상담 중 일상생활을 영위하는 데 어려움을 털어 놓았으며 안색이 안 좋고 소화불량과 피로도 호소했다.

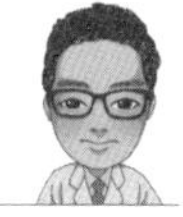

1. 걱정이 지나치면 공황장애를 부른다

"아들에게 연락이 오면 갑자기 눈앞이 캄캄하고 아무 소리도 안 들려요. 며칠 전 학교 회의 도중 아들로부터 전화가 오니 '이거 빨리 받아야 하는데 어떡하나'라는 생각만 들었어요. 다른 선생님들이 무슨 말을 했는지 하나도 안 들리고…. 식은땀이 쫙 나면서 심장이 쿵쾅거리는 것이 이러다가 죽을 것 같다는 생각도 들고…."

교사인 어머니의 아들은 1년 전쯤 군대에 갔습니다. 평생 곁에 있던 아들과 떨어질 때 서운하고 가슴이 휑한 것 같았지만 불안하고 초조하진 않았다고 합니다. 하지만 몇 달 후 하나뿐인 아들이 보낸 편지 내용은 어머니의 마음을 흔들어 놓기에 충분했습니다.

"여기가 너무 힘들다. 어떻게 해야 할지 모르겠다."

잘 지내고 있는 줄로만 알았던 아들이 보낸 소식은 청천벽력과 같았습니다. 어머니는 혼비백산해 그 날 바로 휴가를 내 부대로 달려갔고 그 후로 몇 달 동안 아들로부터 전화만 오면 불안감에 만사 제치고 아들을 찾아갔습니다.

5분 대기조처럼 매일 긴장하고 있으니 사는 게 사는 게 아니었습니다. 시간이 갈수록 불안감은 점점 커져 어느새 아들의 연락이 세상에서 가장 무서운 것이 되었습니다. 이제 핸드폰만 울리면 심장이 터질 듯 빨리 뛰고 공황 상태에 빠집니다.

驚悸因思慮過度
경계인사려과도

及大驚恐而作 甚則心跳欲厥
급대경공이작 심즉심도욕궐

경계는 걱정이 지나치거나 크게 놀라고 두려워하는 데서 생기는데 이것이 심하면 가슴이 뛰고 정신을 잃어 넘어지려고 한다.

《동의보감》 신문

《동의보감》에서는 공황장애 증상을 놀랄 경驚자와 두근거릴 계悸자를 써 경계驚悸라고 했습니다. "놀라는 것을 두려워하다"라는 뜻의 경계는 두려움과 공포로 심장이 뛰고 심하면 실신까지 하는 병으로 공황장애와 증상이 일치합니다. 누구나 두려운 일이 생기면 가슴이 뛰고 무섭기 마련입니다. 하지만 공황장애 환자들은 정상인이라면 지나칠 상황에서도 공황 발작을 일으킵니다. 공황 발작을 할 때 가슴이 뛰는 것은 물론이고 마치 죽을 것 같은 공포와 함께 식은땀, 질식당하는 느낌, 어지럼증이 함께 나타납니다. 우리나라에서 실제로 공황장애를 경험한 인구는 30%나 됩니다. 이미 적잖은 수치이지만 정도는 덜 해도 이런 증상을 경험하신 분들은 더 많을 겁니다.

결론적으로 공황장애는 뇌를 너무 혹사시켜 생기는 병입니다. 매순간 스트레스에 시달리며 걱정하고 생각하다보면 지극히 사소한 자극에도 뇌가 폭발해버리고 맙니다.

처음 진료실을 찾았던 어머님 환자분처럼 공황장애를 겪는 분들은 모두 과거에 큰 상처가 하나씩 있었습니다. 믿었던 사람에게 배신을 당했다거나 금전적으로 큰 손해를 보는 것 등 말입니다. 매일 그 생각만 하고 걱정하면서 생기는 심리적 압박감으로 뇌는 잠시도 쉬지 못하고 과부하가 걸리게 됩니다. 그로 인해 폭발 직전의 뇌는 작은 반응에도 큰 공포를 느끼면서 발작을 일으키게 됩니다. 한 번 그런 공포를 느끼게 되면 다시 공황장애를 느낄까봐 두려워 혼자 집밖으로 나가려고 하지도 않게 됩니다.

심한 스트레스에 젊은 연령대에서 많이 발생

공황장애는 특성상 스트레스가 심한 직업에서 많이 발생합니다. 그래서 방송을 통해 적잖은 연예인들이 증상을 호소해 '연예인의 병'이라고도 합니다. 또한 공황장애는 젊은 20~40대 사이에 많이 발생합니다.

공황 발작에서 나타나는 두 가지 증상은 예기 불안anticipatory anxiety과 광장공포증Agoraphobia입니다. 예기 불안은 공황 발작을 경험하고서 다시 이런 발작을 겪게 될 것을 극히 두려워하는 것입니다. 공황 발작 자체가 죽을 것만 같은 공포, 숨막힘과 같은 끔찍한 추억이므로 한 번 공황 발작을 겪은 환자들은 이것을 두려워할 수밖에 없습니다. 그로 인해 함께 생기는 것이 광장공포증입니다. 광장공포증은 공황 발작이 발생할 것이 두려워 가족이나 지인의 도움을 받을 수 없는 장소에 가는 것 자체를 불안해하는 것입니다. 혼자 공공장소로 가야 하거나 탈출할 수 없는 공간엘리베이터, 버스, 지하철 등에 가는 것을 극히 두려워합니다.

"공황장애로 절대로 죽지 않는다"라는 사실을 인식하는 데서부터 극복이 시작됩니다. 일단 공황장애가 시작되면 숨이 막히고 심장이 심하게 두근거리기 때문에 "이러다 내가 죽겠구나"라는 두려움이 증폭되게 됩니다. 하지만 공황장애로 절대 죽지 않습니다. "나는 안전하다. 나는 절대 죽지 않는다"라는 것을 인지하다 보면 안정이 찾아오고 이것을 계속 인지시키는 것이 바로 공황장애 치료의 출발점인 인지 치료입니다.

《동의보감》에서도 이 인지 치료로 부인의 병을 치료한 사례가 등장합니다.

常法治驚

상법치경

일상적인 것으로 느끼게 해주어 놀라는 증을 치료한다.

어느 날 밤, 한 부인이 도적에게 큰 위협을 당해 놀란 후로 소리만 들어도 놀라 졸도하면서 깨어나질 못했다. 의원이 심장의 병으로 보고 치료했으나 효험이 없었다. 이때 대인(중국 금·원 시대의 명의)이 나타나 "이것은 용감함이 나오는 담(膽)이 상해 생긴 병입니다." 라고 말했다. 그리고 환자의 두 손을 잡아 의자에 놓게 하고 바로 앞에 나무 탁상을 놓은 후, "부인, 이것을 똑똑히 보시오." 라고 하면서 막대로 탁상을 세게 내리치니 부인이 몹시 놀랐다. 잠시 후, 또 내리치니 그 놀라는 정도가 다소 줄어들더니 연이어 네다섯 번을 내리치니 놀라던 것이 서서히 안정되었다. 이윽고 부인이 크게 숨을 내쉬며 "이것이 무슨 치료법입니까?" 라고 물으니 대인이 "놀란 것은 평안하게 해주어야 하는데 평안하게 해준다는 것은 일상적인 것으로 느끼게 해주는 것입니다. 곧 평상적인 것으로 보게 되면 놀라는 것을 없앨 수 있습니다." 라고 대답했다. 과연 그날 밤 침실 창문을 두드려 보았는데 초저녁부터 한밤까지 깊이 잠들어 그 소리를 듣지 못했다.

《동의보감》 신문

2. 호흡 조절로 공황장애를 예방하라

공황장애는 두려움 증상뿐만 아니라 숨이 막히고 호흡이 가빠지는 증상도 동반합니다. 이 숨 막힘 때문에 마치 죽을 것 같은 두려움을 호소하게 됩니다. 하지만 이 숨 막힘은 숨을 적게 쉬어 생기는 것이 아니라 오히려 숨을 너무 많이 쉬어 생기는 현상입니다. 두려움 때문에 너무 많이 호흡해 '과호흡증후군'으로 불리는 증상이 나타나는 것입니다.

이런 경우, 본인은 호흡을 최대한 천천히 하도록 노력하고 주위 사람들은 비닐봉투나 가방 등으로 코와 입을 감싸 밀폐된 공기로 숨을 쉬게 하면 숨이 막히는 증상을 막을 수 있습니다.

일단 발작이 시작되면 환자 본인은 스스로 통제할 수 없습니다. 그래서 평소 두려움을 없애고 발작이 시작되기 전에 호흡을 조절해 발작을 막는 것이 무엇보다 중요합니다.

두려움을 극복하는 비닐봉지 호흡법으로 공황장애를 날려버리세요.

☞ 비닐봉지 호흡법은 396쪽에 있습니다.

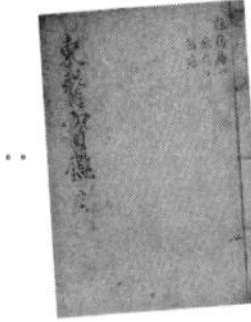

新동의보감 **상담실**

문 : 술과 커피도 공황 발작과 관련 있나요?

답 : 불안을 잊기 위한 음주는 공황장애 치료에 전혀 도움이 안 됩니다. 오히려 알코올 의존증을 불러와 치료를 방해합니다. 카페인이 함유된 커피는 공황 발작을 일으킬 수 있으므로 많이 마시지 않아야 합니다.

新동의보감 **건강용어**

과호흡증후군

우리 몸은 호흡을 하며 살아갑니다. 호흡을 통해 산소를 받아들이고 이산화탄소를 배출하며 항상 새로운 산소가 몸 안에 들어와야 생명을 유지할 수 있습니다. 호흡을 너무 과도하게 해 필요 이상의 산소가 몸에 들어오고 이산화탄소가 너무 많이 나가버려도 문제가 생기는데 이것이 바로 과호흡증후군입니다. 주요 증상은 가슴 통증, 어지럼과 감각 이상, 손발 경련, 무력감이며 심하면 실신하기도 합니다.

담력膽力이란?

담은 해부학적으로 간의 아래쪽에 있으며 담즙을 저장하고 배설하는 기관입니다. 한의학에서는 이 담에 결단력과 용기가 들어 있다고 보아 담이 강하면 용기가 있고 담이 없으면 두려움이 많다고 했습니다. 그래서 예로부터 겁이 없고 용감한 사람을 '담력膽力 있는 사람'이라고 불렀습니다.

공황장애! 이럴 때는 병원으로!

아래의 13가지 증상 중에서 4개 이상 해당된다면 공황장애라고 볼 수 있습니다. 이런 증상들은 보통 급성으로 10분 안에 심한 상태가 됩니다.

- 심장이 두근거리거나 박동이 빨라진다
- 땀이 많이 난다
- 손발이나 몸이 떨린다
- 숨이 막히거나 답답한 느낌이다
- 질식할 것 같은 느낌이다
- 가슴이 아프거나 압박을 느낀다
- 메스껍거나 뱃속이 불편하다
- 어지럼이나 쓰러질 것 같은 느낌이다
- 비현실적인 느낌이나 이인증이 있다(자신이 아닌 것 같은 느낌)
- 미쳐버리거나 자제력을 잃을 것 같은 느낌이다
- 죽을 것 같은 두려움이 든다
- 지각 이상이 있다(둔하거나 따가운 느낌)
- 몸에 열이 나거나 오한이 난다

미국 정신의학회American Psychiatric Association 정신장애 진단 통계 편람DSM-IV-TR에 따른 공황 발작 진단 기준임

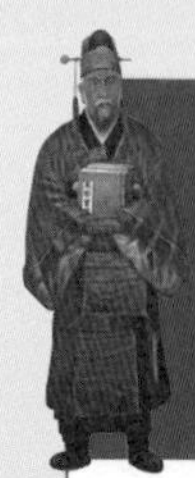

新 동의보감

공황장애 처방전 두려움을 극복하는 데 도움이 되는 비닐봉지 호흡법

증상 갑자기 심장이 뛰고 눈앞이 캄캄해요 **진단** 공황장애 **처방** 가쁜 숨을 안정시키는 비닐봉지 호흡법

비닐봉지 호흡법의 효과 : 공황장애 극복, 인지장애 및 발작의 완화

공황장애는 근본적으로 두려움을 극복하는 인지치료와 발작 직전에 증상이 악화되는 것을 막아주는 비닐봉지 호흡법을 함께 실행해야 합니다. 비닐봉지 호흡법을 알고 있다는 사실 자체가 두려움 완화에 큰 도움이 됩니다.

1. 평소 혼자 나갈 때 항상 비닐봉지를 챙깁니다.
2. 가슴이 답답하고 호흡이 가빠지면 비닐봉지에 입을 대고 천천히 호흡합니다.
3. 이때 봉지를 입에 완전히 밀폐시키면 안 됩니다. 바깥 공기가 조금 있어야 합니다.
4. 증상이 완화되는 것을 느끼면서 봉지에서 천천히 입을 뗍니다.

공황장애에 효능이 있는 음식이 따로 있는 것은 아니고 피해야 할 음식이 있습니다. 술과 커피는 증상을 악화시키고 치료를 방해할 수 있으니 공황장애가 있다면 반드시 멀리 하셔야 합니다.

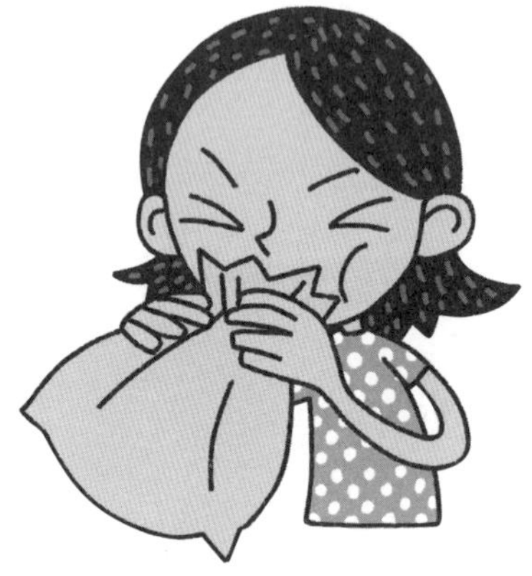

비닐봉지 호흡법

56 수면장애(불면증)

불면증은 쉽게 잠들지 못하는 증상이 1개월 이상 지속될 때 진단내립니다. 침대에 누운 후, 30분 이상 지나도 쉽게 잠들지 못하고 잠에서 자주 깨는 것을 말합니다. 특히 다른 질환이나 통증 때문에 2차로 생기는 것은 제외합니다.

이런 분들은 꼭 보세요

푹 잠들지 못한다 | 자다가 자주 깬다 | 아침에 피곤하다 | 낮에 잠이 쏟아진다 | 침대에 누워도 30분 이상 잠들지 못한다 | 낮에는 멍하다가 밤만 되면 정신이 말짱해진다

실제 환자 케이스

이름 : 박기동　나이(성별) : 47세 남성　직업 : 불면증에 시달리는 운전기사

증상 : 한 달 정도의 극심한 불면증과 그로 인한 낮시간의 졸음을 호소했다. 밤 12시에 누워도 2시간 이상 뒤척이다가 잠이 들고 새벽에 자주 깬다.

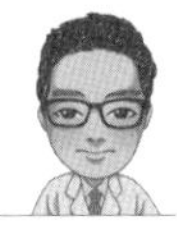

1. 생각이 지나치면 잠이 오지 않는다

어느 날 불면증에 시달리는 중년 남성분이 찾아오셨습니다. 그런데 환자분의 표정이 정말 죽을 병이라도 걸린 것처럼 심각했습니다.
"불면증 때문에 정말 죽겠습니다. 정말 죽을 뻔한 적도 있습니다. 밤에 잠을 못 자도 일을 나가야 하니까 아침에 운전하는데 눈 깜짝할 사이 반대 차선으로 넘고 있더라고요." 불면증은 누구나 한 번쯤 겪는 증상이므로 가볍게 넘길 수도 있지만 이렇게 직업과 관련된 경우라면 정말 생명을 위협할 수도 있는 일입니다.

"전에는 졸리면 안 되니까 커피도 엄청 마시고 운전했습니다. 그래서 그런지 밤에는 더 잠이 안 오고 또 못자고 운전하면 낮에는 졸고…. 악순환이죠, 악순환!"

가끔 누군가를 좋아하거나 설렐 때 침대에 누워 잠을 못 이루고 뒤척인 일은

누구에게나 한번쯤 있었던 행복한 기억일 것입니다. 하지만 거의 매일 제대로 못 자고 쌓인 피로 때문에 다음 날 생활에 지장을 받는다면 그것보다 곤혹스런 것은 없을 겁니다. 이렇게 장기간 수면장애를 겪는 것을 불면증이라고 합니다. 불면증은 생활습관 개선을 통해 충분히 효과를 볼 수 있지만 이 기사님의 경우에는 불면증이 위험한 사고를 일으킬 수 있어 적극적인 치료를 시도했습니다.

思結不睡 此因膽虛 不能制脾之思慮而不寐
사결불수 차인담허 불능제비지사려이불매

今激之以怒 膽復制脾 故得睡也
금격지이노 담복제비 고득수야

생각이 지나치면 잠을 자지 못한다. 이것은 담(膽)이 허해 비(脾)가 지나치게 생각하는 것을 억제하지 못해 잠들지 못하는 것이다. 성을 내도록 격동시켜 담이 비를 다시 억제하면 잠을 자게 된다.

《동의보감》 몽문

《동의보감》에서는 불면증의 원인을 지나친 걱정으로 보고 걱정의 원인과 해결책을 자세히 제시하고 있습니다. 《동의보감》에 의하면 담쓸개에는 용기가 있고 비장 속에는 걱정이 있는데 담이 허해 결정을 빨리 못 내리면 생각하느라 잠을 못 자게 된다는 것입니다. 반대로 결정을 빨리 내린다면 아무 걱정 없이 푹 잘 수 있을 것입니다.

화나게 만들어 부인의 불면증을 치료하다

《동의보감》에는 치료법과 함께 치료한 사례들도 있는데 그 중 담을 키워 불면증을 치료한 사례를 소개하겠습니다.

생각을 지나치게 많이 하는 탓에 병이 나 2년 동안 잠을 제대로 못 잔 부인이 있었다. 대인이 이것을 보고 "양손의 맥이 모두 완(緩)하니 이것은 비(脾)가 사기를 받은 것으로 비는 걱정하는 것을 주관하기 때문이다."라고 말했다. 그리고 그녀의 남편과 의논해 부인을 격동시켜 성을 내게 만들기로 했다. 대인은 많은 재물을 받고 며칠 동안 술을 마시다가 한 가지 처방도 써주지 않고 돌아갔다. 그러자 부인은 몹시 성이 나 땀을 흘리다가 그날 밤 곤하게 잠이 들었는데 그렇게 8~9일 동안 깨지 않고 잤다. 그 후로 밥맛이 제대로 나고 맥도 제대로 뛰었다.

《동의보감》 몽문

깊은 고민으로 잠들지 못하던 부인을 화나게 해 그 기분을 전환시킨 사례입니다. 한 번 고민에 빠지면 쉽게 헤어나오지 못하고 잠도 못자기 때문에 화로 그 걱정을 확 풀어버린 것입니다. 때로는 시원하게 화를 내고 풀어버리는 것도 근심 해소에 큰 도움이 됩니다.

침대는 오직 잠만 자는 곳으로 인지해 불면증을 해소한다

침대에 누우면 아무 고민 없이 바로 자야 합니다. 침대에서 책을 읽거나 TV를 보다보면 어느덧 침대는 고민하며 딴 짓하는 곳으로 여겨 누워도 잠이 오지 않습니다. 그렇게 불면증의 여러 증상이 시작됩니다. 더 중요한 것은 이런 상황이 계속되면 잠자리가 가장 긴장되는 곳이 된다는 것입니다.

"아, 어서 잠들고 싶다. 빨리 자야 하는데… 못 자면 내일 피곤할 텐데 어떡하지?"

이런 고민들 때문에 오히려 자다가도 깨게 됩니다. 그래서 침대에 누워 자려고 애쓸수록 잠들기는 고사하고 자다가 깨 새벽을 맞게 됩니다. 불면증 때문에 수면제도 먹지만 근본적인 치료법이 못 되고 내성만 생겨 더 많은 양을 복용해야 합니다. 근본적으로 인지 행동치료를 통해 수면 습관을 개선해야 합니다. 수면제를 안 먹고 인지 행동치료만 해도 50%정도 불면증이 개선됩니다.

2. 올바른 수면 습관으로 수면장애를 극복하라

근심을 줄이고 그 근심 없이 잠드는 것이 불면증 치료의 핵심입니다. '침대 = 생각 없이 자는 곳'이라는 마음으로 고쳐나가면 극복할 수 있습니다.

첫째, 절대로 낮잠은 자지 않습니다. 《동의보감》의 '잠을 자는 법'에서도 낮잠을 금하고 있습니다. 불면증 환자들은 낮잠을 자거나 조는 경우가 대부분입니다. 불면증을 극복하려면 오히려 잠을 안 자야 합니다. 불면증 치료의 첫 3일은 밤에 정해진 시간(6~7시간)을 제외하고는 절대 자지 않는 데서 시작합니다.

둘째, 잠자리에서는 다른 행동을 절대로 하지 않습니다. 침대에 누워 책을 보거나 스마트폰을 만지는 것은 삼가야 할 행동입니다. 이렇게 다른 행동을 하면 '침대 = 수면'이라는 생각이 깨지면서 침대에 누워서도 잠이 사라집니다. 낮에 쉴 때도 침대에서 쉬는 것을 피해야 합니다. 침대에 눕는 때는 하루 한 번, 오직 잠잘 때입니다.

셋째, 자기 전에 커피, TV 시청, 야식을 피해야 합니다. 카페인이 함유된 커피와 녹차는 중추신경계를 흥분시켜 잠을 깨우므로 오후부터 마시지 않습니다. 또한 자기 전에 TV를 보거나 컴퓨터를 하면 뇌가 깨어 잠이 오지 않습니다. 마지막으로 야식도 숙면을 방해하는 주 원인이니 피합니다. 너무 배가 고프다면 따뜻한 우유 한 잔 정도만 마시고 잠자리에 들어야 합니다.

산조인차와 인지 행동치료만으로도 불면증을 싹 날려버릴 수 있습니다.

☞ 산조인차 만드는 법은 409쪽에 있습니다.

新동의보감 **상담실**

문 : 잠자기 전의 운동은 불면증 치료에 좋은가요?

답 : 운동도 타이밍이 중요합니다. 오전이나 이른 오후의 운동은 불면증을 줄이는 중요한 습관이지만 잠자기 전에 하는 격렬한 운동은 오히려 뇌를 깨워 잠들지 못하게 하므로 자기 전에는 근육을 이완시켜주는 간단한 스트레칭만 해주면 좋습니다.

新동의보감 **건강용어**

오장육부와 감정

한의학에서는 오장육부에 사람의 감정과 생각이 깃들어 있다고 봅니다. 간肝에는 분노, 심心에는 기쁨, 비脾에는 고민, 폐肺에는 슬픔, 신腎에는 두려움이 들어 있다고 여겼습니다. 그래서 각 감정들이 지나치면 해당 신체 장부에 영향을 미치게 됩니다.

전부터 겁이 없고 배짱이 두둑한 사람을 '담대膽大하다' 즉, 담이 크다고 했습니다. 이렇게 담이 크고 배짱이 두둑한 사람은 불면증이 없습니다. 무엇이든 신속한 결정을 내리고 고민 없이 잠들기 때문입니다. 하지만 담이 상해 결정하지 못하고 고민만 한다면 침대에 누워서도 생각이 많아 쉽사리 잠들지 못합니다. 배짱을 키워 걱정을 줄여야 불면증으로부터 근본적으로 탈출할 수 있습니다.

수면장애! 이럴 때는 병원으로!

■ 호흡 관련 수면장애가 있을 때(수면 중 무호흡) ■ 우울증이 있을 때(우울증 환자의 40%가 불면증 호소) ■ 하지불안증후군이 있을 때(다리의 불편함과 이상 감각) ■ 약물을 남용할 때 ■ 통증이 있을 때

단순한 불면증은 수면습관 개선으로 좋아지지만 다른 질환으로 인한 불면증은 원인을 치료해야 합니다. 불면증의 원인이 되는 질환은 위와 같습니다.

수면 무호흡증 | 대표적인 수면장애 질환으로 숨을 쉬는 목 안의 공간이 좁아져 수면 중 호흡이 멈추는 질환입니다. 심한 코골이를 동반하는 경우가 많고 수면장애도 함께 나타납니다. 주로 비만, 흡연과 관련 있으므로 체중감량과 금주, 금연이 예방의 첫 걸음입니다.

하지불안증후군 | 가만히 잠자리에 누워 있으면 다리가 불편하고 다리를 움직이고 싶은 충동이 일어납니다. 가만히 있으면 증상이 심해지고 움직이면 불편함이 사라집니다. 팔다리 자체의 문제보다 스트레스나 뇌의 이상 때문이므로 명상이나 요가, 스트레스 관리, 규칙적인 생활습관 등을 권해드립니다.

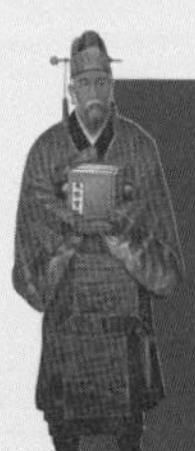

新 동의보감

수면장애(불면증) 처방전 바른 자세로 불면증 극복하기

증상 침대에서도 잠들기 어려워요 **진단** 불면증(1차성 불면증) **처방** 불면증을 극복하는 인지 행동치료

인지 행동치료의 효과 : 불면증 치료

불면증은 '잠자리를 잠자리로' 올바로 인지하는 인지 행동치료만으로 대부분 극복할 수 있습니다.

1. 낮잠은 숙면의 적. 절대로 낮잠은 자지 않습니다. 밤에 못자 피곤하더라도 낮에 자면 안 됩니다.

2. 침대는 오직 잠자는 곳, 침대에서 다른 행동은 절대로 하지 않습니다.

3. 자기 전에 커피, TV 시청, 야식 등 숙면을 방해하는 행동은 안 합니다.

수면에 좋은 '산조인차'

산조인(멧대추나무 씨앗)차는 예로부터 불면증 치료에 많이 쓰였으며 《동의보감》에서도 볶은 산조인이 불면증 치료에 좋다고 나와 있습니다. 최근 산조인이 과도한 뇌파 활동을 줄이고 수면을 유도한다는 사실이 연구를 통해 밝혀졌습니다. 온라인 쇼핑몰에서 구매가 가능합니다.

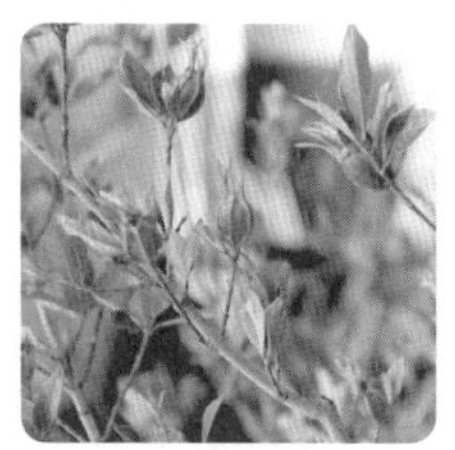

산조인

제조법

볶은 산조인 40g을 물 1ℓ에 넣고 중불과 약한 불로 각각 20분 동안 끓여줍니다. 20분 동안 식힌 후, 냉장고에 보관하고 따뜻이 데워 드시면 됩니다.

Tip

멧대추나무 씨앗인 산조인은 전국 각지에서 나지만 현재는 대부분 수입산을 쓰고 있습니다. 인터넷 약초 쇼핑몰이나 경동시장과 같은 약재시장에서 쉽게 구할 수 있습니다. 중국산도 효능이 똑같기 때문에 꼭 국내산만 고집할 필요는 없습니다. 알이 단단하고 광택이 날수록 상품으로 칩니다. 산조인은 한 번 볶아주는 과정을 거쳐야 제대로 효과가 전달되므로 구입할 때 볶은 상품인지 확인하셔야 합니다. 씨앗 약재는 재탕할 때 잘 우러나지 않으므로 한 번 끓일 때 진하게 우려내 드시는 것이 좋습니다.

57 건망증

건망증기억장애은 단기적인 기억이나 사물의 이름, 정보, 과거 경험과 같은 장기적인 기억들을 생각해내기 어려운 증상입니다. 주로 노화나 갱년기의 가벼운 증상이지만 알츠하이머성 치매, 혈관성 치매, 알코올성 치매처럼 뇌질환과 함께 발병하기도 합니다.

이런 분들은 꼭 보세요

요즘 들어 물건을 어디에 두었는지 기억나지 않을 때가 많다 | 방금 전 내가 무엇을 하려고 했는지 기억나지 않는다 | 친구나 물건의 이름이 기억나지 않아 말을 못할 때가 많다 | 자동차 키나 리모컨 등의 위치를 자꾸 잊어버린다 | 친한 사람이나 물건의 이름을 잘 잊어버린다 | 전에 비해 기억력이 많이 줄었다

실제 환자 케이스

이름 : 홍민영 나이(성별) : 54세 여성 직업 : 갱년기 가정 주부

증상 : 최근 갱년기 증상과 더불어 건망증이 심해졌다. 방금 전 무엇을 하려고 했는지 기억이 안 나고 기억력 감퇴가 심해지고 있다.

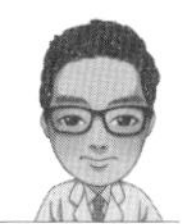

1. 건망증은 지나친 고민 때문에 생긴다

하루는 진료실에 50대 아주머니께서 총명탕을 지으러 내원하셨습니다. 당연히 수험생 자녀가 먹을 약이라고 생각하고 질문하기 시작했습니다.

"요즘 시험 기간이라 바쁘죠? 자제분은 공부하느라 못 왔나봐요?"

아주머니는 약간 당황스런 표정을 지었습니다.

"예? 애들요?"

저도 넘겨 짚은 것이 틀렸으니 당황하며 되물었습니다.

"아, 자제분이 드실 약 아닌가요?"

"애들은 모두 대학에 들어갔어요. 사실 제가 먹으려고요. 몇 년 전부터 기억이 깜빡깜빡하더니 요즘은 건망증이 너무 심해졌어요. 어떤 날은 비밀번호가 생각

이 안 나 집 앞에서 멍하니 서있기도 하고 가스레인지를 켜 놓은 채 다른 일을 하다가 끈 적도 있어요."

아주머니는 걱정스런 눈빛으로 저를 쳐다봤습니다. 본인이 드실 총명탕을 지으러 오시다니. 이 아주머니께서 한의원에 찾아오신 것은 "이러다 치매가 오는 건 아닌가?"라는 불안감이 가장 컸기 때문입니다. 갱년기에 급격히 찾아오는 건망증, 이러다가 정말 치매가 오는 것은 아닐까요?

健忘者 陟然而忘其事 盡心力思量不來也 主心脾二經
건망자 척연이망기사 진심력사양불래야 주심비이경

盖心之官則思 脾之官亦主思 此由思慮過多
개심지관즉사 비지관역주사 차유사려과다

건망은 할 일을 갑자기 잊어버리고 아무리 애써 생각해봐도 기억나지 않는 것이니 심장과 비장이 주관한다. 심장이 주관하는 것은 고민이고 비장이 주관하는 것도 고민이다. 건망은 고민을 지나치게 많이 하는 데서 온다.

《동의보감》 신문

《동의보감》에서는 지나친 고민에서 건망증이 생긴다고 했습니다. 현대의학에서도 고민과 스트레스는 건망증을 일으키는 주원인으로 보고 있습니다. 스트레스를 많이 받으면 뇌의 일부분인 해마가 손상을 받는데 이 해마는 뇌에서 기억을 담당합니다. 스트레스에 약한 해마가 과도한 걱정으로 손상을 받고 그로 인해 기억력에 장애가 생기게 됩니다. 게다가 계속 고민과 걱정을 안고 있으면 해마 손상이 누적되어 건망증이 더 자주 나타납니다.

이런 원인 외에 호르몬의 영향도 있습니다. 여성의 경우, 폐경이 지나면서 여성 호르몬 분비가 줄어 기억력이 감퇴하는 경우가 많습니다.

건망증의 증상은 천차만별입니다. 자동차 키나 물건을 놓아둔 곳이 기억 안 나 찾아 헤매는 가벼운 증상부터 자신이 아이를 낳았다는 사실조차 잊어버리는 심각한 증상도 있습니다. TV 프로그램을 보니 모 여성 연예인은 거실에서 TV를 시청하다가 아이가 방에서 우는 소리를 듣고서야 “아, 내가 아이를 낳았었지”라고 깨달았다고 합니다.

건망증, 혹시 치매가 오는 것은 아닐까?

건망증이 심한 분들은 “혹시 이게 치매의 초기 증상이 아닐까?”라고 걱정하십니다. 하지만 건망증의 기억장애와 치매의 기억장애는 그 증상이 사뭇 다릅니다. 건망증은 잠시 기억을 잊어버린 것으로 물건을 보게 되면 ‘아!’ 하고 기억나게 됩니다. 하지만 치매는 기억 자체를 잃어버려 물건을 찾아도 자기 것이 아니라고 생각합니다.

예를 들어, 자신이 아이를 낳은 것을 잊었다가 아이가 방에서 울면 “아, 내가 아이를 낳았었지”라고 다시 기억하는 것이 건망증입니다. 하지만 치매는 아이가 울어도 아이를 낳은 사실 자체를 잊어버렸기 때문에 “쟤는 누구의 아이냐?”라고 하게 됩니다. 그래서 자식도 못 알아보는 병이 바로 치매입니다.

갱년기에 다발하는 건망증은 치매의 발병과 관련 없지만 건망증과 치매 모두 뇌세포 파괴에서 오는 질환이므로 방심할 수는 없습니다.

무서운 병, 치매

할아버지의 건강이 안 좋아 자주 병원에 오시는 노부부가 계셨습니다. 그 날도 할아버지의 건강이 안 좋아 입원하시고 할머니는 곁에서 병간호를 하시며 함께 계셨습니다. 그러던 어느 날, 간호사가 혼비백산해 들어가 보니 병실 벽에 커다랗게 똥칠이 되어 있는 것이 아니겠습니까. 그 주인공은 다름 아닌 할머니. 아무도 눈치 채지 못한 사이에 할머니께서 심각한 치매를 앓고 계셨던 겁니다. 검사

결과, 할머니에게 혈관성 치매가 발견되었습니다. 이렇게 서서히 다가오는 치매는 정도가 심하지 않을 때 적극 대처한다면 증상을 막거나 미룰 수 있습니다.

2. 새로운 자극으로 뇌의 젊음을 되찾아라

근육 운동을 할 때 계속 같은 운동을 하면 근육이 잘 커지지 않습니다. 오히려 여러 가지 동작과 운동법을 섞어야 근육이 자극받아 커지게 됩니다. 또한 무리하게 한 가지 운동만 하면 근육이 손상될 수 있습니다. 뇌 운동도 마찬가지입니다. 똑같은 고민과 걱정은 뇌를 강하게 하는 것이 아니라 오히려 약화시킵니다. 뇌도 오감을 동원해 새로운 자극을 주어야 건강해지고 젊어집니다.

새로운 시도와 도전을 하면 뇌를 충분히 자극할 수 있습니다. 예를 들어, 오른손잡이라면 왼손을 쓰고 왼손잡이라면 오른손을 써보려고 노력하는 것입니다. 이 양손 쓰기 운동은 효과가 정말 좋은데 뇌에서 손이 차지하는 부분이 가장 크기 때문입니다.

이와 비슷하게 새로운 노래를 듣고 외워 불러보고 새로운 곳에 가 그곳을 기억하려고 노력하다보면 어느새 전의 기억력을 회복하게 됩니다. 그 외에 균형 감각과 운동 감각을 훈련하면 몸과 뇌 모두 건강해지는 것을 확인할 수 있습니다.

건망증과 치매 관리에는 석창포차가 으뜸입니다.

☞ 차 만드는 법은 409쪽에 있습니다.

新동의보감 **상담실**

문 : 술을 마시고 나서 기억이 잘 나지 않습니다. 이것도 건망증인가요?

답 : 평소보다 술을 많이 마시면 기억이 안 나는 경우가 있습니다. "필름이 끊겼다." 라고도 하는데 의학 용어로는 '블랙아웃' 이라고 합니다. 이것은 알코올의 독성 물질이 기억을 담당하는 해마의 뇌 세포를 파괴해 일어나는 현상입니다. 술로 인한 뇌 세포 파괴는 복구하기 쉽지 않으며 필름이 끊기는 현상이 잦아지고 반복되면 결국 알코올성 치매로 발전할 가능성이 매우 커집니다. 한 번 필름이 끊기는 것은 머리를 심하게 얻어맞은 것과 같은 충격입니다. 건강을 위해 필름이 끊길 때까지 술을 마시는 것은 절대로 피해야 합니다.

新동의보감 **건강용어**

치매란?

치매는 각종 원인으로 뇌 기능이 손상되면서 나타나는 질환입니다. 전체적으로 뇌 기능이 손상되므로 건망증은 물론 성격 변화, 시 · 공간 파악 능력의 변화, 언어 능력의 변화가 생겨 일상생활이 힘들게 됩니다. 단, 질병의 진행 속도가 느려 초기에 놓치는 경우가 많습니다. 치매의 원인으로 가장 흔한 것은 알츠하이머병이며 그 외에 혈관성 치매, 파킨슨병으로 인한 치매가 다발합니다.

건망증! 이럴 때는 병원으로!

단순한 기억력 저하인 건망증과 달리 치매는 성격 변화를 동반한 전반적인 인지 기능 저하로 나타납니다. 아래의 예 중에서 10개 이상 해당되시면 치매가 의심될 수 있으니 병원을 방문하셔야 합니다(보호자 분이 측정하셔도 됩니다).

- 오늘이 몇 월 몇 일이고 무슨 요일인지 잘 모른다.
- 자신이 놓아둔 물건을 찾지 못한다.
- 똑같은 질문을 반복한다.
- 약속을 하고 잊어버린다.
- 물건을 가지러 갔다가 잊어버리고 그냥 돌아온다.
- 물건이나 사람의 이름을 대는 것이 힘들어 머뭇거린다.
- 대화 도중 내용이 이해되지 않아 반복해 물어본다.
- 길을 잃거나 헤맨 적이 있다.
- 전보다 계산력이 떨어졌다.
- 전에 비해 성격이 변했다.
- 전에 잘 다루던 기구의 사용이 서툴러졌다.
- 전에 비해 방이나 집안의 정리정돈을 잘 못한다.
- 상황에 맞추어 스스로 옷을 선택해 입지 못한다.
- 대중교통을 이용해 목적지에 혼자 가기 힘들다.
- 속옷이나 옷이 더러워져도 갈아입지 않으려고 한다.

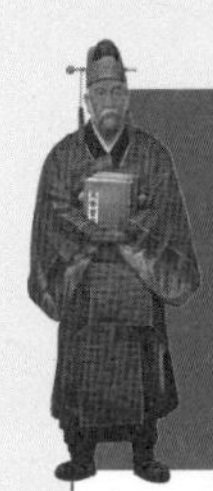

新 동의보감

건망증 처방전 건망증에 좋은 석창포차 만들기

증상 심해지는 건망증, 혹시 치매 아닐까요? **진단** 단순한 기억장애 **처방** 감각 자극 뇌운동법

석창포차의 효능 : 건망증, 치매 치료

건망증과 치매 모두 뇌기능장애입니다. 뇌의 문제라고 하면 흔히 못 막는 병, 유전병으로 생각하지만 운동을 통해 몸이 건강해지듯이 뇌도 뇌운동을 통해 강해질 수 있습니다.

1. 청각 자극 : 새로운 노래를 듣고 외워 불러보기
2. 시각 자극 : 새로운 곳을 구경하고 본 것을 적어보기
3. 운동감각 자극 : 양손으로 쓰기
4. 균형감각 자극 : 눈 감고 한 발로 오래 버티기

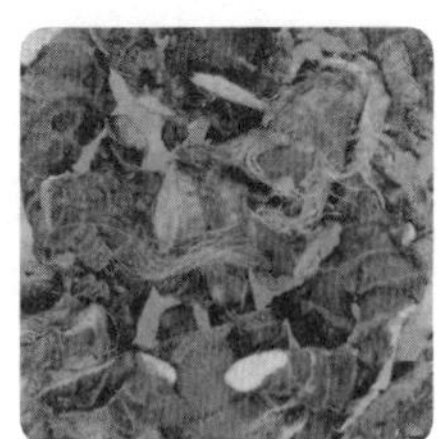

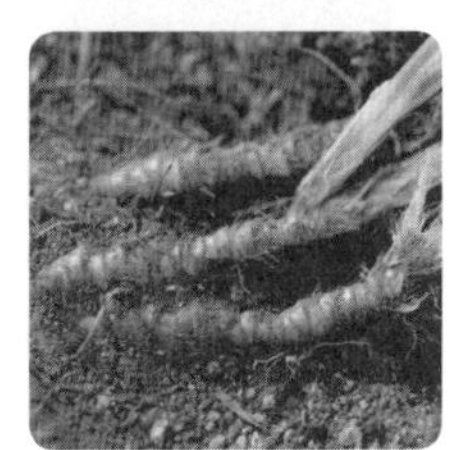

석창포

제조법

총명탕의 재료로 알려져 있는 석창포는 건망증을 치료하고 지력을 길러주는 약재입니다. 특히 석창포의 아사론Asaron 성분은 심신을 안정시키고 뇌세포를 보호해줍니다. 단, 쓴맛이 강하므로 감초와 함께 차로 만들어 마시기도 합니다.

재료 석창포 10g, 감초 10g, 물 2ℓ

1. 석창포 10g을 깨끗이 씻어 물 2ℓ에 넣습니다.
2. 감초 10g과 함께 넣고 끓여주는데 기호에 따라 대추 1~2개를 넣어도 좋습니다.
3. 너무 센불에 끓이거나 장시간 끓이면 영양분이 파괴될 수 있으므로 물이 끓기 시작하면 중불로 줄여 10분가량만 더 끓여줍니다.

Tip

창포는 수창포와 석창포가 있습니다. 연못이나 습지에서 자라는 수창포는 약효가 없는 반면, 깨진 돌 틈에서 자라는 석창포는 약효가 있습니다. 석창포는 그 뿌리가 지네를 닮았고 우리나라 중남부의 냇가나 계곡에서 자생하는데 지리산, 설악산, 제주도 등이 산지입니다. 뿌리가 미세하고 향이 강한 것을 상품으로 치는데 휘발성이 강하므로 너무 오래 끓이지 않도록 주의하셔야 합니다.

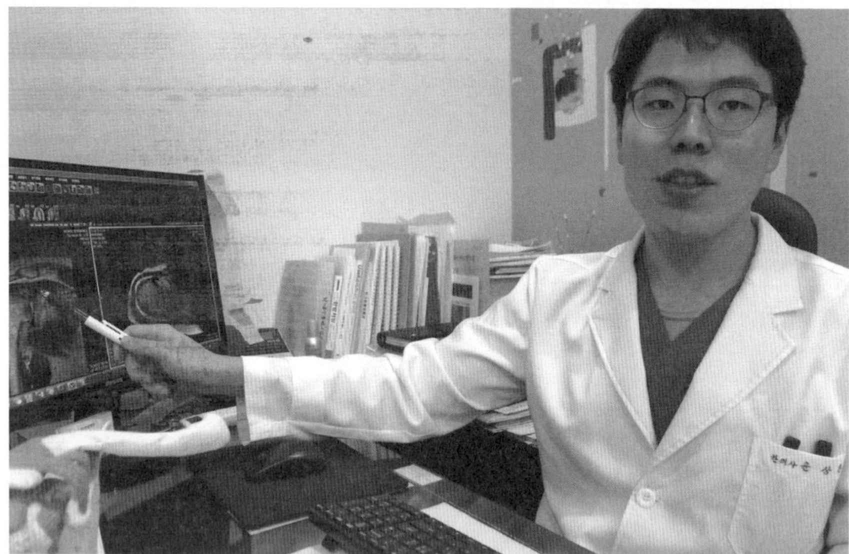

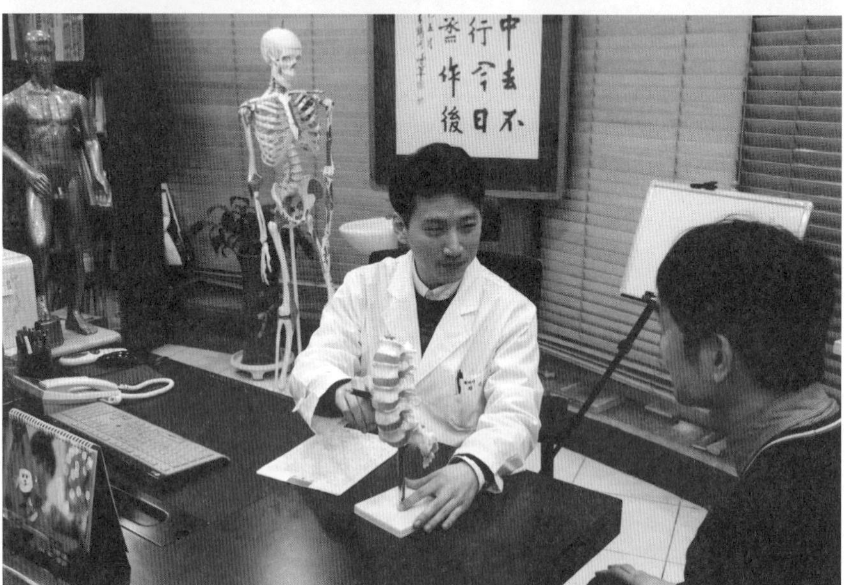

이웃한의사

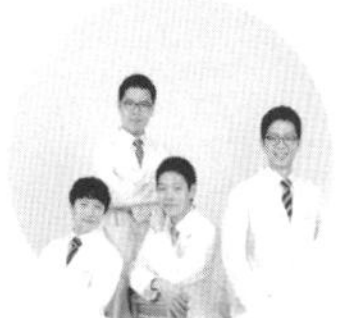

3년간 방문자 170만 명, 하루 평균 1천 명 이상이 찾는

젊고 유능한 허준의 후예, 이웃한의사 4인방

정보가 홍수처럼 밀려드는 시대입니다. 건강에 대한 정보 또한 마찬가지여서 정확한 정보, 믿을 수 있는 정보를 구분하기가 여간 어려운 일이 아닙니다. 인터넷을 통해 건강에 대한 정보를 쉽게 얻을 수 있지만, 대부분 어김없이 어떤 제품이 등장하는 광고성 글입니다. "뭐가 어디에 좋다더라" "이거 몇 달만 먹으면 암이 대번에 낫는다더라" 하는 잘못된 소문도 한몫합니다. 정확한 의학 지식 없이 약을 남용하는 것은 오히려 건강에 매우 해로울 수 있습니다. 병이 또 다른 병을 부르는 것입니다.

의사의 말만 듣고 의사가 약을 먹으라면 먹고 치료를 받으라면 받던 시대를 지나 최근에는 환자들이 자신의 병을 인터넷을 통해 검색하고 또한 그에 대한 치료법까지 찾곤 합니다. 일방적인 의사–환자의 시대를 지나 스스로 환자들이 자신을 치료하려는 의지가 높아지는 방향으로 간 것은 매우 바람직하다고 생각합니다. 왜냐하면 환자 자신이 스스로의 병에 관심을 갖고 치료해보려는 노력을 하면 할수록 병의 치료는 빨라지기 때문입니다.

그래서 객관적인 데이터를 기반으로 한 올바른 정보를 모아 온라인에 상담실을 열어보자는 뜻으로 '이웃한의사' 네 사람이 의기투합하여 '이웃한의사의 온라인 상담실'을 열었습니다. 처음에는 건강기능식품에 대한 정보를 제공하는 것부터 시작했다가, 건강 관리를 위한 생활습관 전반으로 나아갔습니다.

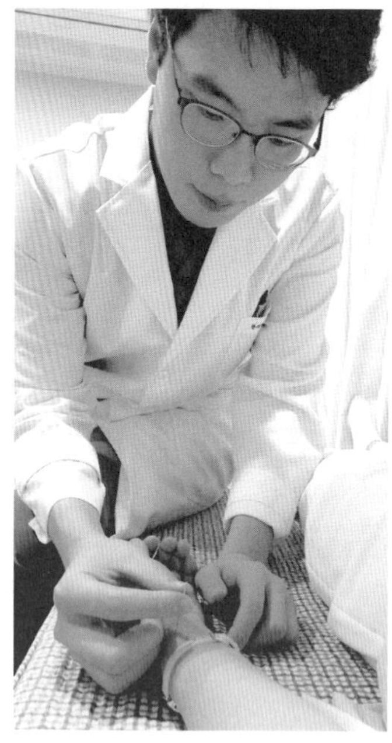

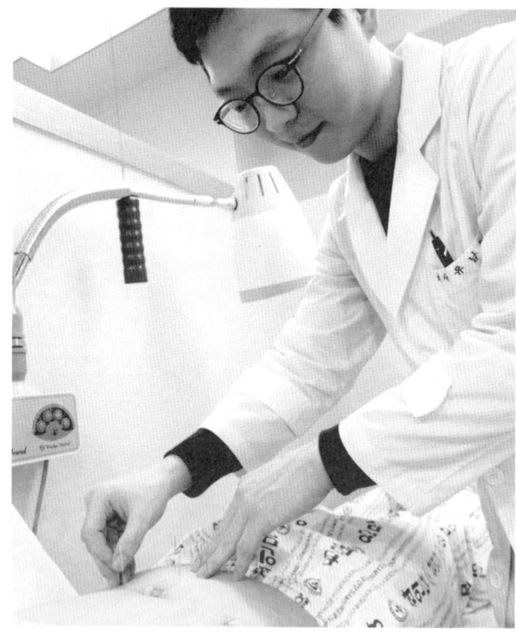

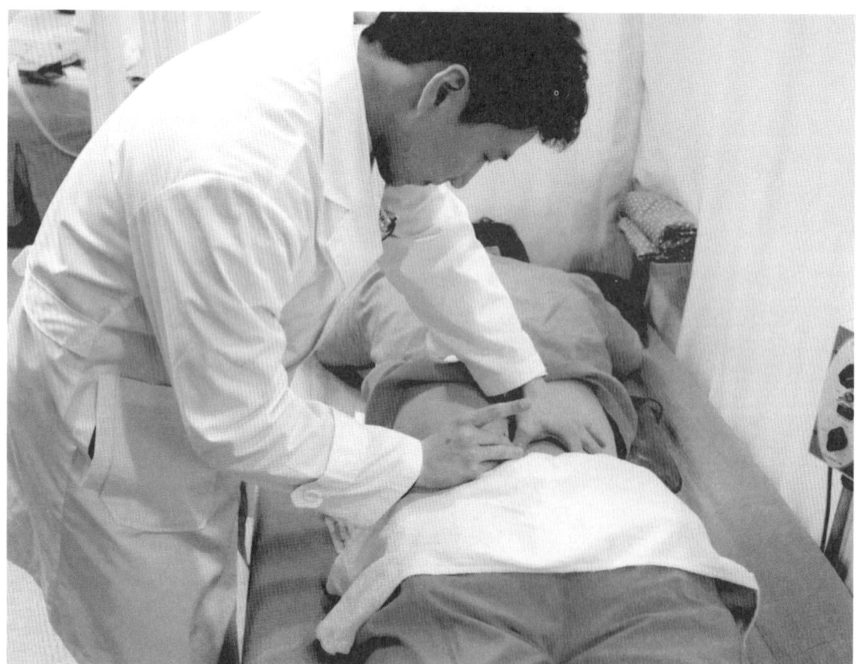

이웃한의사

정확한 임상 정보와 초간단 처방으로

대한민국을 건강하게!

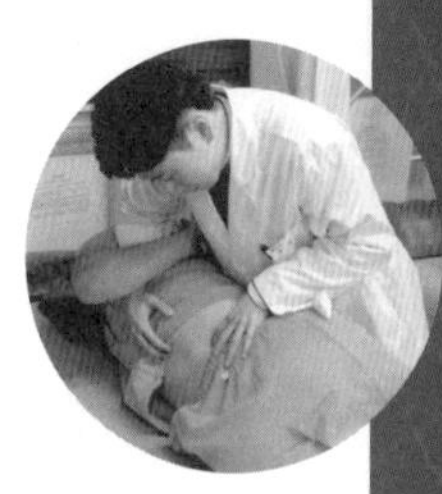

산업과 의학의 발전으로 인해 사람들의 수명은 점차 길어졌고, 이제는 전 세계적으로 고령화 사회로 진입하고 있는 추세입니다. 우리나라의 베이비붐 세대들이 이제는 할머니, 할아버지 세대로 진입하는 시기가 옴에 따라 앞으로 우리나라의 고령 인구는 더 늘어날 전망입니다. 고령화 시대에는 국민과 국가가 부담하는 의료비 상승은 필연적입니다.

어떤 음식이나 약이라도 단순히 "몸에 좋으니까 드세요" 하는 것은 안 됩니다. 병원에서 진단받은 건강 상태에 대해 정확히 파악하고, 그 상태에 맞는 음식과 약을 드셔야 합니다. 모든 병을 치료하는 만병통치약은 없습니다. 때에 맞게 적절한 약을 사용해야 합니다. 건강에 대한 적극적인 관심은 매우 바람직합니다. 하지만 긍정적인 면에 가려진 '불편한 진실'을 주의해야 합니다. 우리는 우리 자신의 건강에 대해서 얼마나 잘 알고 있을까요?

이웃한의사는 지난 3년여 동안 임상에서, 그리고 상담실을 운영하면서 많은 환자들을 만났습니다. 그리고 그 경험들을 통해 여러 가지 생활 증상에 대한 진료정보를 모아 책을 펴내게 되었습니다. 일상생활과 가장 밀접한 질환들을 모아 간단한 의학 상식과 손쉬운 차 한잔, 간단한 운동법으로 치료하려는 이웃한의사들의 바람이 조금이나마 실현됐으면 합니다.

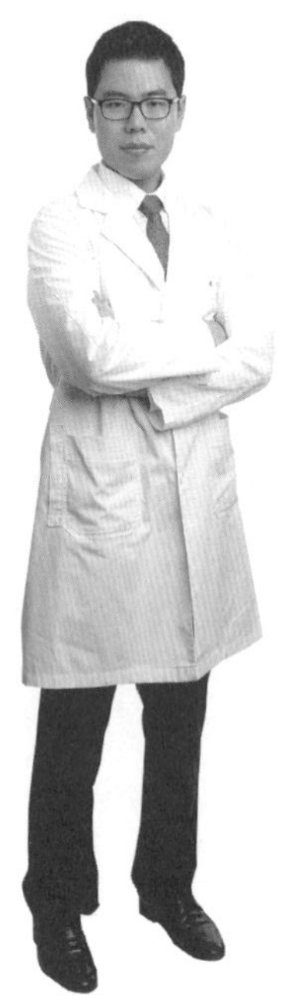

어떤 음식이 좋은지, 어떤 게 내 몸에 맞는지, 미리미리 병을 예방하려면 어떻게 해야 하는 지는 모든 사람에게 가장 궁금한 이슈입니다. 그러나 인터넷이나 책마다 정말 황당한 이야기가 많고 무엇보다 잘못된 처방이 난무하는 것을 보았습니다. 그래서 언젠가 기회가 되면 최신 연구가 잘 반영된 논문부터, 오랜 경험이 녹아 있는 동양의학의 정수를 담아 책을 묶고 싶었습니다. 이 책은 그 결실이며 보다 쉽고 정확하게 실생활 증상을 다루었다고 자부합니다.

| 한의사 **윤상훈**

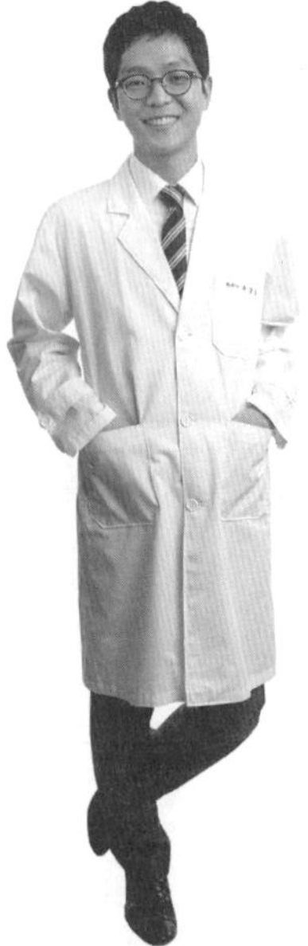

중학교 2학년 때부터 한의사의 삶에 반해 한의학도의 꿈을 키웠습니다. 그리고 꿈에 준하는 의자醫者의 사명이 무엇일까 항상 고민해왔습니다. 그것은 한의학의 우수성을 널리 알리고 더 많은 사람들이 뛰어난 치료법을 누리는 것이었습니다. 또 전통 의학과 그것의 현대적 해석을 끊임없이 시도하는 것이 젊은 의학도로서의 사명이라고 생각합니다.

| 한의사 **유남승**

한의학에는 치미병治未病이라는 말이 있습니다. 아직 병이 되기 전에 치료한다는 뜻입니다. 의료의 이상적인 형태는 이미 도드라진 병을 바로잡는 것이 아니라 발병을 막는 것이라고 생각합니다. 그래서 재무 설계사가 고객의 재무 상태를 점검하고 올바른 포트폴리오를 구성해 주는 것처럼 개개인의 체질 · 직업 등의 특성에 따른 맞춤식 건강 유지 · 증진 프로그램을 운영하고 싶었습니다. 그래서 헬스 플래너로 많은 사람들이 아프지 않고 건강하게 행복한 삶을 누릴 수 있도록 돕고 싶습니다.

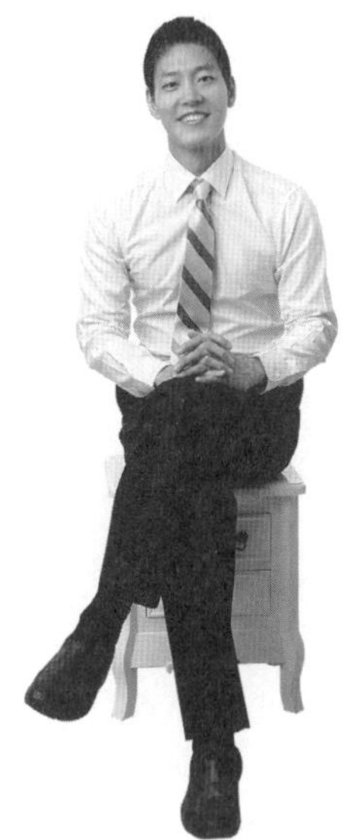

| 한의사 **김범**

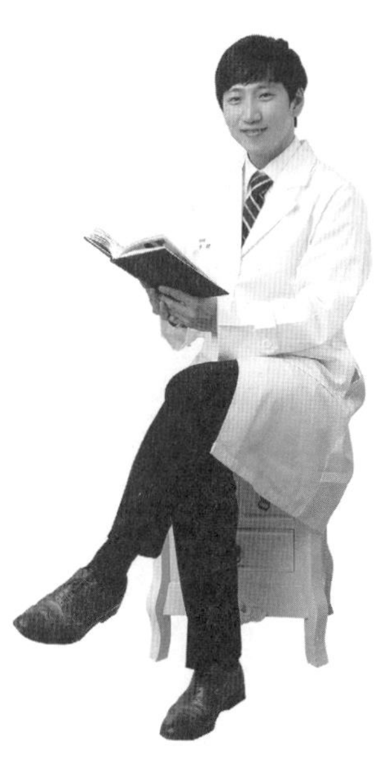

환자들을 치료하다 보면 안타까울 때가 많습니다. 사소한 몸의 변화에도 무작정 병원을 찾거나 반대로 시기를 놓쳐 병을 키운 분들이 있고 잘못된 건강상식으로 오히려 몸을 망친 사람들도 있습니다. 한의사로서 치료도 중요하지만 환자가 아프기 전에 먼저 알려주는 것이 더 중요하다는 것을 깨달았습니다. 검증된 의학정보를 바탕으로 이해하기 쉽고 찾아보기 편하게, 그리고 실생활에 바로바로 실천 가능한 내용을 담고자 노력했습니다. 이웃집 주치의처럼 가려운 곳을 긁어주고 친절하게 설명해 주는 그런 책으로 기억되었으면 합니다.

| 한의사 **최정인**

新東醫寶鑑
健康革命